甲状旁腺外科
诊治进展

Primary, Secondary and Tertiary Hyperparathyroidism
Diagnostic and Therapeutic Updates

主 编　Guido Gasparri ［意］

　　　　Michele Camandona ［意］

　　　　Nicola Palestini ［意］

主 译　樊友本

　　　　吴国洋

　　　　伍 波

上海科学技术出版社

图书在版编目（CIP）数据

甲状旁腺外科诊治进展/（意）圭多·加斯帕
里（Guido Gasparri）,（意）米凯莱·卡曼多纳
（Michele Camandona）,（意）妮古拉·帕莱斯蒂尼
（Nicola Palestini）主编；樊友本，吴国洋，伍波主译.
—上海：上海科学技术出版社，2017.1
　　ISBN 978-7-5478-3286-8

　　Ⅰ.①甲…　Ⅱ.①圭…　②米…　③妮…　④樊…　⑤吴…
⑥伍…　Ⅲ.①甲状旁腺疾病－诊疗　Ⅳ.①R582

　　中国版本图书馆CIP数据核字（2016）第240771号

本书出版由上海交通大学优秀专病诊治中心
（甲状腺疾病诊治中心）基金资助

甲状旁腺外科诊治进展

主编　Guido Gasparri［意］　Michele Camandona［意］　Nicola Palestini［意］
主译　樊友本　吴国洋　伍波

上海世纪出版股份有限公司
上海 科 学 技 术 出 版 社　出版
（上海钦州南路71号　邮政编码200235）
上海世纪出版股份有限公司发行中心发行
200001　上海福建中路193号　www.ewen.co
浙江新华印刷技术有限公司印刷
开本 787×1092　1/16　印张 12.5　插页 4
字数 260千字
2017年1月第 1 版　2017年1月第 1 次印刷
ISBN 978-7-5478-3286-8／R·1246
定价：128.00元

本书如有缺页、错装或坏损等严重质量问题，请向工厂联系调换

内容提要

　　本书回顾了甲状旁腺功能亢进症相关的历史、解剖结构、病因、病理、临床表现和治疗方面的最新进展，涵盖面较广，由意大利该领域著名教授 Guido Gasparri, Michele Camandona, Nicola Palestini 等几十名专家总结专业经验编写而成。全书共有 19 章，重点阐述了甲状旁腺功能亢进症的外科治疗进展、甲状旁腺切除术的最新手术指征、微创手术的地位和表现、术中甲状旁腺素检测的应用价值和对再次手术的指导意义等内容。此外，译者在每章末均对我国的发病现状和临床实践进行了简短评述。

　　本书对于我国甲状旁腺外科和内分泌科医学事业的平衡发展、诊疗规范和临床科研具有积极的推动作用，可以对内分泌内、外科医师，以及内科、肾脏科、泌尿科、妇产科和放射科专科医师提供指导与帮助。

译者名单

主　　译　樊友本　吴国洋　伍　波
副 主 译　王　燕　章振林　张惠箴　郑　起
参译人员　（按姓氏笔画排序）

王　燕　上海交通大学附属第六人民医院

王家东　上海交通大学医学院附属仁济医院

韦　伟　北京大学深圳医院

邓先兆　上海交通大学附属第六人民医院

代文杰　哈尔滨医科大学附属第一医院

朱精强　四川大学华西医院

伍　波　上海交通大学附属第六人民医院

孙　辉　吉林大学中日联谊医院

杨治力　上海交通大学附属第六人民医院

吴国洋　厦门大学附属中山医院

何向辉　天津医科大学总医院

沈美萍　南京医科大学第一附属医院

张　浩　中国医科大学附属第一医院

张惠箴　上海交通大学附属第六人民医院

陈　光　吉林大学第一医院

陈　曦　上海交通大学医学院附属瑞金医院

罗　斌　北京清华长庚医院

郑　起　上海交通大学附属第六人民医院

姜可伟　北京大学人民医院

贺青卿　济南军区总医院

黄　韬　武汉协和医院

黄文涛　上海交通大学附属第六人民医院

康　杰　上海交通大学附属第六人民医院

章振林　上海交通大学附属第六人民医院

彭　林　广东省人民医院

程若川　昆明医科大学第一附属医院

鲁　瑶　中日友好医院

蔡晓燕　上海交通大学医学院附属瑞金医院

樊友本　上海交通大学附属第六人民医院

编写秘书　郭伯敏　任捷艺

编者名单

主编

Guido Gasparri
Department of Surgical Sciences
University of Turin, Turin, Italy

Nicola Palestini
Department of Surgery
Città della Salute e della Scienza
University Hospital, Turin, Italy

Michele Camandona
Department of Surgical Sciences
University of Turin, Turin, Italy

编者

Federico Arecco Endocrinology Unit,
Gradenigo Hospital, Turin, Italy

Marco Barale Department of Medical
Sciences, University of Turin, Turin, Italy

Rocco Bellantone Endocrine and Metabolic
Surgery Unit, Agostino Gemelli Hospital,
Università Cattolica del Sacro Cuore, Rome,
Italy

Luigi Biancone Department of Medical
Sciences, University of Turin, Turin, Italy

Gianni Bisi Department of Medical Sciences,
University of Turin, Turin, Italy

Maria L. Brandi Department of Surgery and
Translational Medicine, University of Florence,
Florence, Italy

Michele Camandona Department of Surgical
Sciences, University of Turin, Turin, Italy

Matteo A. Cannizzaro Department of
Medical and Surgical Sciences and Advanced
Technologies, University of Catania, Catania,
Italy

Mario Pio Capozzi Department of Surgery,
Città della Salute e della Scienza University
Hospital, Turin, Italy

Stefania Corvisieri Department of Oncology,
University of Turin, Turin, Italy

Patrizia D'Amelio Department of Medical
Sciences, University of Turin, Turin, Italy

Maurilio Deandrea Division of
Endocrinology, Diabetes and Metabolism, A.O.

Ordine Mauriziano, Turin, Italy

Eleonora Duregon Department of Oncology, University of Turin, Turin, Italy

Gennaro Favia Endocrine Surgery Unit, 3rd Surgical Clinic, University Hospital of Padua, Padua, Italy

Giorgia Fornelli Department of Medical Sciences, University of Turin, Turin, Italy

Milena Freddi Department of Surgery, Città della Salute e della Scienza University Hospital, Turin, Italy

Massimo Gai Division of Nephrology, Dialysis and Transplantation, Città della Salute e della Scienza University Hospital, Turin, Italy

Elena Gamarra Division of Endocrinology, Diabetes and Metabolism, A.O. Ordine Mauriziano, Turin, Italy

Giovanni Gandini Department of Surgical Sciences, University of Turin, Turin, Italy

Francesca Garino Division of Endocrinology, Diabetes and Metabolism, A.O. Ordine Mauriziano, Turin, Italy

Guido Gasparri Department of Surgical Sciences, University of Turin, Turin, Italy

Ezio Ghigo Department of Medical Sciences, University of Turin, Turin, Italy

Michele Giaccone Department of Surgery, Città della Salute e della Scienza University Hospital, Turin, Italy

Aurora Grassi Division of Endocrinology, Diabetes and Metabolism, A.O. Ordine Mauriziano, Turin, Italy

Maurizio Iacobone Endocrine Surgery Unit, 3rd Surgical Clinic, University Hospital of Padua, Padua, Italy

Giancarlo Isaia Department of Medical Sciences, University of Turin, Turin, Italy

Giuseppe Isolato Department of Diagnostic Imaging and Radiotherapy, Città della Salute e della Scienza University Hospital, Turin, Italy

Gianluca Leonardi Division of Nephrology, Dialysis and Transplantation, Città della Salute e della Scienza University Hospital, Turin, Italy

Paolo P. Limone Division of Endocrinology, Diabetes and Metabolism, A.O. Ordine Mauriziano, Turin, Italy

Celestino P. Lombardi Endocrine and Metabolic Surgery Unit, Agostino Gemelli

Hospital, Università Cattolica del Sacro Cuore, Rome, Italy

Gabriella Magliona Division of Endocrinology, Diabetes and Metabolism, A.O. Ordine Mauriziano, Turin, Italy

Lorenzo Marchese Department of Medical Sciences, University of Turin, Turin, Italy

Margherita Marchetti Department of Medical Sciences, University of Turin, Turin, Italy

Filippo Marchisio Department of Diagnostic Imaging and Radiotherapy, Città della Salute e della Scienza University Hospital, Turin, Italy

Gabriele Materazzi Department of Surgical, Medical, Molecular and Critical Area Pathology, University of Pisa, Pisa, Italy

Giulio Mengozzi Department of Laboratory Medicine, Città della Salute e della Scienza University Hospital, Turin, Italy

Ilaria Messuti Department of Oncology, University of Turin, Turin, Italy

Paolo Miccoli Department of Surgical, Medical, Molecular and Critical Area Pathology, University of Pisa, Pisa, Italy

Alberto Mormile Division of Endocrinology, Diabetes and Metabolism, A.O. Ordine

Mauriziano, Turin, Italy

Pier Giorgio Nasi Thyroid Disease and Endocrine Surgery, Sedes Sapientiae Private Hospital, Turin, Italy

Fabio Orlandi Department of Oncology, University of Turin, Turin, Italy

Nicola Palestini Department of Surgery, Città della Salute e della Scienza University Hospital, Turin, Italy

Mauro Papotti Department of Oncology, University of Turin, Turin, Italy

Alessandro Piovesan Division of Oncological Endocrinology, Città della Salute e della Scienza University Hospital, Turin, Italy

Massimo Procopio Division of Endocrinology, Diabetes and Metabolism, Città della Salute e della Scienza University Hospital, Turin, Italy

Marco Raffaelli Endocrine and Metabolic Surgery Unit, Agostino Gemelli Hospital, Università Cattolica del Sacro Cuore, Rome, Italy

Federico Ragazzoni Division of Endocrinology, Diabetes and Metabolism, A.O. Ordine Mauriziano, Turin, Italy

Maria Josefina Ramunni Division of

Endocrinology, Diabetes and Metabolism, A.O. Ordine Mauriziano, Turin, Italy

Paola Razzore Division of Endocrinology, Diabetes and Metabolism, A.O. Ordine Mauriziano, Turin, Italy

Lodovico Rosato Department of Surgery, ASL4, Ivrea Hospital, Ivrea, Italy

Ruth Rossetto Giaccherino Division of Endocrinology, Diabetes and Metabolism, Città della Salute e della Scienza University Hospital, Turin, Italy

Antonella Sargiotto Department of Diagnostic Imaging and Radiotherapy, Città della Salute e della Scienza University Hospital, Turin, Italy

Giuseppe P. Segoloni Department of Medical Sciences, University of Turin, Turin, Italy

Gabriella Sisto Department of Surgery, Città della Salute e della Scienza University Hospital, Turin, Italy

Francesco Tonelli Department of Surgery and Translational Medicine, University of Florence, Florence, Italy

Emanuela Traini Endocrine and Metabolic Surgery Unit, Agostino Gemelli Hospital, Università Cattolica del Sacro Cuore, Rome, Italy

Massimiliano Veroux Department of Medical and Surgical Sciences and Advanced Technologies, University of Catania, Catania, Italy

Marco Volante Department of Oncology, University of Turin, Turin, Italy

Michela Zotta Department of Medical Sciences, University of Turin, Turin, Italy

中文版序一

　　我和我所有的作者很荣幸地受到樊友本教授的邀请，来为 Springer 公司出版的 *Primary, Secondary and Tertiary Hyperparathyroidism: Diagnostic and Therapeutic Updates* 中文版写序，供中国这个强大又迷人的国度的医务人员参考。

　　甲状旁腺——一枚只有 40~50 mg 的小腺体，William Halsted 曾指出："丢失如此微小的腺体会造成巨大的伤害，这似乎令人难以置信。"对其探索的历史开始于 1849 年，当时 Richard Owen（英格兰皇家外科医学院的教授兼博物馆管理员）在对一头死于与大象混战的印度犀牛进行尸检时，发现了"一枚小小的、完整的黄色腺体附在甲状腺上静脉起点处"。1953 年，Cave 指出 Owen 是发现甲状旁腺的第一人，因为"虽然 Remakand Wirchows 在 1855 年就描述了疑似甲状旁腺的腺体，但 Owen 的文章在 1852 年就发表了"。可以说，甲状旁腺的发现源于对犀牛的观察。

　　到 1870 年，第一位描述人类甲状旁腺疾病的是 Ivar Sandström，一位来自乌普萨拉的瑞典学生。他的这一发现长时间以来没有得到广泛认知，因为他的文章没有发表于当时最重要的杂志——*Wirchows Archives* 上。未发表的原因之一是 Wirchows 本人多年前已有相似发现，只是没有详细描述功能；其二是这个年轻人没有把他的研究所所长名字放在文章里。因此，该原文只存在于瑞典，并且长时间无人知晓。但是如果你仔细阅读他的文章，会明显感到人类甲状旁腺的发现要归功于他："尽管甲状旁腺大体上与甲状腺通过一些软组织相连，但是它们通常是可以活动并且不受被膜限制的。很多腺体和甲状腺被膜间被脂肪组织明显隔开。每枚甲状旁腺由一条或多条起源于甲状腺下动脉的动脉分支提供血供。在甲状腺与甲状旁腺的间隙中有很多脂肪细胞，有时可能由于脂肪细胞太多，甲状旁腺被脂肪细胞包裹，只能露出一部分甲状旁腺组织。"

直到 20 世纪 40 年代，甲状旁腺功能亢进症几乎仍是一种未知的疾病，因为那些年在意大利最好的内科教材上关于该病的描述只有 40 行。如今，由于多频道生化分析器和甲状旁腺素检测的临床应用，甲状旁腺功能亢进症的发病率显著增加。

值得注意的是，很多与甲状旁腺功能亢进症患者有所接触的专科医师都没能诊断出该病。有句箴言说道："你只能认出你所知道的。"这在甲状旁腺功能亢进症的发现中得到了印证。这些专科医师很多，包括内分泌科、肾脏科、泌尿科、骨科、风湿科、全科、放射科及妇科医师，以及心脏病、胃肠病和神经病学家。

本人有幸参加了 2013 年在佛罗伦萨举办的第四届无症状型原发性甲状旁腺功能亢进症国际会议，听取了由来自上海交通大学刘建民教授介绍的有关中国该病情况的报告。他表明，该病正从明显症状型转为症状少甚至无症状型。

然而，我想要强调的是，在我个人实施了超过 1 800 例原发性甲状旁腺功能亢进症手术的经验中，很少有真正的无症状型，最多 3 例或 4 例。事实上，很多原以为无症状型的患者，都曾有神经系统症状病史（疲劳、抑郁、失忆），且这些症状在术后数月彻底消失。

颈部手术，尤其是甲状腺手术，于 19 世纪末期、20 世纪早期起源于欧洲，得益于 Theodore Kocher，后者在 1909 年获得了诺贝尔奖，是第一位获得诺贝尔奖的医师。同时还应感激 Billroth，一位最有名的维也纳外科医师，他摒弃了高死亡率及高并发症率的术式。

甲状旁腺手术的历史始于 1925 年，Mandl，同样是一位维也纳外科医师，成功地为一例名叫 Albert Gahne 的维也纳公交车售票员进行了手术，该患者由于骨质损伤而不得不依靠轮椅。毫无疑问，该诊治过程并不顺利。Mandl 根据 Erdheim 的理论，认为该患者甲状旁腺功能缺如，然后将一名死于车祸者的甲状旁腺移植给他，不仅手术不成功，而且后来因为没有对移植组织进行组织学检查而受到批判。最终于 1925 年 5 月，他通过颈部探查术切除了一个巨大的甲状旁腺肿瘤，从而使患者在术后几周病情就得到了显著改善，可以借助拐杖行走。不过值得注意的是，该患者术后因病情复发而死亡。最可能的解释是他患有甲状旁腺恶性肿瘤。

同时，在美国，甲状旁腺疾病也获得了越来越多的关注。Charles Martell 上尉的病例非常值得研究，他患有严重的骨质疏松症和肾结石，出现体力下降。这位可怜的军人经历了 6 次不成功的手术，3 枚正常的颈部甲状旁腺被摘除。他通过几本书研究了该疾病，要求 Churchill 和 Cope 医师在马萨诸塞州综合医院为他做第 7 次手术，认为有纵隔内腺瘤的可能性。事实上，医师们确实从患者纵隔内移除了 1 枚腺瘤，但是几周后，在一次尝试取出肾结石的过程中，患者不幸死于甲状旁腺功能减退症引起的痉挛危象。

很多年以来，甲状旁腺手术的金标准一直是范围自一侧胸锁乳突肌至对侧胸锁乳突肌的颈部切开术，探查双侧颈部，辨识所有的 4 枚腺体。近年来，由于出现了一些诸如核素扫描（衰减法或更好的双相技术）、超声探测之类的较可靠的定位技术，术中快速 PTH 检测顺利引入临床，使得外科技术的侵袭性更小，手术方式经历了很大的改变，不过仍需通过长期观察结果来验证其效果。实际上，多腺体疾病有其特殊性，如果不能正确认识，会导致治疗失败。最近在一篇美国外科医师协会杂志刊出的文章——《关于双腺瘤的事实：发病率、定位和术中 PTH 检测》中报道，双腺瘤所占比例为 13.5%，多腺体疾病为 17%，加在一起为 30.5%。这与我在我的患者中发现的结果类似。

在本书中，我们描述了当今常见的所有技术：开放、微创开放、内镜、侧方入路内镜、内镜辅助、机器人手术（锁骨下、腋下、耳后），并加以点评，希望能在各位处理疑难杂症时派上用处。

另一个非常重要的方面是继发性及三发性甲状旁腺功能亢进症。近年来，其发病与透析治疗、肾移植后更长的生存时间息息相关。时至今日，尽管在引入了新的药物疗法后发病率有所降低，但恰到好处的手术依然非常重要。在本书中，除强调临床表现外，在手术章节，我将我个人 900 多例继发性及三发性甲状旁腺功能亢进症手术的经验融入其中，描述了甲状旁腺次全切除、全切除＋自体移植＋冷藏或全切除的技术。

总的来说，本书在诊断和外科治疗方面均有所更新。它可以为全科医师和专科医师，特别是内分泌科医师、肾脏科医师和外科医师提供帮助。

Guido Gasparri

中文版序二

　　近年来，甲状腺与甲状旁腺疾病诊治领域内新理论、新观点以及诊疗技术不断涌现。目前，人们对甲状腺疾病的关注、了解和认识程度日渐提高，但对于甲状旁腺的生理、病理、临床危害和诊疗却仍然比较陌生。在欧美等发达国家，甲状旁腺疾病是深受关注的问题，因为其危害不仅严重，而且常常较隐蔽，故呈现难发现、难诊断、难治疗的特点。虽然我国对甲状旁腺疾病的诊断与治疗已获得了一定的经验，但与发达国家相比仍存在差距，国内医师多对甲状旁腺疾病缺乏系统的认识，因此，迫切需要系统、全面、实用的著作指导临床实践。

　　中国医师协会外科医师分会甲状腺外科医师委员会自成立以来，开展了大量内容丰富、形式多样的活动，初步建立了甲状腺与甲状旁腺外科医师行业队伍，努力履行行业协会的职能，这其中就包括引进国外权威的有代表性的专科论著。意大利 Turin 大学外科部 Guido Gasparri 教授主编的 *Primary, Secondary and Tertiary Hyperparathyroidism: Diagnostic and Therapeutic Updates* 是一部高质量、高水准的甲状旁腺疾病领域专著。鉴于目前国内大多数医师对甲状旁腺疾病认识程度的现状，以及国内尚缺少甲状旁腺领域的权威著作，为了造福甲状旁腺患者，引进这部临床实践和手术技术相结合的参考书实属必要。

　　我与本书主译樊友本医师有过多次交流，对他对于甲状腺与甲状旁腺外科领域的执着追求精神较为赞赏。樊友本医师及其团队多年来致力于甲状腺与甲状旁腺疾病的规范化治疗和多学科协作，积极开展甲状旁腺功能亢进症的临床研究与基础研究。此次，他组织国内行业队伍中具有一定临床经验的普通外科学、甲状旁腺病学、内分泌学专家翻译本书，并与本书译者多次研讨，对我国的发病现状和临床实践进行了简短评述。这对我国甲状旁腺外科和内分泌科医学事业的平衡发展、诊疗规范和临床科研都有积极的推动作用。

本书内容丰富、全面，包含了甲状旁腺的历史、解剖、生理、病理和诊疗内容，特别是对原发性、继发性和三发性甲状旁腺功能亢进症的病因、解剖、病理、临床表现、诊断和鉴别诊断、术前定位和手术方法做了详细介绍，并融入了对我国临床实践的思考，是一本质量较高、具有权威参考价值和临床实践指导作用的专著。我推荐这本书给大家，相信对甲状旁腺领域感兴趣的全科医师和内分泌科、肾内科、外科等专科医师都会从中受益。期待本书能够对诸位的日常临床实践有所帮助。

王　杉

中国医师协会外科医师分会　会长

北京大学人民医院　外科教授

中文版序三

　　欣阅《甲状旁腺外科诊治进展》一书。甲状旁腺疾病系专业中的专业，目前国内多数普外科医师，乃至甲状腺外科医师都对此并不熟悉。曾有学者称原发性甲状旁腺功能亢进症为外科医师之谜（the riddle of surgeon），指该病难发现、难诊断、手术时难寻找。1925 年，Mandl 首次成功地从颈部切除 1 个甲状旁腺腺瘤，治疗了患者的骨病。不久后，美国马萨诸塞州总医院治愈了 Martell 船长的疾病。患者先后遭受 8 次骨折，6 年间身高降低了近 20 cm，先后接受 6 次不成功的颈部手术，最后由马萨诸塞州总医院的专家从纵隔切除了 1 个大腺瘤而康复。

　　20 世纪 70 年代后，由于血液自动分析仪的普遍应用，发现了大量无症状型原发性甲状旁腺功能亢进症，马萨诸塞州总医院于 1985 年单中心报道了 1 000 例。针对无症状型原发性甲状旁腺功能亢进症如何处理为宜，1991 年美国国立卫生研究院（NIH）发表了对其诊断、治疗的共识。我国中华医学会骨质疏松和骨矿盐疾病分会也于 2006 年发表原发性甲状旁腺功能亢进症治疗指南。近年来由于诊断水平，特别是定位诊断水平的提高，微创手术（开放或内镜辅助）迅速发展，美国耶鲁大学 Udelsman 医师甚至开展日间手术。我国该病的诊治情况与西方差距较大，诊疗病例逾百例的医院不是很多。周建平、田雨霖专家收集 1995～2004 年国内期刊报道的病例总计为 780 例。我国的发病率为何与西方差距如此之大？是种族关系，还是普查、诊断水平关系？我的看法是两者兼有。

该书对甲状旁腺的解剖、生理、病理等做了系统介绍，对原发性、继发性及三发性甲状旁腺功能亢进症的病因、病理解剖、临床表现、诊断和鉴别诊断、术前定位、手术方法等做了详细介绍。

　　樊友本教授组织国内对该病比较熟悉，在一线工作，且具有一定临床经验的医师翻译该书，为国内第一部专门论述甲状旁腺疾病的专著，可以唤起普外科、内分泌科、甲状腺外科等专业医师对该病的关注，这无疑给该类患者带来了福音。

武正炎

中华医学会外科分会甲乳外科学组　首任组长

南京医科大学附属江苏省人民医院

中文版序四

　　甲状旁腺是最晚被发现的人体"微小"器官之一，直到 19 世纪末，解剖学家才发现它的存在。1928 年，第一台甲状旁腺切除术得以成功开展。甲状旁腺的解剖、生理、病理和诊治在近百年历史中得到快速发展，但是，甲状旁腺疾病的发病率较其他内分泌疾病低，相当多的医师对于相关的诊断和治疗技术掌握得不太全面。

　　上海交通大学附属第六人民医院普外科甲状腺专业组暨上海交通大学甲状腺疾病诊治中心，自 2013 年成立以来，把甲状旁腺疾病诊治作为一个重要发展方向，成立了"6＋5＋1"多科诊治机制，积极开展精准诊断和微创治疗，患者数从最初的每年 20 例，逐渐增加到 60 例，去年达到 100 例以上，成功率稳定在 95% 以上。他们发现了一些误诊、漏诊病例，补救治疗了一些误治病例，提高了患者的生活质量，挽救了严重患者的生命。

　　国内关于甲状旁腺疾病的专著还很少见，广大医师急需相关专业书籍的指导。中国医师协会甲状腺外科医师专业委员会自 2012 年成立以来，推进了中国甲状腺和甲状旁腺外科的专科发展和外科技术的进步。

　　该院甲状腺和甲状旁腺学科带头人樊友本教授多年来致力于甲状腺和甲状旁腺疾病的治疗和研究，对于相关领域的现状和发展颇有心得，作为中国医师协会甲状腺外科医师专业委员会副主任委员，他组织该院多科协作专家及本协会全国经验丰富的专家，迅速联手翻译和点评本书，填补了该领域在国内的空白。希望他们"群策群力""洋为中用"，并防止"水土不服"，为提高中国甲状旁腺疾病的诊治水平贡献力量。

田　文

中国人民解放军总医院　外科副主任

中国医师协会甲状腺外科医师委员会　主任委员

中国研究型医院管理协会甲状腺疾病专业委员会　主任委员

中文版前言

甲状旁腺是躲在颈部甲状腺后面的 4 枚微小腺体，单枚正常大小为（1～2）mm×（3～4）mm×（5～7）mm，重量为 10～70 mg（多为 35～40 mg）。其主要生理功能为持续"内分泌"甲状旁腺素到全身血液循环中，参与骨代谢，精准维持体内钙稳态。血钙浓度的轻微波动都会直接地或通过受体影响心血管、神经系统、肠-肾-骨等器官。

甲状旁腺疾病的发病率远低于甲状腺疾病或糖尿病，手术数量相对不多，容易被忽视，但它对人体的危害并不小。该病发病部位隐匿，早期发病可无症状，出现症状时多不特异，如神经精神症状、骨质疏松，严重时表现为全身骨痛、容易骨折、骨囊肿、身材矮小，或者肾结石，患者散在于骨科、骨质疏松科、泌尿科、肾内科血透室，甚至神经科，极易导致误诊、漏诊。我院就有以下病例：① 中年男性先后 4 处上下肢骨折，完成 4 次骨科手术才得到甲状旁腺瘤正确诊治的病例。② 老年男性因为双侧股骨颈骨折做髋关节置换术后才偶然被发现系甲状旁腺功能亢进症导致的骨质疏松症病例。③ 3 次激光碎石和手术取石的漏诊病例。④ 外院骨"肿瘤"穿刺经我院病理科会诊为甲状旁腺功能亢进症所致骨棕色瘤病例，避免了骨科手术。⑤ 骨痛经过甲状旁腺功能亢进症手术后迅速缓解病例。⑥ 长期便秘或失眠在甲状旁腺功能亢进症手术后治愈病例。⑦ 发生原因是甲状旁腺功能亢进症的胰腺炎病例。另外，由于肾血液透析患者增加，继发性甲状旁腺功能亢进症的内、外科处理显得很重要，肾移植术后三发性甲状旁腺功能亢进症也有发生。

我院甲状腺外科专业组自从 2004 年组建以来，除了加强甲状腺疾病的规范化治疗以及开展多科协作、疑难危重和微创美容甲状腺手术外，十分重视甲状旁腺疾病的外科诊治，并与内分泌科、骨质疏松科、骨科、泌尿科、肾内科、胸外科 6 个临床科室，核医学科、超声科、放射科、病理科、检验科 5 个医技科室紧密协作，还购入甲状旁腺术中伽马射线探测仪、快速 PTH 检测仪，以及内镜超声刀设备。专业组的建设、"6 + 5 + 1" MDT 的组建、新设备和新技术的快速应用，使我院甲状旁腺疾病的诊治水平迅速提高，手术数量逐年增加，去年达到 130 例，治愈成功率达到 98% 左右，并发症率极低。在国内较早规模地采用内镜或开放手术微创靶向切除甲状旁腺腺瘤，术中采用伽马射线进行再次手术切除食管后甲状旁腺腺瘤，以及快速 PTH 检测追加切除遗漏的甲状旁腺腺瘤。我们积极开展甲状旁腺功能亢进症基础和临床研究，外科发表相关英文文章 2 篇和中文文章 10 篇，多次在国内外介绍经验。承担甲状旁腺相关国家自然科学基金和上海市科委项目各 1 项。

意大利 Turin 大学外科部 Guido Gasparri 教授等组织编写的 *Primary, Secondary and Tertiary Hyperparathyroidism: Diagnostic and Therapeutic Updates* 是一本非常好的书。该书内容丰富，包含历史、基础研究介绍、遗传、胚胎、生理、病理生理、解剖、病理、快速 PTH 检测、影像、4D-CT、鉴别诊断、微创、MDT 和随访表格等，对临床和科研教学极有帮助。我们在先后翻译《内分泌外科手术技术图谱》《甲状腺和头颈外科经验与教训》，并主编《甲状腺和甲状旁腺内镜手术学》之后，再次组织上海交通大学附属第六人民医院甲状旁腺多科诊治团队，同时邀请全国部分知名的甲状旁腺外科专家共同翻译本书，并结合我国临床实践进行简短评述，该书将对我国甲状旁腺外科和内分泌医学事业的发展有积极推动作用。

非常感谢中国医师协会外科医师分会会长、北京大学医学部副主任、原北京大学人民医院院长王杉教授，中国医师协会甲状腺外科医师委员会和中国研究型医院协会甲状腺疾病专业委员会主任委员、中国人民解放军总医院普通外科田文教授，中华医学会内分泌外科学组首任组长、江苏省人民医院外科教授武正炎教授为本书作序。本书的原作者意大利 Guido Gasparri 教授也为本书专门发来中文版序。

由于时间紧迫、水平有限，译作难免疏漏，请广大读者指正。再次感谢为本书出版给予支持与帮助的上海科学技术出版社、上海交通大学附属第六人民医院、上海交通大学医学院医管处。

樊友本

上海交通大学附属第六人民医院　甲状腺外科

上海交通大学甲状腺疾病诊治中心

中国医师协会甲状腺外科医师委员会　副主任委员

中国医促会甲状腺疾病专业委员会　副主任委员

美国 ATA、AAES、国际 IAES　委员

英文版序

内分泌外科是一个高度专业化的领域，而在其中的甲状旁腺外科更为专业化、多学科化。

笔者的好友 Guido Gasparri 教授成功地以一种有趣且令人享受的方式展示出甲状旁腺疾病的方方面面。考虑到这项任务的艰难，尽管非常渴望成功，也绝非轻而易举。

通过外科医师、内分泌科医师和其他专科医师的通力合作，本书内容涵盖了从甲状旁腺手术的起源到现代治疗技术等各方面。在各章中笔者完整的阐述和最新参考文献的帮助，使得不同甲状旁腺疾病的胚胎学、解剖学和诊治特点清晰、全面。

本书强调了近年来内分泌外科领域取得的显著进步，从先导性工作到不同技术程序的标准化。另外，所有寻求甲状旁腺疾病治疗最新进展的临床工作者，都可以在本书中找到准确的信息，并得到指导。

本书最显著的特点是注重在如此复杂和精准的手术过程中向读者展示给予外科医师支持的医疗设备和技术进展。

感谢 Gasparri 教授和所有为本书殚精竭虑的优秀作者，是他们为每位外科医师提供了这部极具价值、易读且涵盖了最新进展的著作。

Francesco Corcione

意大利外科协会主席

2015 年 9 月于罗马

英文版前言

最早开展的对甲状旁腺的探索要追溯到 19 世纪，但是对于它的功能和相关疾病的认识在之后很长的一段时间仍停留在很低的水平。1907 年，William Halsted 提到这 4 枚位于甲状腺旁边的小腺体，仍表示其"太渺小以至于失去部分腺体也不可能造成严重的后果"。直到 1925 年才由维也纳的 Felix Mandl 医师实施了第一例治疗原发性甲状旁腺功能亢进症的手术。3 年后，Barnes 医院的 Isaac Olch 医师在美国成功实施了第一例甲状旁腺切除术。在这些对原发性甲状旁腺功能亢进症进行手术治疗的尝试后，该疾病被描述为与单发、双发腺瘤或多腺体增生相关的疾病。直到 20 世纪 90 年代末期——当时已开始逐步接受微创手术，仍开展传统的双侧颈部探查。

如今，甲状旁腺功能亢进症并非少见，这是仅次于糖尿病和甲状腺疾病的第三大内分泌疾病。分子学研究和基因检测将打开原发性甲状旁腺功能亢进症治疗的新纪元。雌激素受体基因多态性方面的研究也非常重要，因为其可能影响甲状旁腺素的外周作用和钙分泌的调节。钙敏感受体 mRNA 在正常和异常甲状旁腺组织中的影响是一个重要的课题，亟须进一步研究。

另一个争议点是无症状型甲状旁腺功能亢进症真实的发病率。对无症状型甲状旁腺功能亢进症患者甲状旁腺切除术后随访显示，术后 6 个月时患者的健康状态在各方面均有改善，尤其在机体疼痛、活动程度、情感和生理功能方面。

甲状旁腺手术中的自体移植和原位保留对纠正术后低钙血症的确切作用仍有待讨论。自体移植是一个很好的标准化技术，而原位保留的指征较少，需重新定义。

　　本书的目的在于提供给读者一个对原发性、继发性和三发性甲状旁腺功能亢进症的历史、外科解剖、流行病学、病理发生学、临床特征、内外科治疗（包括新技术）等方面的完整认识。编写本书主要是供内分泌外科医师阅读，同时也为内分泌科、内科、肾脏科、泌尿科、妇产科和放射科医师提供参考。

　　我们希望读者能发现书中所提内容与日常操作的联系，以及掌握微创手术、术中甲状旁腺素检测和再手术相关技术的要点。

Guido Gasparri

Michele Camandona

Nicola Palestini

2015 年 9 月于都灵

目 录

第1章
甲状旁腺的历史
History of Parathyroids

Guido Gasparri, Michele Camandona, Nicola Palestini

张 浩译

Owen 的发现

William Halsted 曾这样描述："人们很难相信，一旦这枚 40～50 mg 的小腺体丢失，所产生的后果是不堪设想的[1]。"甲状旁腺的历史起源于 1849 年，在英格兰皇家外科医学院教授兼博物馆管理员 Richard Owen 解剖一头因与大象搏斗而死的印度犀牛时被发现。甲状旁腺是一种很小的、致密的黄色腺体，黏附在甲状腺上，位于甲状腺静脉起点[2]。这头伟大的印度犀牛是一头独角犀牛（非洲犀牛有两个角），于 1834 年被伦敦动物学会购买。1953 年，Cave 指出 Owen 是发现甲状旁腺的第一人[3]。尽管柏林的 Remak 在 1855 年也提出了可能为甲状旁腺的一些证据描述，但是 Owen 的文章发表于 1852 年。因此，关于甲状旁腺最早的研究起始于一头犀牛。

Sandström 的发现

关于人类甲状旁腺解剖学上的描述要归功于两位解剖学家。出生于 Owen 发表他发现那年（1852 年）的瑞典人 Ivar Sandström 和来自英国的 Baber 分别于 1880 年[4] 和 1881 年描述了甲状旁腺的解剖。他们从组织结构上将甲状旁腺与甲状腺和淋巴结加以区分。Baber 的贡献在于发现了滤泡旁细胞，也就是甲状腺 C 细胞。但是关于 C 细胞的描述直到 1966 年才由 Pearse 完整论述。Sandström 的故事比较有趣[5]，他在家中 7 个孩子中排行第 5，在他上幼儿园时就失去了父亲。1872 年的秋天，他开始了他的医学学业，并且于 15 年之后完成学业，而在那时学业通常是在 10 年内完成。

暑假期间，他在乌普萨拉的解剖部门找了一份工作，在那里得到了一份虽然不多但足够支撑他完成学业的薪水。他性格忧郁，而他的工作是解剖动物。1880 年，他在发表的文章中写道："大约 3 年前我在一只小狗的甲状腺上发现一块小的组织，只有大麻籽那么大，尽管看起来位于甲状腺被膜范围内，但是颜色上要明显更亮一些。"他把这些结构命名为甲状旁腺。他在猫、公

1

牛、马和兔子上继续着他的研究。最后他解剖了 50 具人的尸体，并且在其中 43 例的颈部发现了每例有 4 枚甲状旁腺。这使他非常兴奋并得出结论："尽管甲状旁腺大体上与甲状腺通过一些软组织相连，但是它们通常是可以活动并且不受被膜限制的。很多腺体和甲状腺被膜间被脂肪组织明显隔离开。每枚甲状旁腺会有 1 条或更多起源于甲状腺下动脉的动脉分支供给血运。在甲状腺与甲状旁腺的间隙中有相当多的脂肪细胞，有时可能由于脂肪细胞太多，甲状旁腺被脂肪细胞包裹，只能露出一部分甲状旁腺组织。"这段对甲状旁腺的描述是非常准确的，以至于直到现在这种现象仍然可以被内分泌外科医师观察到。在 Sandström 之前有两位德国病理学家 Remak 和 Virchow 已经观察到这些腺体，但 Sandström 无疑是首位指出这枚腺体实际上是一个完整、独立的器官的专家。Sandström 在当地的医学杂志 *Upsala Lakareförenings Förhadlingar* 上发表了他的研究，他也试着在 Virchow 主编的杂志 *Archiv für pathologische Anatomie und Physiologie* 上发表他的研究，但是没有成功。失败的原因主要有两点：第一，15 年前 Virchow 已经发现了一些小的、圆的豌豆状组织位于甲状腺两侧；第二，他没有将他的导师 Clason 教授写进论文中，这使得他的论文无法获得学术上的合法性。在经受了抑郁症、滥用可卡因和吗啡、酗酒、被妻子和孩子遗弃的痛苦折磨后，他选择在瑞典北部一个小村庄 Askesta 结束了自己的生命。当地的报纸在 1889 年 6 月 3 日这样报道他自杀的消息："昨天在 Askesta Mill 发生了一件同时令他的亲人和同事都非常难过的自杀事件。自从二月以来一直在哥哥 Sandström 家拜访的 Ivar

Sandström 医师，用左轮手枪结束了自己的生命。"

甲状旁腺功能亢进症（HPT）和 1891 年被 von Recklinghausen [6] 首次观察到的囊性纤维性骨炎的联系应该归功于 Albright [7]。Davies-Colley [8] 于 1884 年解剖一具同时患有 HPT 和肾结石的年轻女性尸体后提出了 HPT 与肾结石的联系。

这里我们要特别了解一下 von Recklinghausen 的发现。在 Rudolf Virchows 70 岁生日的庆祝仪式上，von Recklinghausen 报道了很多患有骨骼疾病的患者。其中 1 例叫 Herr Bleich 的患者，有骨折和骨囊肿的病史，所以他的骨头看起来像一块瑞士奶酪。von Recklinghausen 在这例患者的甲状腺左叶发现了一个小的呈棕色微红的小淋巴结，但是由于 Sandström 的研究并没有发表在知名的杂志上，von Recklinghausen 并没有将自己的发现和 Sandström 的发现相联系。毋庸置疑，这是历史上的一件奇闻轶事，甲状旁腺疾病从古至今就一直存在。1931 年，Denninger [9] 在 Illinois 出土的一块史前骨骼上发现了囊性纤维性骨炎的典型特征。

不朽的患者

全世界首例有记载的晚期 HPT 患者可能是由一名法国外科医师 Courtial 在 1705 年撰写的名为 *Nouvelles Observations Anatomiques Sur Les OS* 的书中提出的。书中他描述了 1 例名叫 Pierre Siga 的 24 岁患者的病史。这位患者脚踝处有严重的疼痛并且只能拄拐行走，他的骨头软得像皮革一样。他死于 42 岁，死因可能是严重的 HPT。1742 年，另一名医师 Bevan 在他皇家医学会上发表的论文中提到 1 例妇女的骨头变得柔软易弯曲，这是不寻常的病例。这位妇女同时伴有尿频和多尿，由于虚弱和四肢的疼痛使她只能卧床。这例患者死于 40 岁。关于这例患者的尸检报告有这样一段有趣的描述："当她健康时她的身高是 5 英尺（≈ 1.52 m），而死后她的身高只有 3 英尺 7 英寸（≈ 1.13 m）[10]。" 1903 年，Askanazy[11] 在一具生前患有骨软化合并骨折的男性尸体中发现了一个靠近甲状腺左叶的肿瘤，他提出这可能是甲状旁腺肿瘤。

接下来几年有很多关于甲状旁腺和骨病相联系的报道。最终，Schlagenhaufer[12] 在 1915 年维也纳会议上建议，如果甲状旁腺肿大，它应该被切除。

首例成功的甲状旁腺手术是在 1925 年由 Felix Mandl[13] 实施的，在维也纳 Billroth 诊所第二外科手术室进行。Felix Mandl 为 1 例 38 岁的名叫 Albert Gahne 的电车售票员做了甲状旁腺手术。这例患者自述有骨病（大量的骨囊肿）、股骨骨折、肾结石的病史，有易疲劳、骨痛的症状，他不能走路、坐或站立。在甲状旁腺抽吸治疗失败后，Mandl 根据 Erdheim 的理论，将 1 例车祸受害者的新鲜甲状旁腺移植给 Gahne。这个举动使 Mandl 备受指责，因为当时他并没有确定这个移植物的组织成分。最后，在 1925 年 7 月，Mandl 从患者颈部切除了一个甲状旁腺腺瘤，手术后这个患者可以使用拐杖行走。几年后 Gahne 的症状复发，他再一次接受手术治疗，但是手术后死亡。在 1998 年的精细外科学会上，Claude H. Organ[14] 在他的报告中强调 Mandl 提出了在未来 50 年可能会对外科医师产生挑战的各种问题：① 主要疾病在于甲状旁腺，而不是骨骼。② 利用甲状旁腺提取物。③ 尝试移植整枚甲状旁腺，但并没有成功。④ 成功地切除了甲状旁腺肿瘤。⑤ 描述了一种甲状旁腺肿瘤，很可能是甲状旁腺癌。⑥ 指出其复发和并发症在当时没有明确的鉴别。⑦ 指出这种疾病可能会有家族性。

在 1928 年，Barnes 医院的 Isaac Olch 实施了美国首例甲状旁腺手术。患者 Elva Dawkins 是 1 例患有泌尿系统结石、肌肉萎缩、自发性骨折和骨肿瘤长达 9 年的 56 岁女性。医学生 Henry Dixon 对该疾病做出了诊断。除了肌肉萎缩，他还发现她的血钙水平很高。Olch 医师在她甲状腺左叶上极切除了一个 3 cm 大小的腺瘤。在术后出现短暂高钙血症之后，患者痊愈。当谈到甲状旁腺切除术时，Charles Martell 上尉的故事不得不被提及。Charles Martell 是一名海军陆战队的上尉，有着严重的 HPT。1926 年贝尔维尤医院的 Eugene Dubois 医师对此病做出了诊断。1927 年，马萨诸塞州综合医院（MGH）的外科主任 Richardson 医师对其实施了 2 次手术，只切除了 1 枚正常的甲状旁腺。随后，Dubose[15] 详细地描述了过程，在他报告中写道："Martell 上尉在 1932 年 5 月再次在 MGH 由 Russell Patterson 和 Oliver Cope 医师对其颈部进行了 4 次探查，但最终结果并不令人满意。为了治愈该患者，Martell 对这个病例产生了浓厚的兴趣并开始调查，他经常在自己的屋里把自己埋在一堆解剖书里，他要求继续手术探查直至成功，即使下一步治疗为胸骨切开术。在患者的坚持下，由 MGH 新的外科主任医师 Edward D. Churchill 医师和 Cope 医师实施了第 7 次手术，并确认了一个 3 cm 囊状的腺瘤，切除了病灶的 90%，并把剩余部分及其血管与胸骨上切迹的组织相连。移植并没有成功，术后第 3 天患者出现了手足抽搐。术后 6 周，患者因肾结石导致输尿管阻塞，在解除输尿管阻塞术后不久，Martell 上尉死于喉痉挛。"

在首次尝试外科治疗原发性 HPT 之后，人们发现该病的腺瘤不只是单发，两个腺瘤或者多腺性增生都是有可能出现的。在一开始，双侧探查似乎是被认可的手术方式，直至最小侵入性治疗被认可。1977 年，美国外科协会提出了关于原发性 HPT 的外科治疗管理策略[14]："2 个腺瘤同时存在是比较罕见的""在初次手术切除少于 3 枚腺体的患者中复发人数非常高""对于只有 1 枚腺体增大的患者，大约有 1% 的复发率和无持续性甲状旁腺功能减退症的病例似乎支持保守治疗方法"。这三种说法肯定是不能并存的，并且对于原发性 HPT 的正确治疗也存在着争议：即多腺体（MGD）疾病的真实发病率和是否需要实施病灶手术来代替双侧探查术。MGD 百分率为 10%～66%。1973 年，Paloyan 报道了 84 例原发性 HPT：33% 是腺瘤，66% 是增生。1981 年，他又报道了 87 个病例，其中 86% 为腺瘤，11% 为增生。因此对于腺体病理的解读的确有着很大的差异[14]。但是还有 2 篇文章提出了相反的观点。Proye[16] 报道了 918 例双侧手术，21% 为多腺体疾病，17.3% 在二次手术中发现[17]，所以他强烈建议双侧探查术。与此对比，Worsey[18] 证实在 350 个病例中，单侧组 120 例患者的术后成功率为 96%。总之，关于这方面依然没有定论，对于初次手术前局部检查和术中 PTH 检测也没有统一的结论[19-22]。

在未来，生物分子研究和基因检测将会对原发性 HPT 治疗打开新的思路。雌激素受体基因多态性研究也很重要，因为它对外周 PTH 的发生和钙离子分泌调控都会产生影响。另一个重要观点是在正常或异常甲状旁腺组织中应该检测钙离子感受器的 mRNA[14, 23, 24]。

无症状型 HPT 的真实发病率存在着争议。无症状原发性 HPT 在甲状旁腺切除后，术后 6 个月内患者健康状况得到了改善，尤其是减少了疼痛，改善了精神状态和身体功能[25]。

甲状旁腺自体移植术和术中低温保留对于纠正术后低血钙的作用仍有待商榷。自体移植技术比较成熟，但低温保留不是很常用，并且有待改良。低温保留技术中，甲状旁腺组织血管的保存是主要问题[26, 27]。

我们愿意用 Eknoyan[28] 的话来总结甲状旁腺的历史。Eknoyan 记录了很多对于甲状旁腺认知的发展做出贡献的研究人员："甲状旁腺外科是很有意思的事情。不同科学领域的贡献者为这段历史做出了许多重要贡献。其中有些人得到了诺贝尔奖，而有些人则郁郁终老。故事还没有结束，我们要铭记这其中不断的改变和进步，因为我们将为甲状旁腺外科学续写新的篇章。Fuller Albright 使甲状旁腺的故事逐渐进入我们的视野。G. D. Aurbach, J. T. Potts, Jr, R. F. Pitts, R. V. Talmage, H. Rasmussen, S. A. Berson, R. S. Yalow, H. M. Kronenberg, T. Fujita, M. Rosenblatt, C.R. Kleeman, A. J. Tashjian, G. V. Segre. E. Slatopolsky, T. J. Martin 和 E. Ogata 对甲状旁腺素的生理学和生化学，放射免疫检测，提纯，氨基酸测定，受体鉴别和基因克隆做出了贡献，并将成为甲状旁腺故事的一部分。这些研究仍在继续，以便我们更加深入地了解甲状旁腺。"

参考文献

[1] Halsted WS (1907) Hypoparathyreosis, status parathyreoprivus, and transplantation of the parathyroid glands. Am J Med Sci 134: 1 – 12.

[2] Owen R (1862) On the anatomy of the Indian rhinoceros (Rh. Unicornis, L). Trans Zool Soc Lond 4: 31 – 58.

[3] Cave AJE (1953) Richard Owen and the discovery of the parathyroid glands. In: Underwood EA (ed) Science, medicine and history, Vol 2. Oxford University Press, New York, pp 217 – 222.

[4] Sandström I (1880) Om en ny körtel hos meniskan och atskilliga daggdjur. Upsala Lakareförenings Förhandlingar band XV: 441 – 471.

[5] Nordenström J (2013) The hunt for the parathyroids. John Wiley and Sons Ltd, UK.

[6] von Recklinghausen FD (1891) Die fibrose oder deformative ostitis, die osteomalacie und die osteoplastische karzinose in ihren gegenseitigen beziehungen. In: Festschrift fur Rudolf Virchow. Riemer, Berlin, pp 1 – 89.

[7] Albright F (1948) A page out of the history of hyperparathyroidism. J Clin Endocrinol Metab 8: 637 – 657.

[8] Davies-Colley N (1884) Bones and kidneys from a case of osteomalaciain a girl aged 13. Trans Path Soc Lond 35: 285.

[9] Denninger HS (1931) Osteitis fibrosa in a skeleton of a prehistoric American Indian. Arch Path 11: 939 – 947.

[10] Rowlands BC (1972) Hyperparathyroidism: an early historical survey. Ann Roy Coll Surg Engl 51: 81 – 90.

[11] Askanazy M (1904) Über ostitis deformans ohne osteides Gewebe. Arb Pathol Inst Tubingen 4: 398 – 422.

[12] Schlagenhaufer F (1915) Zwei falle von parathyroideatumore. Wien Klin Wschr 28: 1362.

[13] Mandl F (1926) Attempt to treat generalized fibrous osteitis by extirpation of parathyroid tumor. Zentralbl F Chir 53: 260 – 264.

[14] Organ CH (2000) The History of Parathyroid Surgery, 1850 – 1996: The Excelsior Surgical Society 1998 Edward D Churchill Lecture. J Am Coll Surg 191: 284 – 299.

[15] DuBose J, Ragsdale MT, Morvant J (2005) "Bodies So Tiny": The History of Parathyroid Surgery. Current Surgery 62: 91 – 95.

[16] Proye CA, Carnaille B, Bizard JP et al (1992) Multiglandular disease in seemingly sporadic primary hyperparathyroidism revisited: where are we in the early 1990s? A plea against unilateral parathyroid exploration. Surgery 112: 1118 – 1122.

[17] Proye C, Carnaille B, Quievreux JL et al (1998) Late outcome of 304 consecutive patients with multiple gland enlargement in primary hyperparathyroidism treated by conservative surgery. World J Surg 22: 526 – 529.

[18] Worsey MJ, Carty SE, Watson CG (1993) Success of unilateral neck exploration for sporadic primary hyperparathyroidism. Surgery 114: 1024 – 1030.

[19] Norlen O, Wang KC, Tay YK et al (2014) No need to abandon focused parathyroidectomy: a multicenter study of long-term outcome after surgery for primary hyperparathyroidism. Ann Surg 261: 991 – 996.

[20] Norman J, Lopez J, Politz D (2012) Abandoning unilateral parathyroidectomy: why we reversed our position after 15,000 parathyroid operations. J Am Coll Surg 214: 260 – 269.

[21] Elaraj DM, Sippel RS, Lindsay S et al (2010) Are additional localization studies and referral indicated for patients with primary hyperparathyroidism who have negative sestamibi scan results? Arch Surg 145: 578 – 581.

[22] Morris LF, Zanocco K, Ituarte PHG et al (2010) The value of intraoperative parathyroid hormone monitoring in localized primary hyperparathyroidism: a cost analysis Ann Surg Oncol 17: 679 – 685.

[23] Starker LF, Delgado-Verdugo A, Udelsman R et al (2010) Expression and somatic mutations of SDHAF2 (SDH5), a novel endocrine tumor suppressor gene in parathyroid tumors of primary hyperparathyroidism. Endocrine 38: 397 – 401.

[24] Carling T, Rastad J, Kindmark A et al (1997) Estrogen receptor gene polymorphism in postmenopausal primary hyperparathyroidism. Surgery 122: 1101 – 1105.

[25] Blanchard C, Mathonnet M, Sebag F et al (2014) Surgery for "asymptomatic" mild primary hyperparathyroidism improves some clinical symptoms postoperatively. Eur J Endocrinol 169: 665 – 672.

[26] Caccitolo JA, Farley DR, van Heerden JA et al (1997) The current role of parathyroid cryopreservation and autotransplantation in parathyroid surgery: an institutional experience. Surgery 122: 1062 – 1067.

[27] Shepet K, Alhefdhi A, Usedom R et al (2013) Parathyroid cryopreservation after parathyroidectomy: a worthwhile practice? Ann Surg Oncol 20: 2256 – 2260.

[28] Eknoyan G (1995) A history of the parathyroid glands. Am J Kidney Dis 26: 801 – 807.

译者评述

本章形象而生动地向我们展示了甲状旁腺的历史，包括甲状旁腺的发现历程、对甲状旁腺功能亢进症的认知与诊治以及甲状旁腺外科未来将要面临的挑战和机遇，使我们对甲状旁腺的解剖、功能以及甲状旁腺功能亢进疾病有了进一步的认识，前人为我们开辟了道路，我们也必将继续开拓创新，尽我们所能为甲状旁腺外科事业做出贡献。

第2章
甲状旁腺的外科解剖
Surgical Anatomy of the Parathyroid Glands

Nicola Palestini

朱精强 译

胚 胎 发 育

　　了解甲状旁腺的胚胎发育对于成功发现正常或异常位置的甲状旁腺是必不可少的基础知识。甲状旁腺起源于胚胎咽部区域，其发育与胸腺及甲状腺发育密切相关（图2-1）。

　　胚胎咽部早期起源于前肠大部分的喙。当胚胎发育到第3～4周时，咽部侧壁出现不规则生长，最终发育成为咽部侧面器官[1, 2]。咽部主要由5对咽（鳃）囊、相应的咽裂及每对咽囊之间的咽弓构成[3]。这种相对简单的位变异构器官短暂地出现在胚胎期的第4～6周[1]。在发育过程中，通过复杂的重排过程，上述结构逐渐消失。

　　在胚胎期第5～12周，甲状旁腺由咽部内胚层发育而来。每对腺体起源不同。下位甲状旁腺起源于第3鳃囊背侧，因此，被称为甲状旁腺Ⅲ（P Ⅲ）。胸腺起源于相同鳃囊的腹侧。这个相同的起源表明将 P Ⅲ 和胸腺标记为旁胸腺是合理的。上位甲状旁腺起源于第4鳃囊背侧，因此，被称为甲状旁腺

Ⅳ（P Ⅳ）。目前对人类第4鳃囊腹侧的作用了解较少。一些学者认为其可发育成小部分胸腺组织（最初的胸腺Ⅳ），紧接着经历退

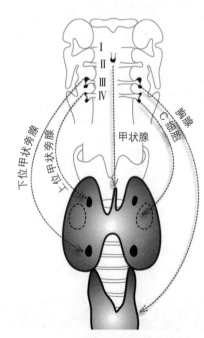

图 2-1　甲状旁腺、甲状腺及胸腺的胚胎起源（引自 Ferrari CC et al. Surgical strategy for primary hyperparathyreoidism with thyroid hemiagenesis. Langenbecks Arch Surg 2014; 399: 1077-1081. Springer）

化[1]。第 4 咽囊还发育成后鳃体，可能退化的第 5 咽囊也参与其中。后鳃体可形成侧面甲状腺原基，同时其包含有迁移神经分裂细胞，最终变成甲状腺滤泡旁（C）细胞[1]。

甲状旁腺原基最早出现在胚胎期第 5 周，胚胎长度为 4～8 mm[4-6]。当胚胎长度约 9 mm（胚胎期第 6 周）时，第 3 鳃囊出现增厚组织，第 4 鳃囊出现实体芽状结节，这些组织最终将发育成甲状旁腺[5, 6]。在这个阶段，鳃囊仍然通过咽鳃管与咽部相连。后来管道逐渐变窄，最终分开，造成中间线两边每边有 1 对分叶体。1 对发育成胸腺及 P Ⅲ（第 3 鳃复合体），1 对发育成甲状腺侧部及 P Ⅳ（第 4 鳃复合体）[6]。

在胚胎长度为 13～14 mm 的阶段，胸腺经历了快速腹侧生长，第 3 鳃复合体通过胚胎颈部的整个长度逐渐向中下部方向迁移[4, 5, 7]。在开始阶段，胸腺与 P Ⅲ 亲密结合，然后 P Ⅲ 在其上端仍然保持芽状突起，最后逐渐变为圆形，与胸腺上极紧密连接[5]。当完成颈部下降时，P Ⅲ 尺寸逐渐增大，且与胸腺分离，停留在甲状腺下极水平或在甲状腺与胸腺的连接结构退化后形成的甲胸韧带内[7]。

此时，P Ⅳ 原基仍然附着于后鳃体上，逐步迁移至中央甲状腺原基的侧叶[5-7]。第 4 鳃复合体的两个元素起初通过叶间梁连接，当甲状腺侧部和中部变成一体时，上述连接被中断[5, 6]。

当胚胎长度约 20 mm 时，甲状旁腺与第 3 及第 4 鳃复合体的元素通常完成分离[5, 6]。

外 科 解 剖

数目

一般来说，上位和下位甲状旁腺的总数为 4 枚。然而，经常可以发现额外的甲状旁腺，也可见少于 4 枚甲状旁腺的报道。

在尸检报告中，2.5%～20% 具有更多的甲状旁腺[8-12]。由于较小的甲状旁腺很难被发现，因此这个概率可能会更高。在研究一系列经手术治疗的肾性甲状旁腺功能亢进症患者时发现，即使排除了显微镜下才可见的来源于胚胎增生的甲状旁腺，多于 4 枚甲状旁腺的现象也出现在 30%～37% 的患者中，大多数额外的甲状旁腺在胸腺内被发现[13, 14]。

在学者 Åkerström 等经典的尸检报告中发现，12.7% 的病例具有更多的甲状旁腺[10]。这些额外的甲状旁腺大多数是退化的或者分开的，体重较小（< 5 mg），且靠近正常的甲状旁腺。在 5% 的病例中发现体重合适的（> 5 mg）额外甲状旁腺。在 2/3 的病例中，额外的甲状旁腺被发现位于甲状腺后面、胸腺内，或与甲胸韧带有关。大多数病例额外多 1 枚甲状旁腺，而在 1 例病例中竟发现多达 11 枚甲状旁腺。

大量的尸检报告发现 2%～3.6% 的病例具有 3 枚甲状旁腺[10, 12]。显然，由于甲状旁腺可能被遗漏，未被辨认出来，而不是甲状旁腺本身的缺失，所以少于 4 枚甲状旁腺的准确病例数很难被确定。

肉眼观察

甲状旁腺在大小、形状及颜色方面可能有变化，但是具有一定的肉眼特点，可以将其与其他结构区别开来。

甲状旁腺的平均大小约为（5～7）mm×（3～4）mm×（1～2）mm，单枚甲状旁腺的重量为 35～40 mg，但是其可在 10～70 mg 范围内变化[6]。成人所有甲状旁腺的总重量为 120～160 mg。

根据 Åkerström 等的尸检报告，83%的病例中甲状旁腺呈椭圆形、豆形或球形[10]，部分呈细长形（11%），更罕见的呈双叶状（5%）或扁平多叶状结构（1%）。据报道，甲状旁腺其他形状还有泪珠状、平展状、杆状、肠状及叶状[8]。

甲状旁腺的颜色随着年龄而变化。甲状旁腺在新生儿呈灰色及透明状，在儿童呈淡粉红色。在成人取决于脂肪细胞含量和生成的血管量，其颜色可在淡黄棕色及暗红棕色之间变化[6,7]。

不论其大小、形状或颜色如何，甲状旁腺经常会呈现显著特征。在解剖过程中，甲状旁腺柔软而富有弹性，且保持原样。若由于甲状腺结节的出现导致甲状旁腺变成扁平状，当与结节表面分离时，其可再次变成圆形。甲状旁腺由包膜包裹，具有锋利的外形，其表面光滑闪亮。甲状旁腺与脂肪组织关系密切，经常全部或部分包裹于脂肪滴中。典型的表现是，其可轻易地与相邻的脂肪结构区分开来。脂肪组织柔软暗淡，呈淡黄色，且无确切的形状。甲状腺组织质稍硬，不均匀，呈蓝灰色调的酒红色。淋巴结质地稍硬，更圆，不均匀，呈白色或灰色。胸腺组织颜色更暗，呈浅灰黄色或浅灰粉红色，且呈颗粒状[7]。

正常位置

1. 上位甲状旁腺

前面讲到，上位甲状旁腺起源于第 4 鳃囊。当与咽壁分离后，上位甲状旁腺与后鳃体一起，迁移至中部甲状腺原基侧叶的后面。这个短距离迁移是相对恒定的，位置在甲状腺腺叶的上半部分（图 2-2）。

一项 160 例尸检报告中共发现 645 枚甲状旁腺，Wang 发现 P Ⅳ 最常见的位置在

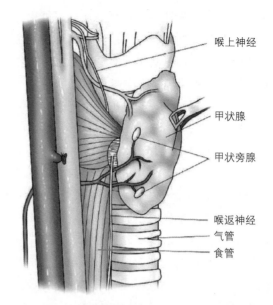

图 2-2　甲状旁腺的正常解剖（引自 Phitayakorn R, McHenry CR. Parathyroidectomy: Overview of the anatomic basis and surgical strategies for parathyroid operations. Clin Rev Bone Miner Metab 2007; 5: 89-102. Springer）

环状软骨与甲状软骨连接处的甲状腺腺叶后方[8]，在此处，他发现了 77% 的上位甲状旁腺。这里的甲状旁腺与喉返神经和相邻的血管分支关系密切，偶尔被其遮盖。大多数与小的结缔组织蒂相连，且被脂肪组织包裹。其余 22% 位于甲状腺腺叶上极后方的真、假被膜之间。

在另一项 503 例尸检报告中，Åkerström 等发现 80% P Ⅳ 位于甲状腺后方，在以喉返神经与甲状腺下动脉交点上方 1 cm 为圆心、直径为 2 cm 的区域内[10]。另外 12% 的位置更高，位于甲状腺腺叶上极后方。4% 位置稍低，位于腺叶的中 1/3 后方，有时被甲状腺下动脉、喉返神经及甲状腺表面结节（Zuckerkandl 结节）所遮盖。

2. 下位甲状旁腺

下位甲状旁腺起源于第 3 鳃囊，与胸腺具有相同的起源及迁移路径。从咽壁区域

图中标注：喉上神经　甲状腺　甲状旁腺　喉返神经　气管　食管

开始，下位甲状旁腺向颈部中下部迁移，在胸腺进入前纵隔前与其正常分离。这就是为何下位甲状旁腺分散更广的原因。其经常位于甲状腺腺叶下极周围或低于下极水平，在上位甲状旁腺腹侧平面及喉返神经前面（图2-2）。

在 Wang 的尸检报告中，81％的 P Ⅲ 位于甲状腺下极与胸腺之间的区域[8]。在42％的病例中发现 P Ⅲ 位于甲状腺下极前面或后外侧面。在39％的病例中，P Ⅲ 位于甲状腺下部的低位颈部区域，在甲胸韧带内或胸腺上极内。

Åkerström 等的尸检报告也得到了相似的结果[10]。超过一半（61％）的 P Ⅲ 位于甲状腺下极周围。另一常见位置是在甲状腺下部，与甲胸韧带关系密切，或位于颈段胸腺内。

由于 P Ⅲ 在胚胎期下降过程中横跨 P Ⅳ，1 枚下位甲状旁腺可能与 1 枚上位甲状旁腺处于同一水平，但较罕见，位于甲状腺下动脉及喉返神经交点之上或之下。在这种情况下，很难区分是上位还是下位甲状旁腺[10, 15]。偶尔 2 枚甲状旁腺太靠近，以至于看起来呈融合状，这种罕见的情况被称为吻对[6]。吻对甲状旁腺可以通过存在裂开面与二分叶状甲状旁腺区分开来。

3．对称性

在大多数病例中，甲状旁腺位于颈部对称位置。Åkerström 等尸检报告发现80％的上位甲状旁腺和70％的下位甲状旁腺分别存在对称性[10]。在60％的病例中发现 4 枚甲状旁腺具有相对对称性。

4．与甲状腺被膜的解剖关系

甲状旁腺与甲状腺被膜之间的解剖关系值得明确定义。当甲状旁腺位于纤维层之下，即使位于甲状腺真被膜之外时，都被称

为被膜内；当其位于纤维层之外时，被称为被膜外[6]。当被膜内甲状旁腺出现病变，其在真被膜及纤维被膜之间局部扩展。相反，增大的被膜外甲状旁腺倾向于向阻力更小的地方扩展。

血供

甲状旁腺动脉供血呈终末型。在80％的病例中可以发现一支动脉供血，长度为1～40 mm。当发现两支或更多支动脉供血时，它们大多数来源于邻近的相同甲状腺动脉[9]。

80％病例的上位甲状旁腺供血来源于甲状腺下动脉。其余病例来源于甲状腺上动脉后支或甲状腺上动脉与下动脉吻合支[6, 9, 16, 17]。下位甲状旁腺的血供主要来源于甲状腺下动脉[11, 17]。在极少数病例中，尤其是当甲状腺下动脉缺失（1％～6％变异）时，下位甲状旁腺的血供来源于甲状腺上动脉，多数来源于其前外侧分支[6, 9]。

甲状旁腺的静脉回流主要通过甲状腺被膜静脉网或甲状腺静脉主干回流[7, 17]。

异位甲状旁腺

异位甲状旁腺相当常见。异位甲状旁腺形成的原因包括：① 早期发育阶段的异常迁移（先天性异位）。② 受重力及局部外力影响，病理性增大的腺体迁移。导致局部外力形成及迁移的主要原因包括吞咽过程中咽喉部的运动、胸廓内负压影响及颈部、纵隔之间无任何阻断（后天获得性异位）[18]。

上位甲状旁腺

在胚胎发育过程中，由于 P Ⅳ 仅发生短距离迁移，因此，其很少发生先天性异

位。在 Åkerström 等的尸检报告中，分别发现 2%、0.8% 及 1% 的 P Ⅳ 异位在甲状腺腺叶上极、上极之上及咽后或食管后间隙[10]。在 Wang 的 160 例尸检报告中，发现 3 枚（1.9% 的病例）甲状旁腺位于下咽部与食管上段连接处的后面中间部位，被脂肪组织包裹[8]。主要的异位位置很少，是由于咽部结构发育可导致其异常下降或阻止其下降[5]。因此，P Ⅳ 可异位于颈总动脉旁，特殊病例的上位甲状旁腺腺瘤可异位于颈动脉外侧的斜角肌脂肪垫，或与各种咽部结构有密切关系[18-20]。最近一项关于主动脉肺动脉窗内甲状旁腺肿瘤的多中心试验表明，在少数病例中，发现的异位腺体为 P Ⅳ[21]。

由于病理性增大的腺体倾向于向后尾部移动，因此后天获得性异位 P Ⅳ 较常见。近40% 的上位甲状旁腺腺瘤位于食管旁、食管后或咽后异常位置[18-22]。这些腺瘤常常沿着椎前筋膜通过甲状腺下动脉主干后方向后上纵隔迁移。它们的位置经常沿着食管，位于甲状腺下动脉后方，在甲状腺腺叶下极水平。有时腺瘤可以跨过甲状腺下动脉。其他病例中，腺瘤可以直接在纵隔内，位于后纵隔、靠近食管或食管后面，或位于气管食管沟[18, 22]。即使位于低位后纵隔，这些增大的甲状旁腺仍然由甲状腺下动脉供血。

下位甲状旁腺

由于初始 P Ⅲ 与胸腺一起迁移，且它们的胚胎下降路径范围从下颌角至心包，所以可以在此区域内的任何部位发现异位下位甲状旁腺。因此，先天性异位 P Ⅲ 可以被定义为高或低，主要取决于迁移过程是不足还是过度[5, 7]。

当胸腺旁复合体下降失败时，下位甲状旁腺可位于下颌角至甲状腺腺叶水平的颈动脉鞘内或附着于颈动脉鞘上[22]。在这些部位，

甲状旁腺常常与小片状胸腺组织相关联[8]。P Ⅲ 经常毗邻于颈动脉分叉、甲状腺腺叶上部外侧 2～3 cm 处，但也可能位于颈部更高位置[23]。据报道，这种高异位的发病率为 1%～2%，甚至不超过 1%[4, 7, 8]。

当 P Ⅲ 与胸腺分离延迟时，其可被不同程度地拖拽入前纵隔，最深可达心包上缘[24]。这些腺体经常存在于胸腺内，位于其被膜后侧面，甚至有少数与纵隔大血管有密切关系[7]。这种低异位的发病率为 2%～4%[4, 8, 10]。大多数异位下位甲状旁腺位于左侧无名静脉及主动脉弓发出的自主动脉水平之下。这支动脉由胸廓内动脉发出，少数可起源于胸腺动脉或主动脉的直接分支[5]。

获得性异位 P Ⅲ 较少见。理论上甲状旁腺肿瘤可以沿着甲胸韧带及胸腺路径由前颈部迁移至上纵隔。最初位于甲状腺腺叶下部后外侧的甲状旁腺腺瘤也可能移位至食管周围，类似于异位 P Ⅳ 腺瘤[5]。

甲状腺内甲状旁腺

甲状腺内甲状旁腺较罕见。这种异常情况的胚胎起源还存在争议。一种观点认为，甲状腺内甲状旁腺是 P Ⅳ 在后鳃体与中央甲状腺原基融合时期被融入甲状腺内形成的。但是，一些学者认为，甲状腺内甲状旁腺主要是下位甲状旁腺[18, 25, 26]。目前观点认为，甲状腺内甲状旁腺可以是 P Ⅲ 或 P Ⅳ，甚至可以是多余的甲状旁腺[5, 27, 28]。

大量尸检报告报道甲状腺内甲状旁腺的发生率非常低，为 0～0.2%[8, 10, 12]。在手术中，有报道甲状腺内甲状旁腺腺瘤发生率为 0.7%～3.6%[22, 26, 27, 29]。

额外甲状旁腺

额外甲状旁腺可能位于特殊的异常位置。

在这些病例中，额外甲状旁腺因为出现病理性改变或甲状旁腺功能亢进症而经常被发现。这些异常位置可能在颈部，包括咽部[20]、侧三角区、颈动脉膜外及颈静脉外侧[30]。一些报道功能亢进的甲状旁腺组织位于迷走神经内或迷走神经束膜内[20, 31, 32]。其他的一些甲状旁腺可能位于纵隔内，相对较常见的部位是主动脉肺动脉窗[21]。

这些异常甲状旁腺的胚胎起源还存在争议。据推测，在胚胎形成过程中，起源于第 3 鳃囊的甲状旁腺细胞可能被嵌入或紧贴迷走神经[31, 32]。另一种推测是主动脉肺动脉窗的甲状旁腺腺瘤可能起源于 PⅣ原基的过早分裂[21]。

参考文献

[1] Mirilas P (2011) Lateral congenital anomalies of the pharyngeal apparatus: part I. Normal developmental anatomy (embryogenesis) for the surgeon. Am Surg 77: 1230–1242.

[2] Graham A, Richardson J (2012) Developmental and evolutionary origins of the pharyngeal apparatus. EvoDevo 3: 24. http://www.evodevojournal.com/content/3/1/24.

[3] Grevellec A, Tucker AS (2010) The pharyngeal pouches and clefts: development, evolution, structure and derivatives. Semin Cell Dev Biol 21: 325–332.

[4] Henry J-F, Denizot A (1991) Bases anatomiques et embryologiques de l'hyperparathyroïdisme primaire. In: Barbier J, Henry J-F (eds) L'hyperparathyroïdisme primaire. Springer-Verlag France, Paris, pp 5–14.

[5] Agarwal A, Mishra AK, Lombardi CP et al (2013) Applied embryology of the thyroid and parathyroid glands. In: Randolph GW (ed) Surgery of the thyroid and parathyroid glands, 2nd edn. Elsevier Saunders, Philadelphia, pp 15–24.

[6] Herrera MF, Gamboa-Dominguez A (2005) Parathyroid embryology, anatomy, and pathology. In: Clark OH, Duh Q-Y, Kebebew E (eds) Textbook of endocrine surgery, 2nd edn. Elsevier Saunders, Philadelphia, pp 365–371.

[7] Henry J-F (2005) Surgical anatomy and embryology of the thyroid and parathyroid glands and recurrent and external laryngeal nerves. In: Clark OH, Duh Q-Y, Kebebew E (eds) Textbook of endocrine surgery, 2nd edn. Elsevier Saunders, Philadelphia, pp 9–15.

[8] Wang C-A (1976) The anatomic basis of parathyroid surgery. Ann Surg 183: 271–275.

[9] Delattre JF, Flament JB, Palot JP et al (1982) Les variations des parathyroïdes. Nombre, situation et vascularisation artérielle. Étude anatomique et applications chirurgicales. J Chir (Paris) 119: 633–641.

[10] Åkerström G, Malmaeus J, Bergström R (1984) Surgical anatomy of human parathyroid glands. Surgery 95: 14–21.

[11] Hojaij F, Vanderlei F, Plopper C et al (2011) Parathyroid gland anatomical distribution and relation to anthropometric and demographic parameters: a cadaveric study. Anat Sci Int 86: 204–212.

[12] Lappas D, Noussios G, Anagnostis P et al (2012) Location, number and morphology of parathyroid glands: results from a large anatomical series. Anat Sci Int 87: 160–164.

[13] Pattou FN, Pellissier LC, Noël C et al (2000) Supernumerary parathyroid glands: frequency and surgical significance in treatment of renal hyperparathyroidism. World J Surg 24: 1330–1334.

[14] Aly A, Douglas M (2003) Embryonic parathyroid rests occur commonly and have implications in the management of secondary hyperparathyroidism. ANZ J Surg 73: 284–288.

[15] Fancy T, Gallagher D, Hornig JD (2010) Surgical anatomy of the thyroid and parathyroid glands. Otolaryngol Clin N Am 43: 221–227.

[16] Nobori M, Saiki S, Tanaka N et al (1994) Blood supply of the parathyroid gland from the superior thyroid artery. Surgery 115: 417–423.

[17] Abboud B (1996) Anatomie topographique et vascularisation artérielle des parathyroïdes. Presse Med 25: 1156–1161.

[18] Thompson NW, Eckhauser FE, Harness JK (1982) The anatomy of primary hyperparathyroidism. Surgery 92: 814–821.

[19] Fukumoto A, Nonaka M, Kamio T et al (2002) A case of ectopic parathyroid gland hyperplasia in the pyriform sinus. Arch Otolaryngol Head Neck Surg 128: 71–74.

[20] Chan TJ, Libutti SK, McCart JA et al (2003) Persistent primary hyperparathyroidism caused by adenomas identified in pharyngeal or adjacent structures. World J Surg 27: 675–679.

[21] Arnault V, Beaulieu A, Lifante J-C et al (2010) Multicenter study of 19 aortopulmonary window parathyroid tumors: the challenge of embryologic origin. World J Surg 34: 2211–2216.

[22] Thompson NW (1986) Surgical anatomy of hyperparathyroidism. In: Rothmund M, Wells SA Jr (eds) Parathyroid surgery (Progress in surgery, Vol 18). Karger, Basel, pp 59–79.

[23] Fraker DL, Doppman JL, Shawker TH et al (1990) Undescended parathyroid adenoma: an important etiology for failed operations for primary hyperparathyroidism. World J Surg 14: 342–348.

[24] Gray SW, Skandalakis JE, Akin JT Jr (1976) Embryological considerations of thyroid surgery: developmental anatomy of

the thyroid, parathyroids and the recurrent laryngeal nerve. Am Surg 42: 621–628.

[25] Wheeler MH, Williams ED, Wade JS (1987) The hyperfunctioning intrathyroidal parathyroid gland: a potential pitfall in parathyroid surgery. World J Surg 11: 110–114.

[26] Proye C, Bizard JP, Carnaille B et al (1994) Hyperparathyroïdie et parathyroïde intrathyroïdienne: 43 observations. Ann Chir 48: 501–506.

[27] Bahar G, Feinmesser R, Joshua B-Z et al (2006) Hyperfunctionning intrathyroid parathyroid gland: a potential cause of failure in parathyroidectomy. Surgery 139: 821–826.

[28] Mohebati A, Shaha AR. (2012) Anatomy of thyroid and parathyroid glands and neurovascular relations. Clin Anat 25: 19–31.

[29] Goodman A, Politz D, Lopez J et al (2011) Intrathyroid parathyroid adenoma: incidence and location. The case against thyroid lobectomy. Otolaryngol Head Neck Surg 144: 867–871.

[30] Udekwu AO, Kaplan EL, Wu TC et al (1987) Ectopic parathyroid adenoma of the lateral triangle of the neck: report of two cases. Surgery 101: 114–118.

[31] Raffaelli M, Defechereux T, Lubrano D et al (2000) L'ectopie parathyroïdienne intravagale. Ann Chir 125: 961–964.

[32] Pawlik TM, Richards M, Giordano TJ et al (2001) Identification and management of intravagal parathyroid adenoma. World J Surg 25: 419–423.

译者评述

甲状旁腺的解剖知识是甲状腺及甲状旁腺手术的基础，不懂得这些知识，将无法进行规范的甲状腺及甲状旁腺手术。本章将胚胎发育与甲状旁腺的解剖紧密联系，进行讲解，利于读者学习及深刻理解记忆甲状旁腺的分布，尤其是变异，这对治疗复发（探查失败）的甲状旁腺腺瘤往往起关键性作用。建议读者参考我国《甲状腺手术中甲状旁腺保护专家共识》[中国实用外科杂志，2015（35）卷：731～734]，进一步掌握甲状旁腺的解剖分型等新知识。

第3章
甲状旁腺素的分泌和功能

Parathyroid Hormone Secretion and Action

Giancarlo Isaia, Lorenzo Marchese, Margherita Marchetti, Patrizia D'Amelio, Giorgia Fornelli

陈 光 刘 嘉 译

甲状旁腺素的功能

在正常生理条件下，当血钙浓度降低的时候，甲状旁腺素（parathyroid hormone, PTH）被释放到血液循环中，它的主要功能是调节血液循环中钙的浓度，调整钙离子进出骨骼的过程以及肾小管对钙离子的重吸收，从而控制血钙浓度在正常的水平[1]。

甲状旁腺素通过结合并激活甲状旁腺素受体（PTHR）发挥作用。甲状旁腺素受体是一种含有7个跨膜结构域的G蛋白偶联受体。这一受体能够激活包括：cAMP，PLC和PKC在内的很多信号传导通路，并且也能够刺激细胞内钙的释放。甲状旁腺素受体1（PTH1R）是最先被发现的甲状旁腺素受体，在骨骼和肾脏中呈明显高表达，在其他组织（如皮肤、乳腺、心脏和胰腺）中也同时存在。甲状旁腺素受体1能够与甲状旁腺素和甲状旁腺素相关多肽（parathyroid hormone related peptide, PTHrP）结合发挥作用。甲状旁腺素受体2（PTH2R）在肺、中枢神经系统、胰腺、白细胞、胃肠道和其他

组织中都存在。目前，甲状旁腺素受体2的具体功能仍不清楚，推测它可能与痛觉、焦虑和一些行为模式相关。甲状旁腺素受体2不能与甲状旁腺素相关多肽结合。此外，还有研究发现新的甲状旁腺素受体（C-PTH receptor）的存在，这类受体在骨骼中呈高表达，结构中包含能够与甲状旁腺素结合的特殊的羧基端，因此被推测具有降钙活性。甲状旁腺素主要通过对甲状旁腺素受体1的激活发挥作用，这一作用又可以被分为肾性和骨性两部分，除了这两部分之外还存在第3个间接的影响，就是能够通过调节在肾脏中1，25-二羟维生素 D_3 的生成来增加肠道内钙的吸收[2]。

在骨骼中，甲状旁腺素能够通过成骨细胞内丰富的甲状旁腺素受体发挥作用：甲状旁腺素能够直接促进骨的生成、破骨细胞的分化、破骨细胞的生成和发育，并且最终增加对骨的吸收。持续性的甲状旁腺素刺激能够通过激活骨的重吸收，促进钙和磷酸盐的释放，并间接增加破骨细胞的活性和数量。甲状旁腺素受体主要在成骨细胞而不

是破骨细胞中表达，甲状旁腺素能够刺激成骨细胞导致核因子κB受体活化因子配体（receptor activator of nuclear factor κB ligand, RANKL）增加，并且抑制骨保护素的表达，促进破骨细胞的生成，最终导致骨的再吸收和血清钙离子浓度的增高。当甲状旁腺素持续刺激骨的分解时，一些间歇性的调控机制也同时被启动，它们刺激成骨细胞的增殖分化，抑制成骨细胞和骨细胞的凋亡。这是临床上使用甲状旁腺素和甲状旁腺素1-34（teriparatide）治疗骨质疏松症的理论基础。

在肾脏中，甲状旁腺素能够促进远端肾单位对钙的重吸收，具体位置是在皮质髓襻升支粗段和远曲小管，在这些地方钙的重吸收取决于有机体的需要。值得注意的是，甲状旁腺素对近端小管没有影响，在近端小管钙的重吸收取决于钠和水形成的电化学梯度。因此，伴随着血清钙浓度降低的甲状旁腺素的增加会导致钙重吸收的增加和钙排出的减少，从而维持正常的血钙浓度。甲状旁腺素也能够影响磷酸盐的重吸收，发挥作用的主要方式是通过降低肾小管中磷酸钠协同转运蛋白的活性从而抑制肾小管近端和远端对磷的重吸收。

在近端肾小管中，甲状旁腺素能通过促进1-α-羟化酶同时抑制24-羟化酶的活性，诱导25-羟维生素D（25-OH-D, calcidiol）转化为它的活性代谢物1, 25-二羟维生素D_3[1, 25-$(OH)_2$-D_3, calcitriol]。24-羟化酶可以使骨化三醇失活。

在胃肠道中，甲状旁腺素也能够通过诱导25-羟维生素D转化为1, 25-二羟维生素D_3间接增加肠道对钙的吸收。有报道指出，甲状旁腺素能直接增加血管紧张度、促进肝脏的糖异生和脂肪细胞的分解[3-5]。

甲状旁腺素和钙稳态

正常成人体内通常有1～2 kg的钙。主要在骨骼内，骨骼内的钙主要以羟磷灰石的形式存在，约占整个身体钙的99%，剩余1%的钙主要存在于细胞外液和软组织中。在血清中，钙主要以3种形式存在：45%的自由离子，45%与蛋白质结合（主要是白蛋白），10%与碳酸盐、磷酸盐或柠檬酸盐形成复合物。与蛋白质结合的钙被称作结合钙，而其余的55%被称作游离钙。正常成人血浆钙离子浓度为8.8～10.4 mg/dl（2.2 mmol/L 和 2.6 mmol/L）。通过稳定细胞膜的电压离子通道细胞外的钙离子参与很多生物学活动，包括许多激素的细胞内分泌信号的传导、肌肉收缩和凝血。低钙能增加神经肌肉的兴奋性，从而导致手足抽搐、气管痉挛、心电图的改变和癫痫。高钙能降低神经元的兴奋性，导致疲劳、恶心、厌食、呕吐、抑郁、嗜睡甚至昏迷和心脏停搏。

长期高钙会引起肾结石、胆结石和消化道溃疡。因此，血钙维持在一个适宜的水平是相当重要的。在维持血钙浓度、提供钙并在需要的时候将钙从血中排出方面有3个器官主要发挥作用[6]。

在小肠中，膳食中的钙通过肠绒毛上皮刷状的内缘离子通道被吸收。在欧洲和美国，健康成人每天通过膳食摄取的钙为0.6～0.8 g（15～20 mmol）。如果需要预防或治疗骨质疏松症，这一数值可以达到每天0.8～1.5 g（20～37 mmol）。对成人而言，饮食中摄入的钙一般只有40%～45%被吸收，儿童、孕期和哺乳期妇女吸收的比例要更高些。随着年龄的增加，肠道吸收钙的能力会逐步下降。小肠内钙的吸收主要有两个机制，即在十二指肠和上段空肠的主动转运过程以及遍及整个肠道的被动转运过程。维生素 D 依赖的钙结合蛋白能够调节主动转运过程。在肠道中钙的代谢是持续存在的，并且不受钙离子浓度的影响（100～200 mg/d）。

骨是人体内钙的主要容器，骨的重吸收导致血清中钙和磷酸盐的浓度增加，相反，重吸收受到抑制就会引起钙在骨的过度沉积。在平衡的时候，骨骼中每天大约各有 500 mg（12 mmol）的钙被重吸收或沉积。

在肾脏中，肾小管中几乎所有的钙都被重新吸收以维持血钙的水平。正常成年人，每天有 6～10 g（150～220 mmol）的钙通过肾过滤，但是只有 100～400 mg（2.5～10 mmol）（即 1.6%～4%）经过尿液排出。肾小管内钙的重吸收主要发生在近曲小管（60%）、Henle 环（25%）和远曲小管（15%）。在肾脏中，钙的重吸收是一个被动的过程，不依赖药物或者激素，远端肾单位是发挥作用的主要场所，并且这一过程受甲状旁腺素、$1, 25 - (OH)_2 - D_3$ 和降钙素调节。

为了维持钙的稳态，血清钙离子的浓度水平和甲状旁腺素的分泌之间的关系极其密切，血清中钙离子浓度只要稍微下降一点［如 0.1 mg/dl（0.025 mmol/L）］就会引起血清中甲状旁腺素浓度的大幅增加；反之亦然。

甲状旁腺素对于血钙变化的反应是很快的，往往发生在几分钟之内。一般分泌小泡中的甲状旁腺素进入细胞外液只需要几秒或几分钟，而后的几分钟到 1 小时内，细胞内甲状旁腺素的降解会减慢，再之后的几小时内，甲状旁腺素的基因表达就会增加。更慢一些的变化是甲状旁腺细胞的增殖，这往往需要几周时间[7]。

钙敏感受体（CaSR）能够调节这些反应过程。它是一种 G 蛋白偶联受体，存在于甲状旁腺分泌甲状旁腺素的细胞和肾小管细胞中。钙敏感受体特别敏感，它包含有 1 个长的氨基末端，7 个跨膜结构和 1 个短的细胞内羧基端。正如前面提到的，轻微的血清钙离子浓度的增加就能够通过 1 个或多个鸟嘌呤核苷酸结合蛋白激活 G 蛋白通路，继而通过第二信使，如细胞内钙和肌醇磷脂，抑制甲状旁腺素的分泌，并减少肾小管对钙的重吸收。反之，血清钙浓度的下降能够使受体失活，刺激甲状旁腺素的分泌[8]。

骨化三醇通过与维生素 D 受体结合抑制甲状旁腺素基因的表达，进而抑制甲状旁腺素的合成。一些离子，如镁、铝、锶，也能与 CaSR 结合，并且已经证实在体外能够调节受体的活性。在体内，研究发现仅仅血清中镁离子的浓度达到一定水平才会产生一些影响，而后两者造成的影响是微不足道的。此外，高磷酸盐血症也能够刺激甲状旁腺素的分泌和甲状旁腺细胞的增殖，这可能与部分患者同时伴有低钙血症有关。

血清中钙水平变化反应的敏感性与 PTH 的分泌

血清中钙离子浓度的稳定对于许多细胞而言十分重要，是它们发挥正常生理功能的基础。甲状旁腺细胞中 CaSR 的存在使甲状旁腺实现对血清钙水平进行及时、精准的调节成为可能[9]。

CaSR 属于 G 蛋白偶联受体家族，它通过调节甲状旁腺中甲状旁腺素的分泌发挥作用。在细胞外钙水平增高的时候，CaSR 通过负反馈抑制甲状旁腺素的分泌。CaSR 基因过度活化或者失活的突变都能够改变机体对血清中钙水平变化反应的敏感性，导致不恰当的甲状旁腺素分泌和慢性高钙或低钙血症。

CaSR 在肾脏中也有表达，并且对体内钙和无机磷酸盐稳态的维持、阳离子的转运、尿液的浓缩和肾素的释放起主要作用[10]。

在大多数情况下，家族性低尿钙高钙血症都与 CaSR 基因的失活突变有关[11]。在这种情况下，血清钙的水平一般超过 10.2 mg/dl，甲状旁腺素的水平正常或增高。CaSR 基因的过度活化突变可以引起常染色体显性遗传的低钙血症（AD hypocalcemia），表现为钙离子稳态混乱、甲状旁腺素水平降低并伴有持续性正常或者增高的尿钙排出。这是由于 CaSR 基因的过度活化突变增加了甲状旁腺和肾细胞对血清钙水平变化的敏感性导致，所以低钙血症也被机体误判为正常。

发生原发性甲状旁腺功能亢进症时，甲状旁腺素的分泌会异常增加。当存在甲状旁腺增生或甲状旁腺腺瘤时，甲状旁腺过度活跃，细胞增生，但有功能的 CaSR 减少，对血清钙离子浓度的敏感性下降。这就导致血清中钙离子的浓度增高。

慢性肾功能不全可以引起继发性甲状旁腺功能亢进：肾脏不能排出足够的磷酸盐，不能将足够的维生素 D 转变为它的活化状态，这就导致血液中钙水平的降低，反过来刺激甲状旁腺分泌更多的甲状旁腺素。随着疾病的进展，甲状旁腺对钙和维生素 D 不再有正常的反应。CaSRs 的表达降低，进而甲状旁腺素持续过度分泌[12]。

当存在异位甲状旁腺或者一些非甲状旁腺肿瘤开始分泌 PTHrP 时，血清中甲状旁腺素升高，血钙正常或升高。PTHrP 是一种旁分泌因子，可由正常或恶性细胞分泌，类似甲状旁腺素，PTHrP 也能够调控体内钙、磷酸盐和骨的代谢[13]。

西那卡塞（cinacalcet）是 CaSR 的别构调节物，是唯一一种被批准可用于治疗不适合手术的原发性甲状旁腺功能亢进症或透析引起的继发性甲状旁腺功能亢进症患者的拟钙剂。西那卡塞能增加 CaSR 对细胞外钙离子的敏感性，降低血清中甲状旁腺素、钙离子和无机磷的浓度，从而更好地维持钙稳态和控制骨病[14]。

另一个可能影响钙敏感性的是锂治疗，这种治疗被广泛用于双相情感障碍性疾病。锂能改变甲状旁腺细胞中 CaSR 的设定点，诱导异常的甲状旁腺素过度释放。这些患者一般表现为血钙增高和尿钙减少。大多数患者手术后发现存在单侧甲状旁腺腺瘤。

值得注意的是，大多数细胞都表达 CaSR，并且 CaSR 的激活能够调节如下细胞进程，包括分泌、凋亡和增殖。在一些组织（如肠、骨、甲状腺 C 细胞、哺乳期的乳腺和胎盘）中 CaSR 也有表达。这些方面的具体情况还有待进一步研究。

成人的维生素 D 缺乏病

维生素 D 在维持钙稳态和调节骨代谢方面必不可少。维生素 D 是有胆固醇环的一类脂溶性化合物。它可由皮肤合成或从膳食中吸收，通过酶催化的羟基化发挥活性作用。维生素 D 在肝脏被转化成 $25-OH-D$（维生素 D 存在的主要形态），接着在肾脏转化成 $1,25-(OH)_2-D_3$（维生素 D 的活性形态）[15]。

维生素 D 的活性形态 $1,25-(OH)_2-D_3$ 在靶器官内可与细胞内受体结合调控基因转录。维生素 D 受体（VDR）在有核细胞中广泛存在，能调节多种细胞的功能，包括通过促进肠上皮细胞的分化增加肠道对钙和磷酸盐的吸收、抑制甲状旁腺释放甲状旁腺素以及参与甲状旁腺素诱导的破骨细胞的激活和骨的重吸收。

　　肾脏内的 1-α-羟化酶主要受甲状旁腺素水平、血清钙及磷酸盐浓度和成纤维细胞生长因子 23（FGF23）调控。

　　甲状旁腺素分泌的增加（多数是由于血浆钙浓度的降低引起）和血磷酸盐过少都能刺激 1-α-羟化酶并促进 1,25-(OH)$_2$-D$_3$ 的生成，而 1,25-(OH)$_2$-D$_3$ 生成的增加反过来又通过负反馈抑制甲状旁腺素的分泌。1,25-(OH)$_2$-D$_3$ 的合成还受细胞表面 VDR 的调控。这些受体的下调在调控维生素 D 的活性方面起重要作用。

　　通过检测 25-OH-D 的浓度能够评估体内维生素 D 的水平。正常的参考范围是 30～40 ng/ml（75～100 nmol/L），低于 20 ng/ml 就会影响到骨骼的健康。

　　严重的维生素 D 缺乏病会导致儿童的佝偻病和成人的软骨病。严重的病例目前已不常见，只偶尔在一些特别的情况中可以见到，如吸收障碍或长期缺乏日光照射等。但亚临床的维生素 D 缺乏病广泛存在，甚至在发达国家也很常见，这些患者常常患有骨质疏松症，跌倒骨折的风险明显增加。在 2005～2006 年国家健康和营养学（NHANES）调查中发现，41.6% 的成人受访对象（大于 20 岁）的 25-OH-D 水平低于 20 ng/ml（50 nmol/L）。缺乏维生素 D 的风险因素包括非白种人、没受过大学教育、肥胖、高密度脂蛋白低、健康状况差和每天不喝牛奶。

　　1～18 岁儿童和 70 岁以下成人推荐的维生素 D 摄入量是每天 600 个国际单位（15 μg）。70 岁以上的成人应摄入更高的剂量（每天 800 个国际单位）。维生素 D 可以通过饮食或营养药物获得。高危组需要摄入的剂量更多。如果通过饮食摄入仍不足，还可以通过其他方法补充，最常见的办法是口服维生素 D$_3$，有很多种服用的方案，按天、按周或按月服用都可以 [16, 17]。

　　维生素 D 缺乏病可以有多种原因，如饮食摄入不足、吸收障碍、缺乏日光照射、肝损伤（降低了 25-OH-D 的羟基化水平）、肾损伤 [降低了 1,25-(OH)$_2$-D$_3$ 的羟基化水平] 和比较少见的维生素 D 代谢障碍（遗传性维生素 D 抵抗性佝偻病）。此外，长期糖皮质激素治疗也能抑制肠道对钙的吸收（这种吸收是维生素 D 依赖性的）。维生素 D 不足常被发现与深色皮肤、肥胖、能够加快维生素 D 代谢的药物（如：苯妥英）治疗和住院治疗等相关。

　　当年龄大于 70 岁时，皮肤转化维生素 D 的能力下降，此时日光照射不足也能造成维生素 D 缺乏，这在北半球的冬季尤为明显。

　　一些与脂肪吸收不良相关的疾病也会引起血清中 25-OH-D 的水平降低，这些疾病包括脂泻病、Crohn 病、胰腺功能不全、囊性纤维病、短肠综合征和胆汁淤积性肝病。

　　严重的维生素 D 缺乏病可以引起临床症状，轻度的维生素 D 缺乏病通常没有任何表现。甲状旁腺素水平可能会升高，但骨代谢检查一般正常。维生素 D 缺乏病能减少肠道对钙和磷酸盐的吸收，继而引起低钙血症和继发性甲状旁腺功能亢进症，长期持续，会导致骨软化病和儿童的佝偻病。骨痛、肌无力、骨折和行走困难都是可能出现的临床表现。维生素 D 降低和继发的甲状旁腺素水平升高都大大增加了骨质疏松和骨折的风险。

　　在临床实践中，经常有患者同时存在维生素 D 缺乏病和原发性甲状旁腺功能亢进症，这一般只有当维生素 D 缺乏纠正后，原发性甲状旁腺功能亢进症才能够被确认。严重的维生素 D 缺乏病掩盖了可能存在的血钙升高，钙离子的浓度可能是正常水平或者接近正常值上限，同时，甲状旁腺素水平增高。当遇到患有可疑原发性甲状旁腺功能亢进症的患者时，应特别注意维生素 D 补充的量，因为过度补充可能会加重高钙血症和高钙尿症[18]。

需要记住的重要的一点是，那些患有严重的维生素 D 缺乏病同时伴有继发性甲状旁腺功能亢进症的患者，他们的血钙浓度一般是正常或者接近正常值下限的（很少低于正常），甲状旁腺素水平一般轻度升高。在维生素 D 缺乏纠正后，甲状旁腺素水平能够恢复正常。

在不能确定原发性或继发性甲状旁腺功能亢进症时，尿钙的检查是有帮助的。维生素 D 缺乏病伴继发性甲状旁腺功能亢进症的患者一般尿钙极低，但当维生素 D 缺乏纠正后，能很快增加。而维生素 D 缺乏病伴原发性甲状旁腺功能亢进症的患者一般尿钙轻度减低或正常。

小心判别和治疗维生素 D 缺乏病不但能改善肌肉骨骼的健康状态，对包括免疫系统、心血管系统在内的非骨骼系统的健康也有很大帮助。

参考文献

[1] Potts JT (2005) Parathyroid hormone: past and present. J Endocrinol 187(3): 311–325.

[2] Murray TM, Rao LG (2005) Parathyroid hormone secretion and action: evidence for discrete receptors for the carboxyl-terminal region and related biological actions of carboxyl-terminal ligands. Endocr Rev 26(1): 78.

[3] Masi L, Brandi ML (2005) Molecular, biochemical and cellular biology of PTH anabolic action. J Endocrinol Invest 28(8 Suppl): 37–40.

[4] Talmage RV, Mobley HT (2008) Calcium homeostasis: reassessment of the actions of parathyroid hormone. Gen Comp Endocrinol 156(1): 1–8.

[5] Akerström G, Hellman P, Hessman O et al (2005) Parathyroid glands in calcium regulation and human disease. Ann N Y Acad Sci 1040: 53–58.

[6] Potts Jr JT (2008) Diseases of the parathyroid gland and other hyper- and hypocalcemic disorders. In: Fauci A, Braunwald E, Kasper D et al (eds) Harrison's Internal Medicine, 17edn. McGraw Hill.

[7] D'Amour P, Räkel A, Brossard JH et al (2006) Acute regulation of circulating parathyroid hormone (PTH) molecular forms by calcium: utility of PTH fragments/PTH (1–84) ratios derived from three generations of PTH assays. J Clin Endocrinol Metab 91(1): 283–289.

[8] Brown EM (2013) Role of the calcium-sensing receptor in extracellular calcium homeostasis. Best Pract Res Clin Endocrinol Metab 27(3): 333–343.

[9] Tyler Miller R (2013) Control of renal calcium, phosphate, electrolyte, and water excretion by the calcium-sensing receptor.

Best Pract Res Clin Endocrinol Metab 27(3): 345–358.

[10] Filopanti M, Corbetta S, Barbieri AM et al (2013) Pharmacology of the calcium sensing receptor. Clin Cases Miner Bone Metab 10(3): 162–165.

[11] Christensen SE, Nissen PH, Vestergaard P et al (2011) Familial hypocalciuric hypercalcaemia: a review. Curr Opin Endocrinol Diabetes Obes 18(6): 359–370.

[12] Bover J, Aguilar A, Baas J et al (2009) Calcimimetics in the chronic kidney disease-mineral and bone disorder. Int J Artif Organs 32(2): 108–121.

[13] Wysolmerski JJ (2012) Parathyroid hormone-related protein: an update. J Clin Endocrinol Metab 97(9): 2947–2956.

[14] Nemeth EF, Shoback D (2013) Calcimimetic and calcilytic drugs for treating bone and mineral-related disorders. Best Pract Res Clin Endocrinol Metab 27(3): 373–384.

[15] Holick MF, Binkley NC, Bischoff-Ferrari HA et al (2011) Evaluation, treatment, and prevention of vitamin D deficiency: an Endocrine Society clinical practice guideline. J Clin Endocrinol Metab 96(7): 1911–1930.

[16] Institute of Medicine (2010) Report at a Glance, Report Brief: Dietary reference intakes for calcium and vitamin D. http://www.iom.edu/Reports/2010/Dietary-Reference-Intakes-for-Calcium-and-Vitamin-D/Report-Brief.aspx.

[17] Dawson-Hughes B, Mithal A, Bonjour JP et al (2010) IOF position statement: vitamin D recommendations for older adults. Osteoporos Int 21(7): 1151–1154.

[18] Cosman F, de Beur SJ, LeBoff MS et al (2014) Clinician's guide to prevention and treatment of osteoporosis. Osteopor Int 25(10): 2359–2381.

译者评述

本章通过从分子水平［如甲状旁腺素受体 1（PTH1R）、钙敏感受体（CaSR）和维生素 D 受体（VDR）］起始，讲述了甲状旁腺素（PTH）与维生素 D 的生理作用和复杂机制，及其与钙稳态的相互关系。对甲状旁腺专科医师非常重要，便于更好地理解和掌握各型甲状旁腺功能失常、维生素 D 缺乏病、骨质疏松症、家族性低钙尿症与高钙血症的临床表现、鉴别诊断和防治［如新药西那卡塞（cinacalcet）和甲状旁腺素 1-34（teriparatide）］。

第4章
甲状旁腺素检测的临床应用

Clinical Use of the Parathyroid Hormone Assay

Giulio Mengozzi

李 芳 孙 辉 译

术中 PTH 检测：规程

历史回顾

1988 年，马萨诸塞州综合医院的 Nussbaum 等通过增加温育温度并应用动能增强剂，改良了原始的免疫放射分析法，使得其周转时间缩减至约 15 分钟[1, 2]。在这项初步研究中，首次报道了甲状旁腺素（PTH）检测技术在甲状旁腺切除术（parathyroidectomy, PTx）中的应用，不足之处在于该研究中的病例仍进行了双侧颈部探查，并仅在术后检测 PTH。虽然该初步经验的报道引起了一定的临床兴趣，但是由于当时传统双侧颈部探查术的高成功率，使其并未被作为可替代的手段。1990 年，来自巴黎的 Chapuis 等应用免疫放射分析法进行术中全段 PTH（intact PTH, iPTH）检测，研究结果显示 13 例患者的 iPTH 在 PTx 后 20 分钟之内的降幅达 70%[3]。

1990 年，迈阿密大学的 George Irvin 博士为 Jackson 纪念医院的手术室主管护士做了一台双侧颈部探查术和单枚甲状腺旁腺切除术，以治疗原发性甲状旁腺功能亢进症（primary hyperparathyroidism, pHPT）。术中共探及 3 枚甲状旁腺，当其中最大的 1 枚腺体被切除后，次日患者的血清钙浓度仍然高达 12.4 mg/dl。这种类型的手术失败虽然罕见，但仍然困扰着内分泌外科医师，Irvin 开始寻求一种更为有效的方式来明确所有高功能甲状旁腺均已切除，并用以预测手术是否成功。根据 PTH 的半衰期仅为几分钟，Irvin 应用 Nussbaum 的改良方法，在术中切除第 2 枚甲状旁腺腺瘤后，检测到甲状旁腺素水平迅速降低。1991 年，Irvin 等首次报道了 21 例患者应用免疫放射分析法行术中 iPTH 检测介导下的甲状旁腺切除术的研究成果[4]。但是，该项技术耗时久且敏感性较差，最快的测试时间仍然需要约 40 分钟，使其并没有成为一种有效的临床工具。随后，Irvin 与迈阿密大学的学者共同研究改良，开发了一种商用化的可在手术室内施行的全段 PTH 检测法[4]。这种全新的"快速"检测法与标准的 24 小时全段 PTH 检测法相比，具有较高敏感性，且其耗时小于 15 分钟。在上次手术失败的 3 个月后，Irvin 对该患者进行再次手术。当遗落的那枚甲状旁腺仍然无法探明时，他进行了左侧甲状腺切除术。术中 PTH 检测提示在甲状腺腺叶切除术后，血清 PTH 水平显著降低，至此结束手术。术后，在甲状腺的组织病理学检查中发现 1 枚腺内型甲状旁腺腺瘤，同时，随访期间该患者的生化血钙值检查恢复至正常水平。此后，术中 PTH 检测技术进一步精细化改进，用以预测甲状旁腺切除术成功与否的特异性判定标准随之建立起来。具体而言，当腺体切除后的 10 分钟内 PTH 水平降低超过术前（切开皮肤前）或切除前基础值的 50%，则可视为手术成功。虽然有许多机构提出了他们各自的修订标准，但是最初的"降幅 > 50%"标准始终广泛应用于众多医疗中心。在治疗 pHPT 过程中，术中 PTH 检测技术已开始成为一种有效的辅助手段，同时，这也揭露出我们对这一疾病认识的转变。对于切除 1 枚或是多枚腺体后是否结束手术，在术中 PTH 检测技术应用之前，外科医师仅靠视觉评估甲状旁腺，依据它们的大小、外观和（或）组织病理学类型来决定，这种方式忽略了腺体大小正常却功能异常的可能；随着术中 PTH 检测技术的应用，如今外科医师则是基于客观指标并充分考虑腺体功能而非仅依据其形态进行决策。

在 George Irvin 的研究基础上，1996 年，快速检测法进一步发展为免疫化学发光法，同时，"快速" iPTH 检测技术的术中应用实现商用化，并沿用至今 [5]。目前，多数甲状旁腺手术量大的外科医师都在此项技术介导下完成散发性 pHPT 患者的甲状旁腺切除术 [6-11]。

基于循证医学实践的即时术中 PTH 检测

基于相对较少的对照研究却显示的强阳性结果，术中 PTH 检测已被推荐在 pHPT 术中常规使用。有证据表明，术中 PTH 检测的应用可改善手术疗效与经济效用，适用于初次手术以及再次手术。与 pHPT 标准不同的是，还需要进一步的研究来确定术中 PTH 检测对继发性（三发性）甲状旁腺功能亢进症、多发性内分泌肿瘤 1 型（MEN1）和甲状旁腺癌患者的价值。有一些商用化的快速 PTH 检测法致力于即时检验。然而，尚没有某种检测法被认为效用最好，也没有被推荐可作为原位校准手段。未来的研究可致力于改进检测的方式及特异度、原位校准、采血方式和结果判读方面，虽然术中 PTH 检测在这些方面的标准化应用受到了机构条件不同的限制。此外，快速 PTH 检测法在手术切除过程中具有定位诊断的潜在作用。在血管造影定位中，推荐进行 PTH 检测，然而，还需要更多的研究来证实 PTH 检测对术中定位是否有效。快速 PTH 检测的发展激发了其他激素用于术中快速检测和肿瘤定位的热潮。因此，随着快速 PTH 检测模式的成功应用，未来针对非甲状旁腺疾病的快速激素检测发展前景可观 [12]。

以下推荐由美国临床生化研究院（National Academy of Clinical Biochemistry, NACB）指南提出，同时涵盖了已发表综述的主要结论 [13, 14]（表 4-1）。

（1）有证据表明，术中 PTH 检测可改善手术疗效与经济效用，笔者推荐 pHPT 手术中常规应用术中 PTH 检测技术，尤其强力推荐在微创或介入手术中常规应用。

（2）许多病例研究表明术中 PTH 检测在继发性或三发性甲状旁腺功能亢进症的治

表 4-1　术中 PTH 检测的相关推荐总结

	A 强力推荐	B 推荐	C 不推荐	D 反对推荐	I 证据不足
适用疾病					
原发性甲状旁腺功能亢进症	●				
继发性甲状旁腺功能亢进症		●			
甲状旁腺功能亢进症再次手术	●				
MEN1		●			
甲状旁腺癌					●
通过静脉采血行肿瘤定位					
术前血管造影室		●			
手术室			●		
实施建议					
特异性分析			●		
检测地点			●		

疗中有所作用，但是还没有针对应用或不应用术中 PTH 检测的对比研究。此外，在全或次全甲状旁腺切除术后 PTH 浓度改变的判读标准仍需要进一步研究。因此，笔者不推荐也不反对在此情况下常规进行的术中 PTH 检测。

（3）循证医学的证据表明术中 PTH 检测是保障再次手术取得成功的有效技术手段，因此笔者推荐此类手术应常规应用。

（4）虽然在一些病例研究和大型回顾性研究中，术中 PTH 检测对于 MEN1 者显示出阳性意义，但是由于缺少对照研究，因此笔者不推荐 MEN1 术中应用 PTH 检测技术。

（5）关于甲状旁腺癌术中应用 PTH 检测的证据不足，故无法推荐或反对。

（6）尽管证据有限，笔者推荐术中 PTH 检测可作为传统的 PTH 实验室检测法的一种替代方式，它能够在静脉造影过程中发送实时结果给血管造影室的操作者，进而指导采样。然而，由于现有研究存在争议，笔者不推荐在手术室内应用快速 PTH 检测进行肿瘤定位。虽然该项技术可能具有广阔的应用前景，我们仍需要更多的研究来确定这种方法是否比当前更先进的术前扫描技术更具优势，同时，由于常规检测并不合理，因此，我们也还需要明确此项技术的最适用人群，例如再次手术患者。

（7）没有证据表明来自任何一个制造商的术中全段 PTH 检测技术相较于目前可用的检测方法更具优势。笔者并不推荐在术中 PTH 检测时进行特异性分析。未来需要更多的研究进行生物活性片段的或全部形式的 PTH 与全段 PTH 快速检测的对比，以明确是否可以改进、获益。

（8）笔者推荐在 pHPT 患者行 PTx 术前、探查前和切除可疑高功能腺体前留取 PTH 的基础值样本。PTH 血样本应当在腺体切术后 5～10 分钟内采集，并以 PTH 浓度较术前的最高基础值降低 50% 作为标准。有时可能也需要留取其他样本。动力学分析具有发展前景，但需要更多的研究以确认其效用（表 4-2）。

（9）关于术中 PTH 检测的地点设置或附属在手术室或中心实验室，尚缺乏证据予以推荐。诸如与手术团队的交叉工作时，所

表 4-2　术中 PTH 检测数值判读标准的比较

判　读　标　准	假阳性率（%）	假阴性率（%）	准确率（%）
10 分钟内从最高基础值下降 ≥ 50%	0.9	2.6	97
10 分钟内从皮肤切口前基础值下降 ≥ 50%	0.3	16	86*
10 分钟内从最高基础值下降 ≥ 50%，且处于正常参考值范围内	0.4	24	79*
10 分钟内从最高基础值下降 ≥ 50%，且低于皮肤切口前的数值	0.6	6	95*
5 分钟内从最高基础值下降 ≥ 50%	0.6	11	90*
10 分钟内从腺体切除前基础值下降 ≥ 50%	0.6	15	87*

注：* $P < 0.05$。

产生的成本开销及成员调动问题必须得到重视。关于评估在不同检测地点所用的往返时间和手术时长的对比研究尚未见报道。无论是否有明确证据支持，外部有效性可能仍会限制其应用于个体机构。

术中 PTH 检测在指导 pHPT 行精准切除术中的有效性已得到广泛的报道，然而少有关于再次手术以及继发性、三发性甲状旁腺功能亢进症的数据发表。为了优化手术室中快速甲状旁腺素检测的有效性，以及验证在甲状旁腺术中行 PTH 检测最实用的方法，笔者发表了关于快速 - 术中全段 PTH 免疫化学发光检测法（Nichols Institute Diagnostics, San Juan Capistrano, CA, USA）的初步经验，在 1999 年 9 月至 12 月间共计 27 例甲状旁腺切除术中，笔者应用一台直接放置在手术室内的便携式仪器进行术中 PTH 检测[15]。研究样本包括 10 例 pHPT（平均年龄 59.4 岁，范围 30～80 岁）、12 例晚期肾病合并继发性甲状旁腺功能亢进症（平均年龄 46.3 岁，范围 30～74 岁；平均透析时长 118.5 个月，范围 10～372 个月）以及 5 例肾移植合并三发性甲状旁腺功能亢

进症（平均年龄 49.8 岁，范围 36～64 岁；平均移植术后时长 49.0 个月，范围 25～96 个月）。共有 9 例再次手术（3 例 pHPT，其中 2 例罹患多发性内分泌腺病；6 例继发性和三发性甲状旁腺功能亢进症复发者，其中 2 例多生额外甲状旁腺）。外周血标本取样分别在麻醉后、腺体切除后 5～10 分钟以及由主刀医师判断的必要时期。平均共用时 12 分钟即可获取 PTH 检测结果。pHPT、继发性甲状旁腺功能亢进症和三发性甲状旁腺增生者在 PTx 前后的平均 PTH 水平分别为 251.9 pg/ml（范围 69～842 pg/ml）和 50.7 pg/ml（范围 5～184 pg/ml）、837.4 pg/ml（范围 416～1 702 pg/ml）和 200.3 pg/ml（范围 53～440 pg/ml），以及 205.6 pg/ml（范围 116～301 pg/ml）和 60.8 pg/ml（范围 23～97 pg/ml）。不论其甲状旁腺疾病的病因、病理如何，所有患者的 PTH 值较其切除前均有明显下降（原发性、继发性和三发性分别平均为 77.9%、79.0% 和 68.0%），除外 1 例复发的继发性甲状旁腺功能亢进症患者（35.9% 降幅），但在术后第 1 天，其 PTH 值继续由切除腺体后的 346 pg/ml 降至

82 pg/ml。在 27 例患者中共计有 23 例患者的术后第 1 次血 PTH 值降幅即 > 50%，8 例根据主刀医师的判断进行了多次取样，其中包括 4 例降幅不超过 50% 者（1 例上述已提及、1 例继发性和 2 例三发性甲状旁腺功能亢进症者）以及 2 例原发性、1 例继发性和 1 例三发性甲状旁腺功能亢进症。根据指数模型，可通过 PTH 的衰减曲线的动力学分析计算腺体切除术后 PTH 数值，从而在对各个样本独立的数据分析过程中，将实时的术中 PTH 值作为明确所有高功能甲状旁腺均已有效切除的主要指标，至少在术后前期的随访过程中具有可靠意义。实时术中 PTH 检测简单易行、安全可靠，系统设备具有使用寿命长、稳定、便携的优点，已被证实在 PTH 检测方面可提供给手术医师实时、准确的数值变化反馈。以笔者中心的临床经验总结，术中 PTH 的改变可影响 29.6%（8/27）的手术决策。当需要采集多个样本时，手术医师间密切的动态交流显得尤为重要。通过对 PTH 决策流程在分析和临床应用的发展和优化，可提高 PTH 检测"即时检验"的效用及资源利用率[16]。

总结当前最新发展现况，术中 PTH 检测可应用于 3 种不同临床模式。

（1）在以下任一临床情况中，指导甲状旁腺切除术的外科决策：

• 协助确认所有高功能甲状旁腺组织已完全切除，使得术者能够在甲状旁腺功能亢进症已成功纠正的前提下完成手术。

• 在不完全切除病变甲状旁腺组织时，协助明确是否残余高功能甲状旁腺组织，以指导颈部探查范围，降低手术失败的风险。

（2）通过细针穿刺抽吸洗脱液的 iPTH 检测以区分甲状旁腺组织和非甲状旁腺组织。

（3）当影像学检查阴性或不一致时，通过颈内静脉术中取血 PTH 浓度梯度的检测，定位高功能甲状旁腺可能位于哪侧颈部，以减少进行双侧颈部探查的可能性。

术中 iPTH 检测的方法

血液样本通常从外周静脉通路采取。采血通路应始终保持盐水输注和流通，此外，应另置一静脉套管针，麻醉师在必要时可进行采样。麻醉团队在采血时弃去最初的 10 ml 混有盐水的血液至关重要，可避免因样本稀释导致 iPTH 值较低的误差。iPTH 检测需在特定的时间点，采集 3 ml 血液，置于乙二胺四乙酸（EDTA）抗凝管中，并立即离心。为获取可靠的结果，强力推荐在 PTx 术中严格遵循在特定的时间点进行血液检测的原则，以监测激素水平的动态变化。常用的 iPTH 采血时间点为：① 进入手术室后，皮肤切开前（切口前基础值）。② 结扎可疑甲状旁腺的供应血管前（切除前基础值）。③ 可疑病变腺体切除 10 分钟后（切除后 10 分钟值）。④ 切除 20 分钟后（切除后 20 分钟值）。切除后 10 分钟测量的 iPTH 数值较切口前或切除前最高基础值降低超过 50%，则高度预测术后血清钙值可恢复正常或降低（迈阿密标准），这是预测彻底切除高功能甲状旁腺组织的最为精准的标准。如果达到该标准的要求（如 PTH 从基础值下降 > 50%，甚至降至正常参考值范围内），即视为手术成功，可停止继续探查。此外，当切除后 10 分钟的 iPTH 显著降低但仍未达到标准时，可根据术者的建议加采血样进行再次测量。如果尚未达到标准，则需进行进一步的颈部探查。

不同实验室的 iPTH 检测总周转时间在 5～8 分钟。在这段等待时间内，术者可关闭切口，但应避免对残余甲状旁腺进行任何操作，以减少因激素水平延迟降低而产生误差的概率。如果在切除后 10 分钟，测量值尚未达到预期标准数值，则需继续进行颈部探查，并在每次切除可疑甲状旁腺后再次采血测量，直至测量值满足标准要求，即所有高功能腺体均全部切除为止。如果在切除后 10 分钟，测量值接近但尚未达到预期标准数值，部分外科学者建议在切除后 20 分钟再次采血测量 iPTH，以排除检测过程中的假阴性结果。然而，该策略尚未得到学者的一致认可，另有一些数据表明扩大颈部探查是必需的。

为了实现高成功率的 PTx，外科医师需要关注术中激素的动态变化，并且个体化选择最佳的判定标准。对于多数的散发性 pHPT 患者行颈部探查时，通过术中 iPTH 检测了解激素水平细微改变，可增加外科医师确保手术成功的信心，并避免可疑的多发病灶未彻底切除的手术失误，从而保障了手术的安全性。通过影像学检查可发现 pHPT 患者中存在多腺体病变的概率为 1%～3.5%[18]。如果术前核素和超声进行定位检查的结果不一致时，外科医师通常选择进行微创的"选择性"手术，此时推荐进行术中 iPTH 检测，可发现 pHPT 患者中存在多腺体病变的概率约为 17%[19]。需要注意的是，多腺体病变行术中 iPTH 检测的准确性与所选用的判定标准密切相关。少数研究表明，在通过 iPTH 检测来预测手术有效治疗甲状旁腺疾病的诸多判定标准中，迈阿密标准具有最高准确性，其次是维也纳标准。然而，罗马标准与哈雷标准在术中探查多腺体病变方面最为有效。因此，术中 iPTH 检测的准确性与外科医师选择的判定标准高度相关。最常见的预测甲状旁腺手术效果的判定标准及其预测值总结见表 4-3。

术中 iPTH 检测的成本效益

术中 iPTH 检测可避免由于未识别出多腺体病变而导致的手术失败，但相关的成

表 4-3　最常见的预测甲状旁腺手术效果的判定标准及其预测值

判定标准	预测手术成功的判定标准	PPV（%）	NPV（%）	总准确度（%）
哈雷标准（Halle）	切除高功能甲状旁腺组织后 10～15 分钟，iPTH 浓度降至正常参考范围的低值	100.0	14.2	65.5
迈阿密标准（Miami）	切除高功能甲状旁腺组织后 10 分钟，iPTH 浓度较术前或者腺体切除前的最高基础值下降超过 50%	99.6	70.0	97.3
罗马标准（Rome）	切除高功能甲状旁腺组织后 20 分钟，iPTH 浓度较切除腺体前的最高基础值下降超过 50% 和（或）降至正常参考范围，和（或）病变腺体切除术后 10 分钟，iPTH 浓度 ≤ 7.5 ng/L	100.0	26.3	83.8
维也纳标准（Vienna）	切除高功能甲状旁腺组织后 10 分钟，iPTH 浓度较最高基础值（皮肤切开前）下降超过 50%	99.6	60.9	92.3

注：PPV，阳性预测值；NPV，阴性预测值；iPTH，全段甲状旁腺素。

本问题必须得到重视，因此它的附加值仍存在争议。Morris 等针对这一问题进行了文献回顾，研究涵盖 17 项研究及 4 280 例患者，通过应用决策树及成本分析模型评估了基础情况下的成本及可能的附加成本。基本情况是指对于定位精准的 pHPT 患者，术中 iPTH 检测可以使微创 PTx 的成功率由 96.3% 增加到 98.8%。术中 iPTH 检测的成本随着手术室使用时间变化而变化。只有所有检测相关的费用低于 110 美元 / 例时，术中 iPTH 检测才会降低整体治疗费用。对于术前定位不明确和需要花费高昂费用进行再次手术的患者而言，术中 iPTH 检测的价值有所提升。当未识别出的多腺体病变的概率超过 6%，或再次手术的费用超过 12 000 美元（与初次微创 PTx 的费用 3 733 美元相比）时，术中 iPTH 检测则可达到节约成本的效果。假设术中 iPTH 检测的阳性预测值（positive predictive value, PPV）为 100%，且假阳性率降低到 0，也不会对这些结果产生实质上的改变。因此，作者认为，机构之间不同的特异性因素可影响术中 iPTH 检测的价值。在分析模型中，术中 iPTH 检测可使手术的有效率略有增加，但同时也增加了约 4% 的额外费用。另外还应注意的是，现有的术中 iPTH 检测的多种判定标准各有优劣，而令人困惑的是它们的准则经常相互矛盾。因此，即使在传统开放性 PTx 术中，特别是针对成本效益方面，术中 iPTH 检测技术的质量控制仍颇具争议。不过，术中

iPTH 检测可缩短手术时间，并且可减少术中冰冻病理检查的需要，由此也能补偿其成本花费。为了降低成本，一些医院将检测地点设置于中心实验室，这样的话，检测系统不仅可以用于他用，同时技师也不必重返手术。另一方面，即时检测地点距离手术室越近，术者可以越快地获知 PTH 水平，同时根据 iPTH 动态变化实时制订手术决策，使该项技术对缩短手术时间的作用越为显著。

结论与展望

2013 年是首次运用放射免疫分析法（radioimmunoassay, RIA）进行 PTH 检测的 50 周年。毫无疑问，在这 50 年间，该项技术有了显著的发展，并在特异性检测方面取得了长足的进步。这归功于我们对 PTH（以及其片段）的生物学特性认识的逐步深入，以及仪器设备和分析处理流程的不断改进。目前，外科医师已广泛接受在散发性 pHPT 的微创 PTx 手术中应用术中 PTH 检测技术。这种术中辅助手段可保证手术安全性、提高手术成功率、减少手术创伤性，并且与双侧颈部探查术相比可降低并发症的发生率。在甲状旁腺手术中应用术中 iPTH 检测技术，应关注激素动态变化、严格遵循采样原则、个体化选择判定标准，该项技术对于增强手术信心并且避免对未知的多腺体病变的手术失败具有重要意义，同时还可以减少对于多数散发性 pHPT 患者进行的不必要的颈部探查。

参考文献

[1] Nussbaum SR, Zahradnik R, Lavigne J et al (1987) Highly sensitive two-site immunoradiometric assay for parathyrin and its clinical utility in evaluating patients with hypercalcemia. Clin Chem 33: 1364–1367.

[2] Nussbaum SR, Thompson AR, Hutcheson KA et al (1988) Intraoperative measurement of parathyroid hormone in the surgical management of hyperparathyroidism. Surgery 104: 1121–1127.

[3] Chapuis Y, Fulla Y, Icard P et al (1990) Peroperative assay of active parathormone 1–84 in surgery of primary hyperparathyroidism. Presse Med 19: 1461–1462.

[4] Irvin GL 3rd, Dembrow VD, Prudhomme DL (1991) Operative monitoring of parathyroid gland hyperfunction. Am J Surg 162: 299–302.

[5] Boggs JE, Irvin GL 3rd, Molinari AS et al (1996) Intraoperative parathyroid hormone monitoring as an adjunct to parathyroidectomy. Surgery 120: 954–958.

[6] Irvin GL 3rd, Carneiro DM, Solorzano CC (2004) Progress in the operative management of sporadic primary hyperparathyroidism over 34 years. Ann Surg 239: 704–708 (discussion 708–711, 713).

[7] Grant CS, Thompson G, Farley D et al (2005) Primary hyperparathyroidism surgical management since the introduction of minimally invasive parathyroidectomy: Mayo Clinic experience. Arch Surg 140: 472–478 (discussion 478–479).

[8] Westerdahl J, Bergenfelz A (2004) Sestamibi scan-directed parathyroid surgery: potentially high failure rate without measurement of intraoperative parathyroid hormone. World J Surg 28: 1132–1138.

[9] Chen H, Pruhs Z, Starling JR et al (2005) Intraoperative parathyroid hormone testing improves cure rates in patients undergoing minimally invasive parathyroidectomy. Surgery 138: 583–587 (discussion 587–590).

[10] Cayo AK, Sippel RS, Schaefer S et al (2009) Utility of intraoperative PTH for primary hyperparathyroidism due to multigland disease. Ann Surg Oncol 16: 3450–3354.

[11] Hughes DT, Miller BS, Doherty GM et al (2011) Intraoperative parathyroid hormone monitoring in patients with recognized multiglandular primary hyperparathyroidism. World J Surg 35: 336–341.

[12] Mengozzi G, Rossato D, Bertello C et al (2007) Rapid cortisol assay during adrenal vein sampling in patients with primary aldosteronism. Clin Chem 53: 1968–1971.

[13] Carneiro-Pla D (2011) Contemporary and practical uses of intraoperative parathyroid hormone monitoring. Endocr Pract 17(Suppl 1): 44–53.

[14] Carter AB, Howanitz PJ (2003) Intraoperative testing for parathyroid hormone a comprehensive review of the use of the assay and the relevant literature. Arch Pathol Lab Med 127: 1424–1442.

[15] Mengozzi G, Baldi C, Aimo G et al (2001) Optimizing efficacy of quick parathyroid hormone determination in the operating theater. Int J Biol Markers 15: 153–160.

[16] Gasparri G, Camandona M, Bertoldo U et al (2009) The usefulness of preoperative dual-phase 99mTc MIBI-scintigraphy and IO-PTH assay in the treatment of secondary and tertiary hyperparathyroidism. Ann Surg 250: 868–871.

[17] Barczyński M, Gońkowski F, Nawrot I (2015) The current status of intraoperative iPTH assay in surgery for primary hyperparathyroidism. Gland Surgery 4: 36–43.

[18] Barczyński M, Konturek A, Hubalewska-Dydejczyk A et al (2009) Evaluation of Halle, Miami, Rome, and Vienna intraoperative iPTH assay criteria in guiding minimally invasive parathyroidectomy. Langenbecks Arch Surg 394: 843–849.

[19] Bergenfelz AO, Hellman P, Harrison B et al (2009) Positional statement of the European Society of Endocrine Surgeons (ESES) on modern techniques in pHPT surgery. Langenbecks Arch Surg 394: 761–764.

[20] Morris LF, Zanocco K, Ituarte PH et al (2010) The value of intraoperative parathyroid hormone monitoring in localized primary hyperparathyroidism: a cost analysis. Ann Surg Oncol 17: 679–685.

译者评述

术中 PTH 检测技术日臻成熟，已成为辅助外科医师在 PTx 特别是微创靶向单枚腺体切除手术中进行决策的有力工具，可作为对术中定性和定位手段的一种有益补充，从而提高手术有效性和安全性、降低手术失败率和并发症发生率，尤其是患者伴有甲状腺结节、异位、复发、术前影像诊断有矛盾时，对低年资医师更有益。该技术的临床应用需强调两个方面：一是理论方面，如何个体化选择判定标准；二是应用方面，严格遵照标准化技术流程，以保障医患双方的最大获益。

第5章
原发性甲状旁腺功能亢进症和高钙血症的病因学及发病机制

Etiology and Pathogenesis of Primary
Hyperparathyroidism and Hypercalcemias

Paolo P Limone, Maurilio Deandrea, Elena Gamarra, Francesca Garino, Gabriella Magliona,
Alberto Mormile, Federico Ragazzoni, Maria Josefina Ramunni, Paola Razzore

罗　斌译

流 行 病 学

原发性甲状旁腺功能亢进症是由自主分泌甲状旁腺素（PTH）而产生的一种临床病症，是位于糖尿病和甲状腺疾病之后的第3位常见的内分泌疾病。

自从全自动生化分析仪问世以来，大规模的常规血钙检测成为可能，原发性甲状旁腺功能亢进症的发病率显著增加。原发性甲状旁腺功能亢进的发病随着年龄而增加，女性比男性更常见，比例为3∶1。1项Mayo医院的研究显示，原发性甲状旁腺功能亢进症在40岁以上人群中，女性发病率为1/500，男性为1/2 000，相当于10万人群中每年新发病例28人。而瑞典的一份研究报告显示1.7%的绝经后女性罹患原发性甲状旁腺功能亢进症[1]。原发性甲状旁腺功能亢进症是社区人群血钙升高的最常见病因[2, 3]，而据二级和三级医疗中心的数据显示，恶性肿瘤是住院人群高钙血症的最常见原因[4, 5]。这两种情况占了高钙血症的90%[1]。

高钙血症的病因学

高钙血症的原因总结如下：
- 伴PTH升高或不适宜的正常PTH
  - 原发性甲状旁腺功能亢进症
  - 三发性甲状旁腺功能亢进症
  - 家族性低尿钙性高钙血症
  - 锂剂治疗
  - 遗传性疾病
- 伴PTH降低
  - 肿瘤（肺癌、乳腺癌、血液系统肿瘤、多发性骨髓瘤、白血病）
  - 维生素D过量（中毒、肉芽肿性疾病）

- 婴儿高钙血症（Williams 综合征）
- 其他内分泌疾病（毒性甲状腺肿、原发性肾上腺皮质功能不全、嗜铬细胞瘤）
- 药物（乳碱综合征、维生素 A 中毒、噻嗪类利尿剂）
- 制动
- 严重脱水

从临床角度，可以按照血 PTH 的水平，把高钙血症分成 2 类情况[6]。这种分类有利于按照高钙血症综合征的病理生理学做出诊断流程，因此笔者在以下的段落论述时也参考这种分类。

PTH 介导的高钙血症

在原发性甲状旁腺功能亢进症中，PTH或明显升高，或在高血钙的情况下处于正常水平（约 30% 的病例，详情见下述），称为"不适宜的正常（inappropriately normal）"[7]。

三发性甲状旁腺功能亢进症可以在任何长时间低血钙的情况下发生，特别是在长期血液透析的患者中。这些患者由于慢性低血钙刺激甲状旁腺，导致主细胞的增生和 PTH 过度分泌，可维持正常的血钙浓度；在某些病例中，由于增生的腺体获得了自主分泌的功能，血钙甚至可以升高。典型的三发性甲状旁腺功能亢进症是由全部 4 个旁腺的增生引起的，约 20%，甚至 20% 以上的患者在病理上表现为 1 个或 2 个甲状旁腺腺瘤[8]。

家族性低尿钙性高钙血症（familial hypocalciuric hypercalcemia, FHH）具有常染色体显性遗传特征，表现为 PTH 升高或正常，血钙轻度升高，肾脏排钙减少[9]。此症状主要是由于钙敏感受体（calcium-sensing receptor, CaSR）基因突变，导致甲状旁腺细胞钙受体的功能缺失，钙对甲状旁

腺和肾脏作用受到部分拮抗所致。

文献报道 12%～25% 的服用碳酸锂的患者的血钙和 PTH 水平高于正常[10]。这种代谢异常是由于锂剂提高了钙的调定点；这些患者发生原发性甲状旁腺功能亢进症通常需要数月到几年的时间[11]。但是还不清楚锂剂是启动还是促进了甲状旁腺功能亢进症的发生[10]。

非 PTH 介导的高钙血症

恶性肿瘤是非 PTH 介导的高钙血症最常见的原因之一，特别是在住院患者中。但是，在瑞典 Tibro 市的 1 项初级医疗机构长期的调查研究中发现，5% 的高钙血症患者患有恶性肿瘤，有意思的是，经过 10 年的随访，这组高钙血症人群中恶性肿瘤患者增加到了 12%，提示高钙血症可能是恶性肿瘤最早的生化标志物[12]。

高血钙还是副肿瘤综合征的常见表现之一，3%～30% 的癌症患者在其病程的某一阶段会发生高钙血症[13]。

乳腺癌和肺癌常与高血钙相关，前者 33%～84% 可发生高钙血症，后者亦可见于 46%～76% 的患者。近来还发现高血钙可见于 21%～63% 的非霍奇金淋巴瘤的患者以及 92% 的成人 T 细胞白血病患者，后者由人 T 淋巴细胞白血病病毒 1（human T-lymphotropic virus 1, HTLV-1）感染所致。高钙血症较少发生于头颈部肿瘤、肾癌、膀胱癌、胰腺癌、肝癌、类癌和黑色素瘤[14]。

高钙血症本身似乎可以预测癌症患者预后较差；有作者报道晚期肿瘤出现高钙血症的患者 30 天内的死亡率为 50%[15]。

骨外恶性肿瘤对骨的作用方式不同，即可以由骨转移癌直接作用于骨，也可以由一些因子间接发挥作用，破坏正常的钙稳

态，也就是所谓的液性恶性肿瘤性高钙血症（humoral hypercalcemia of malignancy, HHM）。广泛的骨转移和局部溶骨可以导致 20% 恶性肿瘤相关的高钙血症，尤其是乳腺癌和肺癌患者，较少见于多发性骨髓瘤，罕见于黑色素瘤、急性淋巴细胞白血病和非霍奇金淋巴瘤[16]。

Albright 早在 1941 年就提出假设，认为液性恶性肿瘤性高钙血症（HHM）可能由肿瘤分泌的异位甲状旁腺素引起。但直到 1987 年，甲状旁腺素相关蛋白（parathyroid hormone-related protein, PTHrP）才被纯化和克隆出来[17]。

PTHrP 结合于成骨细胞 PTH/PTHrP 的共同受体（PTH1R），通过增加 RANKL 的表达，使破骨细胞前体细胞上的核激活因子（RANK）激活，刺激破骨细胞分化成熟，发挥骨吸收作用，释放骨钙和骨磷。PTHP 和 PTHrP 都可以增加髓襻升支和远曲小管对钙的重吸收，抑制近曲小管对磷的重吸收。PTH 可增加肾脏 1α-脱氢酶的活性，使维生素 D 的活性成分 1，25-二羟维生素 D [1，25-$(OH)_2$-D_3] 在近曲小管生成增加，刺激肠道对钙、磷的吸收增加，而 PTHrP 则不具备此功能。

正常情况下，骨的持续不断的塑形过程很大程度上受到体内循环激素水平和局部骨组织来源的生长因子的双重影响，不仅影响到成骨细胞，也影响到破骨细胞的活性。破骨细胞生成依赖于基质细胞和成骨细胞，是通过核激活因子（RANK）/核激活因子配体（RANKL）/骨保护素（osteoprotegerin, OPG）系统介导的。基质细胞和成骨细胞的膜结合蛋白 RANKL 受到一些因子（主要是甲状旁腺素）的刺激而表达上调。破骨细胞前体细胞的 RANK 是 RANKL 的受体，与其

有高度的亲和性，这点如同 T 细胞和 B 细胞、成纤维细胞及树突状细胞。当没有拮抗因素存在时，RANKL 与 RANK 结合诱导破骨细胞生成，此过程需要巨噬细胞集落刺激因子（macrophage colony-stimulating factor, M-CSF）和骨保护素（OPG）的存在与参与，后者属于肿瘤坏死因子（tumor necrosis factor, TNF）受体家族，是成骨细胞系产生的分泌型 RANKL 的假目标受体（decoy receptor）。骨保护素的作用是通过结合并阻断 RANKL 而间接地影响破骨细胞。OPG/RANKL 的表达受到多种成骨因子的调节，其比例是破骨细胞发育的决定因素[14]。

大多数液性恶性肿瘤性高钙血症（HHM）是由 PTHrP 所致，但也有几例文献报道肿瘤分泌的异位 PTH 也可引起，此时从生化指标上难以和原发性甲状旁腺功能亢进症相鉴别。此种机制有报道可见于小细胞肺癌、肺鳞状细胞癌、转移性神经外胚层肿瘤、分化型甲状腺癌、胸腺瘤、视网膜母细胞瘤和胰腺癌[14]。1，25-$(OH)_2$-D_3 的过量生成是肿瘤导致高钙血症的一个罕见原因，文献报道仅见于血液系统肿瘤，如非霍奇金淋巴瘤和霍奇金淋巴瘤[18]。

早在 1889 年，Stephen Paget 就提出了"种子和土壤"的假说，他认为播散的肿瘤细胞即种子，只有处在合适的"土壤"里才能产生转移，因此揭开了肿瘤转移播散的复杂机制[19]。

许多体内和体外的研究数据表明，PTHrP 通过内分泌、旁分泌、自分泌及胞内作用促进肿瘤细胞存活增殖、逃避凋亡和侵袭转移，使得肿瘤生长和进展（种子）。还有研究报道 PTHrP 参与骨微环境（土壤）的调节，影响骨转移的环境和肿瘤生长因子[17]。

肉芽肿形成疾病，如结节病、结核病和

真菌感染（包括念珠菌病和球孢子菌病），与肾外合成 1，25-$(OH)_2$-D_3 有关。实际上，肉芽肿表达 1α-脱氢酶，激活维生素 D 的合成，导致钙吸收增加，反过来抑制 PTH 分泌[20]。

Williams 综合征是一种罕见的多系统遗传性疾病，表现为身材矮小、特殊面容、心脏疾病（典型表现为主动脉瓣上狭窄或肺动脉狭窄）、发育迟缓、学习障碍及关节松弛。Williams 综合征可以伴有轻度高钙血症，常随年龄增加而缓解。机制不清，因为既无 PTH 亦无维生素 D 升高。高钙尿症常见，肾结石也有报道[21]。

高钙血症也见于甲状腺功能亢进症，一般是轻度或无症状的，可能是甲状腺素作用于骨代谢的直接效果，因其影响破骨细胞的分化而加速骨吸收[22]。

在危重患者中，高钙血症可能是肾上腺皮质功能不全的首发表现，由血液浓缩或近端小管对钙、磷的重吸收增加所致[23]。

高钙血症在嗜铬细胞瘤患者中通常是 MEN2 综合征的部分临床表现，与甲状旁腺瘤、甲状旁腺增生有关。散发性的嗜铬细胞瘤可以分泌降钙素并且通过非甲状旁腺素介导的机制引起高钙血症。儿茶酚胺诱导的骨吸收或嗜铬细胞瘤异位分泌的 PTH 偶尔也可以引起高钙血症[24]。

乳碱综合征（milk-alkali syndrome, MAS）是治疗消化性溃疡饮用牛奶和服用碳酸氢盐引起的，在出现组织胺-2 阻断剂和质子泵抑制剂后，临床上已经不再使用这样的治疗了。MAS 的典型表现包括高钙血症、碱中毒和肾衰竭。现在有时可见于治疗骨质疏松症时服用碳酸钙的患者。MAS 据报道是高钙血症的第 3 常见原因。在了解其病理生理机制时，应注意当每天经口摄入大量钙（4 g 以上）时，有可能导致钙过度吸收。高血钙引起肾血管收缩，导致肾小球滤过和钙排泌下降，引起碱中毒和急性肾衰[25]。

噻嗪类利尿剂刺激肾小管对钙的吸收。利尿剂相关的代谢性碱中毒也可以引起总血钙的升高，这是因为 pH 依赖的蛋白结合钙增加所致。最后，高血钙的发生也可以与增加利尿后的血液浓缩有关。停用噻嗪类利尿剂，血钙恢复正常，诊断即可确立[26]。

维生素 A 生物半衰期长并在脂肪组织中积聚。吸收快、清除慢的特点使得大量摄入或长期小剂量摄入时会发生维生素 A 急性中毒或慢性中毒。慢性维生素 A 摄入导致的高钙血症是由于维生素 A 的代谢产物上调破骨细胞活性而激活骨吸收所致[27, 28]。

制动引起的高钙血症由 Albright 在 1941 年首先描述，并认为是钙从骨骼中动员所致。此种原因引起的高钙血症常被低估，尤其对长期卧床的住院患者[29]。

高钙血症的诊断路径

临床表现高血钙的症状变化多样，特别是在神经系统和肾脏中的表现，取决于患者年龄、共患病、高血钙持续时间和血钙升高速率。例如，快速发生的中度高血钙可以引起明显的神经系统症状，而缓慢升高的血钙，即便达到很高水平也只引起轻微的神经症状。既往患有神经系统疾病或服用安眠镇静药物的患者，高血钙对中枢系统的损害可能会加重[30]。患者的血钙水平低于 13 mg/dl 时通常没有症状，高血钙也可因常规血检而偶然发现。否则，患者会有非特异性的症状，诸如衰弱、多尿、多饮、脱水、胃肠道症状或精神状态改变。

无论如何，仔细地询问病史是初步评估高钙血症患者的基础[6]。应该了解患者的家族史、用药史、饮食特点、是否长期制动，以及是否伴有结核病、结节病和霉菌病，是否有提示患有肿瘤的症状或肿瘤病史。有高钙血症家族史提示 FHH 或多发性内分泌肿瘤综合征；而长期轻度的血钙升高又无症状则支持原发性甲状旁腺功能亢进症或家族性低尿钙性高钙血症[31]；有肾结石或原因不明的骨痛提示原发性甲状旁腺功能亢进症；而严重的骨合并症，像棕色瘤引起的骨折，现今已难以见到，因为日常的血钙检测可以把疾病早期诊断出来。

总钙包括与蛋白质（50% 与白蛋白）和离子复合物（约 5%）结合的钙，后者如枸盐酸和硫酸盐。其余的为具有生物活性的游离的离子钙。过去，有公式利用总蛋白浓度或单纯白蛋白浓度来计算出总钙[6]。当血浆白蛋白浓度每变化 1.0 g/dl 时，钙浓度变化 0.8 mg/dl。下列公式可供计算总血钙浓度：

$$校正的血清钙 = 测定的血清钙\,(mg/dl) + 0.8 \times [4 - 白蛋白\,(g/dl)]$$

某些疾病，如骨髓瘤，由于脱水可以出现高 γ 球蛋白血症或高白蛋白血症，导致总血钙水平升高而血清离子钙并无升高。这种现象叫作假高钙血症（pseudohypercalcemia），或假性高钙血症（factitious hypercalcemia）。与血清白蛋白浓度变化不同，pH 的变化影响离子钙的浓度而不影响总血钙浓度[6]。酸中毒会减少钙与白蛋白的结合，而碱中毒则增加钙的结合比例，所以在危重患者中总钙和校正血钙通常不够准确[32]。因此，高钙血症的诊断和鉴别诊断中如有离子钙测定，可以进一步明确。高血钙的诊断步骤中还应包括血 PTH、血磷、碱性磷酸酶、25-OH-D 和尿钙的测定。有些实验室还可以检测 PTHrP。

上文已述，原发性甲状旁腺功能亢进症和恶性肿瘤是高钙血症最常见的原因，占到全部病例的 80%～90%[1]，所以高钙血症的诊断路径主要是鉴别这两种疾病。原发性甲状旁腺功能亢进症患者 PTH 水平通常增高或者处于正常水平，而肿瘤引起的高钙血症的 PTH 则被抑制，这是因为血钙升高后的负反馈作用。恶性肿瘤患者 PTH 增高的情况很少见，如果真是这样，要考虑是否同时合并甲状旁腺功能亢进症或恶性肿瘤自身分泌 PTH，后者更为罕见。

因此，当血钙高于正常水平且复查离子钙亦增高时，PTH 检测在鉴别高钙血症是否由 PTH 引起时至关重要[33]。依据初步评价，可依图 5-1 对各种情况的高钙血症做出诊断。

原发性甲状旁腺功能亢进症的病因及病理学

原发性甲状旁腺功能亢进症可由腺瘤、增生或甲状旁腺癌引起。甲状旁腺腺瘤以单发多见，约占原发性甲状旁腺功能亢进症的 80%～85%，累及 2 枚或多枚腺体的甲状旁腺腺瘤很少见。甲状旁腺增生常累及多枚腺体，占 10%～15%。癌一般发生于单枚腺体，占全部甲状旁腺功能亢进症的 1% 不到[1]。

甲状旁腺腺瘤

甲状旁腺腺瘤是良性疾病，是由主细胞、嗜酸性细胞或过渡型嗜酸性细胞组成，这些细胞多数均可在单一病变里见到。虽然此疾病常常发生于正常位置的甲状旁腺，但在颈部或纵隔的异位甲状旁腺腺瘤并不少见（这方面内容在 Gasparri 的文章里有详述，见下文）[34]。

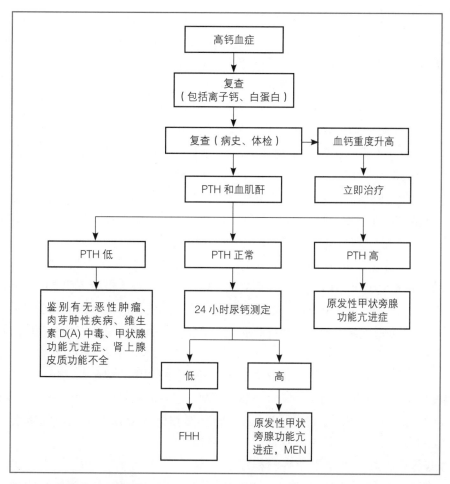

图 5-1　高钙血症的诊断流程图。PTH，甲状旁腺素；FHH，家族性低尿钙性高钙血症；MEN，多发性内分泌肿瘤

腺瘤的平均重量是 1 g，许多腺瘤的重量小于 0.5 g，不足 0.1 g 的微腺瘤也有报道。

大的腺瘤通常与较高的血钙和 PTH 水平相关，也更易引起症状。

微腺瘤的典型特征是没有包膜，而大的腺瘤通常有纤维包膜。腺瘤的细胞呈索状、巢状、片状及滤泡状，常常包绕血管排列。细胞核一般为圆形，染色质致密，且比正常甲状旁腺细胞大。散在的多形性和深染的细胞核，以及多核细胞并不少见。细胞增殖指数，如 Ki-67，一般很低。肿瘤细胞的免疫组化显示角蛋白、PTH 和嗜铬粒蛋白 A 阳性。

甲状旁腺腺瘤有几种变异类型。嗜酸细胞性腺瘤（oncocytic adenomas），至少 90% 以上的细胞胞浆内具有丰富的嗜酸颗粒；脂肪腺瘤（lipoadenoma），也是错构瘤，由局灶黏液样变的成熟脂肪细胞、局部纤维化区域和浸润的淋巴细胞组成；水样-透明细胞腺瘤（water-clear cell adenomas）极为罕见。甲状旁腺腺瘤偶尔像甲状腺肿瘤一样，具有滤泡结构 [35]。

近来的研究发现甲状旁腺腺瘤是克隆增殖所致。最早发现的分子异常之一是引起细胞周期蛋白 D1 的过表达 [36]。

甲状旁腺增生和遗传性甲状旁腺功能亢进综合征

鉴别无症状型甲状旁腺增生和腺瘤有时非常困难。散发性的增生约占全部增生病例的75%，另25%为遗传性病例[37]。增生表示实质细胞数的绝对增加，细胞呈弥漫性增生或结节性增生。基质的脂肪细胞数减少。腺体的重量为 150 mg～10 g。

家族性甲状旁腺功能亢进症是一组异质性疾病，包括 MEN1、MEN2、FHH、新生儿重症甲状旁腺功能亢进症、甲状旁腺功能亢进症－颌骨肿瘤综合征(hyperparathyroidism-jaw tumor syndrome, HPT－JT)、家族性孤立性甲状旁腺功能亢进症、常染色体显性遗传的轻度甲状旁腺功能亢进症，或家族性高血钙性高尿钙症[38]。

MEN1 呈常染色体显性遗传，其三联征表现为多发性甲状旁腺肿瘤（90%）、胃肠胰神经内分泌肿瘤（60%）和垂体腺瘤（30%）。

MEN2 也是常染色体显性遗传疾病，三联征的特点是 C 细胞增生及甲状腺髓样癌（100%）、肾上腺嗜铬细胞瘤（30%）以及甲状旁腺增生（20%～30%）。关于这些综合征可参看第 14 章[39]。

新生儿重症甲状旁腺功能亢进症代表着 FHH 的纯合子状态。此疾病在一出生或出生后 6 个月内就表现出来。必须尽早对患儿增生甲状旁腺行切除手术[9]。

甲状旁腺功能亢进症－颌骨肿瘤综合征是由 HRPT2 基因突变所致的罕见的常染色体显性遗传疾病，特点是甲状旁腺功能亢进（10%～15%的患者有多发性甲状旁腺腺瘤或甲状旁腺癌）、颌骨的纤维骨化病变、肾脏病变，包括囊肿、错构瘤、肾细胞癌，有时 Wilms 瘤亦可见[40]。

家族性孤立性甲状旁腺功能亢进症指的

是甲状旁腺多枚腺体的良性疾病，不合并其他内分泌肿瘤。与 MEN1 和 CaSR 基因突变有关，与 HRPT2 基因几乎无关。

甲状旁腺癌和非典型性腺瘤

甲状旁腺癌是少见肿瘤，具有侵袭性生长的特点，可以侵犯肿瘤周围的血管、神经、软组织及甲状腺。多数甲状旁腺癌呈实性的生长方式，镜下有轻到中度的核多形性，有时可能很难与腺瘤鉴别，其增殖指数比腺瘤高。

非典型性甲状旁腺腺瘤具有甲状旁腺癌的一些特点，但没有明显的侵袭性生长的特点，如侵犯肿瘤周围的血管、神经、软组织及甲状腺。镜下特点为肿瘤内条带状纤维化、核分裂相可见、小梁状生长、肿瘤与周围软组织和甲状腺紧贴，包膜内可见肿瘤细胞。患者的血钙呈中度升高，介于甲状旁腺腺瘤和甲状旁腺癌之间。临床表现为良性过程[1]。

高钙血症的治疗

高血钙患者的处理需要根据血钙的水平、血钙增高的速率、临床症状和发病原因决定。

临床上，血钙水平在 10.5～11.9 mg/dl（2.6～2.9 mmol/L）表示轻度升高；12.0～13.9 mg/dl（3.0～3.4 mmol/L）为中度升高；大于 14 mg/dl（3.5 mmol/L）时为重度升高[6]。

急性高钙血症的治疗（中、重度高钙血症）

如果总血钙浓度超过 14 mg/dl，不管症状如何，因为危及生命，应该立即治疗[41]。如果中度升高，依临床表现决定治疗。

急性高钙血症的处理在所有患者中都相似，与发病因素无关。治疗目标有 4 个：① 纠正脱水。② 增加肾脏排钙。③ 抑制加速的骨吸收。④ 治疗病因 [30, 31, 42, 43]。

1．纠正脱水

可以通过静脉补充等渗盐水（0.9%）纠正脱水，每天 2～4 L，保持尿量每天大于 2 L。当血管内容量恢复时，血钙浓度可以降低 1.6～2.4 mg/dl（0.4～0.6 mmol/L）。增加肾小球滤过率、降低近端小管重吸收及促进钙排泌使钙的滤过增加。仅仅水化并不能使血钙恢复正常。水化的副作用还有液体负荷过量和心、肾功能不全患者的心力衰竭加重。

2．增加肾排钙

除了用等渗盐水水化以外，也可以应用襻利尿剂治疗，应在低容量纠正后应用。呋塞米通过抑制髓襻升支对钙的重吸收，加强了尿钙的扩容作用。呋塞米的剂量为每天 40～80 mg，直至高达 500 mg。副作用有脱水及电解质紊乱，如低钾。呋塞米的强化治疗需要严密监控电解质及尿量，多数患者无须此项措施。对老年人或心功能不全的患者可以给以低剂量呋塞米（10～20 mg，每 6～12 小时）以防止液体过量。

噻嗪类利尿剂在重度高钙血症时应禁用，因为其可加强远端肾小球对钙的重吸收而加重高钙血症。

3．抑制加速的骨吸收

静脉应用双膦酸盐对恶性肿瘤导致的高钙血症非常有效，帕米膦酸、唑来膦酸和依班膦酸，因其效力高、作用时间长，均可选用。这类药物通过 2 种机制降低破骨细胞的吸收作用而减低血钙水平。在细胞外间隙与磷酸钙结合以稳定骨基质，在细胞内间隙可抑制破骨细胞活性。此外还可以影响细胞 ATP 依赖的代谢通路，干扰破骨细胞的细胞

骨架，并诱导凋亡。

帕米膦酸经静脉给药，60～90 mg 稀释于 200 ml 的生理盐水或 5% 葡萄糖溶液中，输液时间 2 小时以上。血钙会在 2 天内下降，并在 6 天左右达到最低点，药效维持 28～30 天。双膦酸盐以原型通过肾小球滤过方式经肾脏排出。对于肌酐清除率小于 30 ml/min 的患者，输液时间应延长至 4～6 小时，剂量也应随肾功能损害程度调整。

唑来膦酸 4 mg 溶于 50～100 ml 的生理盐水或 5% 葡萄糖溶液中，静脉给药，在 15 分钟以上。对于高钙血症反跳的病例，可以给予更高的剂量（8 mg）。不建议用于肌酐清除率小于 30 ml/min 的患者。

依班膦酸亦静脉给药，剂量为 3 mg。也不建议用于肌酐清除率小于 30 ml/min 的患者。

双膦酸盐的副作用有肾功能损害和一过性的感冒症状，如头痛、寒战和发热。

降钙素（calcitonin）是甲状腺滤泡旁 C 细胞分泌的肽类激素，抑制骨吸收，还可增加肾脏钙排泌。鲑鱼降钙素由皮下注射，4～8 IU/kg，每 12 小时 1 次。血钙下降非常快（可达 1 mg/dl），12～24 小时即到最低点。但是，由于在 48 小时内就很快发生快速减敏反应，降钙素的作用时间很短暂，仅在几天内有用。双膦酸盐需几天才起效，因此当急需快速降低血钙时，可以联合应用等渗盐水、降钙素和双膦酸盐来治疗 [30, 31]。

地诺单抗是一种单克隆抗体，可结合骨吸收的介质 RANKL，是破骨细胞介导的骨吸收的强力抑制剂。对双膦酸盐难治性的高钙血症患者，地诺单抗有效，可以引起血钙的双重下降。其对肾脏的作用机制不明，故无须对肾功能损害的患者调整剂量 [44]。

4．病因的治疗

高钙血症的确切治疗应是对病因的治疗。对高血钙危象积极的内科治疗目的在于预防并发症，并为进一步的确切治疗提供时机，如针对原发性甲状旁腺功能亢进症应行甲状旁腺切除。

5．其他治疗

糖皮质激素对淋巴瘤、多发性骨髓瘤、维生素 D 中毒或肉芽肿性疾病有效，对非血液系统肿瘤和原发性甲状旁腺功能亢进症效果不佳。可以口服给予泼尼松（1~2 mg/kg）10 天或静脉给予氢化可的松（200~300 mg）3~5 天 [43]。

对肾功能衰竭或心功能衰竭的高钙危象的患者，或上述诸多治疗手段有禁忌或无效时，可以用低钙透析的腹透或血透。一些药物，如光辉霉素、静脉磷制剂、硝酸镓，虽然在双膦酸盐问世后极少应用，但在双膦酸盐禁忌或无效时也可以应用 [45]。

慢性高钙血症的治疗（轻度高钙血症，10.5~11.9 mg/dl）

慢性轻度高钙血症通常是无症状的，因此治疗主要是针对病因的。

原发性甲状旁腺功能亢进症的治疗

1．手术治疗

原发性甲状旁腺功能亢进症患者如果符合手术治疗的适应证，应该择期手术。这一内容在第 8 章有详述。

2．内科治疗

对血钙轻至中度升高但有手术禁忌或拒绝手术的患者适用。

有维生素 D 缺乏者应该补充维生素 D，尽管一般都很安全，但还是建议开始应用时要谨慎，以避免加重高钙血症，更多时是高钙尿症。维生素 D 的剂量是每天 80~1 000 IU [46]。钙的摄入不限，但建议多饮水以维持良好的水化。

随机研究显示口服阿仑膦酸可以增加腰椎和股骨头矿物质密度，但尚无证据表明可以减少骨折发生。不过，阿仑膦酸确实可以显著降低血钙浓度 [47]。

已有数据显示在绝经后女性中，激素替代治疗可以降低血钙水平，更重要的是，激素替代治疗类似甲状旁腺切除，还可以使骨密度增加。但是该治疗并未获批用于无症状型原发性甲状旁腺功能亢进症的治疗，同样情况的还有雷诺昔芬，尽管其可降低脊柱和股骨的骨丢失 [48]。

治疗原发性甲状旁腺功能亢进症导致的高钙血症的主要药物是西那卡塞（cinacalcet），被称为拟钙剂（calcimimetic）的一种药物，它通过刺激甲状旁腺细胞的 CaSR，增加对细胞外钙的敏感性，降低 PTH 分泌，从而降低血钙水平。西那卡塞在血钙高于正常值上限 1 mg/dl 时建议使用。

长期使用西那卡塞（30~60 mg，每天2 次），尽管血 PTH 浓度会轻度下降，但血钙可以长期维持在正常水平，而且骨密度并不受到影响。患者很容易适应此药，其最明显的副作用是胃肠道反应 [49]。

没有进行手术而用药物治疗或者血钙轻度增高仅在进行观察的患者，应该定期临床随访及实验室监测，包括血钙、血肌酐浓度和骨密度 [50]。

参考文献

[1] Fraser WD (2009) Hyperparathyroidism. Lancet 374: 145–158.

[2] Harrop JS, Bailey JE, Woodhead JS (1982) Incidence of hypercalcaemia and primary hyperparathyroidism in relation to the biochemical profile. J Clin Pathol 35: 395–400.

[3] Rajathurai A, Cove-Smith R (1984) Hypercalcaemia in Cleveland: a hospital based survey. J R Soc Med 77: 742–746.

[4] Fisken RA, Heath DA, Bold AM (1980) Hypercalcaemia–a hospital survey. Q J Med 49: 405–418.

[5] Tokuda Y, Maezato K, Stein GH (2007) The causes of hypercalcemia in Okinawan patients: an international comparison. Intern Med 46: 23–28.

[6] Meng QH, Wagar EA (2014) Laboratory approaches for the diagnosis and assessment of hypercalcemia. Crit Rev Clin Lab Sci [Epub ahead of print] doi: 10.3109/10408363.2014.970266.

[7] Michels TC, Kelly KM (2013) Parathyroid disorders. Am Fam Physician 88: 249–257.

[8] Ahmad R, Hammond JM (2004) Primary, secondary and tertiary hyperparathyroidism. Otolaryngol Clin North Am 37: 715–736.

[9] Christensen SE, Nissen PH, Vestergaard P et al (2011) Familial hypocalciuric hypercalcemia: a review. Curr Opin Endocrinol Diab Obes 18: 359–370.

[10] Tayfun Turan M (2001) Lithium-induced alterations in parathormone function in patients with bipolar disorder. Bull Clin Psychopharmacol 11: 96–100.

[11] Brochier T (1994) Hyperparathyroidism with lithium. Encephale 20: 339–349.

[12] Dalemo S, Eggertsen R, Hjerpe P et al (2013) Long-term follow-up of patients with elevated serum calcium concentrations in Swedish primary care. Scand J Primary Health Care 31: 248–254.

[13] Grill V, Martin TJ (2000) Hypercalcemia of malignancies. Rev Endocr Metab Dis 1: 253–263.

[14] Clines GA (2011) Mechanism and treatment of hypercalcemia in malignancies. Curr Opin Endocrinol Diabetes Obes 18: 339–346.

[15] Ralston SH, Gallacher SJ, Patel U et al (1990) Cancer associated hypercalcemia: morbidity and mortality. Clinical experience in 126 treated patients. Ann Intern Med 112: 499–504.

[16] Stewart AF (2005) Hypercalcemia associated with cancer. N Eng J Med 352: 373–379.

[17] Soki FN, Park SI, McCauley LK (2012) The multifaceted actions of PTHrP in skeletal metastasis. Future Oncol 8: 803–817.

[18] Seymour JF, Gagel RF (1993) Calcitriol: the major humoral mediator of hypercalcemia in Hodgkin's disease and non Hodgkin's lymphomas. Blood 82: 1383–1394.

[19] Paget S (1889) The distribution of secondary growths in cancer of the breast. Cancer Metastasis Rev 8: 98–101.

[20] Sharma OP (2000) Hypercalcemia in granulomatous disorders: a clinical review. Curr Opin Pulm Med 6: 442–447.

[21] Letavernier E, Rodenas A, Guerrat D et al (2012) Williams-Beuren syndrome hypercalcemia: Is TRPC3 a novel mediator in calcium homeostasis? Pediatrics 129: e1626–e1630.

[22] Iqbal AA, Burgess EH, Gallina DL et al (2003) Hypercalcemia in hyperthyroidism: patterns of serum calcium, parathyroid hormone, and 1,25-dihydroxyvitamin D3 levels during management of thyrotoxicosis. Endocr Pract 9: 517–521.

[23] Montoli A, Colussi G, Minetti L (1992) Hypercalcemia in Addison disease: calciotropic hormone profile and bone histology. J Intern Med 232: 535–540.

[24] Heath H (1979) Pheochromocytoma associated with hypercalcemia and ectopic secretion of calcitonin. Ann Intern Med 91: 208–210.

[25] Patel AM. Adeseun GA, Kilpatrick S et al (2013) The milk-alkali syndrome in the modern era. Nutrients 5: 4880–4893.

[26] Wermers RA, Kearns AE, Jenkins GD et al (2007) Incidence and clinical spectrum of thiazide-associated hypercalcemia. Am J Med 120: e911–e915.

[27] Cohen ER (2008) Hypercalcemia fron non-prescription vitamin A. Nefrol Dial Transplant 19: 2929–2933.

[28] Akiyama H, Nakamura N, Nagasaka S et al (1992) Hypercalcemia due to all-trans retinoic acid. Lancet 339: 308–309.

[29] Labossière R, Hintzke C, Ileana S (2009) Hypercalcemia of immobilization. J Am Med Dir Assoc 10: 284–285.

[30] Bilezikian JP (1992) Management of acute hypercalcemia. NEJM 326: 1196–1203.

[31] Ziegler R (2001) Hypercalcemic crisis. J Am Soc Nephrol 12: S3–S9.

[32] Endres DB (2012) Investigation of hypercalcemia. Clin Biochem 45: 954–963.

[33] Lumachi F, Cappelletti P, Tozzoli R et al (2012) Diagnosis of alterations of serum calcium metabolism. Med Chem 8: 551–555.

[34] Phitayakorn R, McHenry CR (2006) Incidence and location of abnormal parathyroid glands. Am J Surg 191: 418–423.

[35] Grimelius L, DeLellis RA, Bondeson L et al (2004). Parathyroid adenoma. In: DeLellis RA, Lloyd RV, Heitz PU, Eng C (eds) Pathology and genetics of tumours of endocrine organs. IARC Press, Lyon, pp 128–132.

[36] Arnold A, Shattuck TM, Mallya SM et al (2002) Molecular pathogenesis of primary hyperparathyroidism. J Bone Miner Res 17: N30–N36.

[37] Marx SJ, Simonds WF, Agarwal SK et al (2002) Hyperparathyroidism in hereditary syndromes: special expressions and special management. J Bone Miner Res 17(suppl 2): N37–N43.

[38] Marx S, Spiegel AM, Skarulis M et al (1998) Multiple endocrine neoplasia type 1: clinical and genetic topics. Ann Intern Med 129: 434–494.

[39] Brandi ML, Gagel RF, Angeli A et al (2001) Guidelines for diagnosis and treatment of MEN type 1 and type 2. J Clin Endocrinol Metab 86: 5658–5671.

[40] Teh BT, Sweet KM, Morrison CD (2004) Hyperparathyroidism-

jaw tumour syndrome. In: DeLellis RA, Lloyd RV, Heitz PU, Eng C (eds) Pathology and genetics of tumours of endocrine organs. IARC Press, Lyon, pp 228–229.

[41] Carroll MF, Shade DS (2003) A practical approach to hypercalcemia. Am Fam Physician 67: 1959–1966.

[42] Hamad S, Kuraganti G, Steenkamp D (2015) Hypercalcemic crisis: a clinical review. Am J Med 128: 239–245.

[43] LeGrand S (2011) Modern management of malignant hypercalcemia. Am J Hospice Palliat Med 28: 515–517.

[44] Hu MI, Glezerman IG, Leboulleux S et al (2014) Denosumab for treatment of hypercalcemia of malignancy. J Clin Endocrinol Metab 99: 3144–3152.

[45] Reagan P, Pani A, Rosner MH (2014) Approach to diagnosis and treatment of hypercalcemia in a patient with malignancy. Am J Kidney Dis 63: 141–147.

[46] Marcocci C, Bollerslev J, Khan AA et al (2014) Medical management of primary hyperparathyroidism: proceedings of the fourth international workshop on the management of asymptomatic primary hyperparathyroidism. J Clin Endocrinol Metab 99: 3607–3618.

[47] Rossini M, Gatti D, Isaia G et al (2001) Effects of oral alendronate in elderly patients with osteoporosis and mild hyperparathyroidism. J Bone Min Res 16: 113–119.

[48] Pyram R, Mahajan G, Gliwa A (2011) Primary hyperparathyroidism: skeletal and non-skeletal effects, diagnosis and management. Maturitas 70: 246–255.

[49] Peacock M, Bilezikian JP, Bolognese MA et al (2011) Cinacalcet HCl reduces hypercalcemia in primary hyperparathyroidism. J Clin Endocrinol Metab 96: E9–E18.

[50] Zini M, Attanasio R, Cesareo R et al (2012) AME position statement: primary hyperparathyroidism in clinical practice. J Endocrinol Invest 37(Suppl.7): 2–21.

译者评述

在我国，高钙血症的流行病学调查研究极少。但一般认为我国原发性甲状旁腺功能亢进症的发病率较欧美低。有研究表明，我国老年城市男性居民的高钙血症发生率和欧美近似，进一步追踪诊断，发现主要原因是原发性甲状旁腺功能亢进症。与本章结论相似，译者单位的资料显示恶性肿瘤是住院患者高钙血症最常见的原因。虽然全自动生化分析仪在我国已应用了三十余年，但正常人群的体检筛查中极少包含血钙检测。更多情况是，临床上生化检查中血钙高于正常值的信息经常被绝大多数医师忽视，即便是住院患者亦如此。我国原发性甲状旁腺功能亢进症患者中绝大多数是症状型的，其诊断过程是颇费周折的，病期长，肿瘤体积也较大。因此，临床医师应该关注高钙血症，因为90%以上的高血钙具有明确的临床意义，且病因诊断不难。在非肾功能衰竭的患者中，结合PTH检测，两者都高，应该考虑原发性甲状旁腺功能亢进症的诊断；如血钙高且PTH抑制性降低，考虑恶性肿瘤骨转移。可喜的是，国内已有少数单位建立了针对高钙血症和原发性甲状旁腺功能亢进症的多学科诊治团队，使患者能够得到早期合理的治疗。

第6章
原发性甲状旁腺功能亢进症的临床表现
Clinical Manifestations of Primary Hyperparathyroidism

Massimo Procopio, Marco Barale, Ruth Rossetto Giaccherino, Alessandro Piovesan, Ezio Ghigo

程若川 译

导 言

原发性甲状旁腺功能亢进症（pHPT）的临床表现，可以为无症状型、有症状型，或罕见的急性甲状旁腺功能亢进症即高钙危象 [1]。最近涌现的血钙正常的原发性甲状旁腺功能亢进症（normocalcemic primary hyperparathyroidism, NCpHPT），被认为有可能是 pHPT 第一阶段的临床表现 [2]。另外，pHPT 也是一种少见的孕期表现 [3]。pHPT 的临床表现是长期过量甲状旁腺素（PTH）分泌和（或）随之而来的高钙血症对人体造成的有害影响所引起的 [1]。一般而言，pHPT 的临床表现及其严重程度与血清 PTH 和血钙升高水平相一致 [1]。维生素 D 缺乏病也会影响 pHPT 的临床表现形式，有症状型 pHPT 多发生在严重维生素 D 缺乏的地区 [4]。

pHPT 的典型症状和体征涉及两个主要靶器官，即骨骼和肾脏的改变，还有心血管和新陈代谢改变、神经精神症状和认知改变以及神经肌肉和胃肠道症状 [5]。此外，严重的高钙血症可引起高钙危象，以及肾性尿崩、

脱水、急性肾功能衰竭、嗜睡和昏迷 [6]。

典型的 pHPT 在过去更为常见。目前则多表现为无症状型 pHPT，以轻度高钙血症以及血清 PTH 轻微升高或略微异常为特点，与 pHPT 的早期发现有关。患者通常在常规的血生化检查、骨密度疏松和（或）肾结石诊断过程中意外发现高钙血症 [7, 8]。此外，新近增多的 NCpHPT，在排除继发性甲状旁腺功能亢进症的所有病因后，表现为持续血清 PTH 升高、正常血清离子钙以及进行白蛋白校正后的正常总血清钙 [8]。

病 理 生 理

长期过量分泌的 PTH，当与特异性细胞膜受体（PTH1R）（即 G 蛋白偶联受体）结合后，能够通过不同机制引起高钙血症 [9]：① 增加骨钙的重吸收。② 增加钙在远端肾小管的重吸收。③ 通过刺激肾脏 $1-\alpha-$ 羟化酶活性，增加 1, 25 - 二羟维生素 D $[1, 25-(OH)_2-D_3]$ 的产量，从而介导肠道对钙重吸收的增加。由于 PTH 能够减少

肾脏对钙的清除，而高血钙时，当PTH与Henle环粗上升支的钙敏感受体结合后刺激肾脏对钙的排泄，因此，当血钙浓度超过肾小管重吸收的阈值时，高钙尿症随之出现[9]。高钙尿症促进肾结石的形成以及钙质在肾脏中的沉着，从而引起肾功能损伤。

尽管骨磷和肠道磷的重吸收都增加，血磷浓度却常由于PTH诱导的高磷酸盐尿效应降低[9]。

骨重建单位激活频率的增加以及骨形成和骨吸收过程的增强，使得骨转换增加，导致了骨密质区域（比如桡骨和股骨）的骨质净流失，然而骨松质（比如脊柱）则没有受到该影响[10]。

然而最近高分辨外周定量CT（peripheral quantitative computed tomography, pQCT）以及骨小梁评分（trabecular bone score, TBS）分析得到的数据则表明，在骨密质和骨松质部分均有微观结构的异常[7]。高骨转换能够通过一些特异的血清或尿液中骨吸收和形成标志物的升高来反映。但严重的维生素D缺乏病会影响这些标志物。在骨组织中，甲状旁腺素1受体（PTH1R）存在于成骨细胞、骨细胞及破骨细胞中，因此，当甲状旁腺功能亢进症时，PTH能够增加骨吸收，并且直接促进破骨细胞活性，或者增加细胞核因子κB受体活化因子配体（RANKL），即成骨细胞的表达[10]。RANKL将与前破骨细胞中的受体（RANK）相结合，从而增加破骨细胞生成以及破骨细胞活性。同时，PTH还引起骨保护素（osteoprotegerin, OPG）减少。OPG是RANKL的诱捕受体，能够阻止RANKL和RANK的结合。RANKL/OPG比例的增高被认为是持续高水平PTH导致骨吸收的主要机制[10]。其他的作用机制包括一些介质的激活，比如单核细胞趋化蛋白1（MCP-1），该蛋白或许推动了PTH对破骨细胞的生成作用[10]。

在pHPT中，高氯性酸中毒是由于肾脏排氢离子减少以及碳酸氢盐离子重吸收减少造成的。酸中毒降低了钙与血清白蛋白的结合能力，并增加了骨质脱钙，如此使得高钙血症进一步恶化。

在原发性甲状旁腺功能亢进症中，高钙血症与胰岛素抵抗以及糖和脂质代谢紊乱有关，这是由于细胞内钙离子浓度升高导致；而血清PTH水平则与血管内皮细胞功能异常、血管硬化、左心室肥大以及心肌舒张功能障碍有关[11, 12]。当血清钙和磷酸盐离子的溶度积超过生理水平时，钙将会在软组织内沉积，包括血管和心脏组织。另外，在原发性甲状旁腺功能亢进症中，甲状旁腺切除术能够纠正一种功能性生长激素缺乏，该激素缺乏与心血管疾病发病率及死亡率增高有关[13-16]。

原发性甲状旁腺功能亢进症的典型表现

骨疾病

pHPT的典型骨骼症状为囊性纤维性骨炎（osteitis fibrosa cystica, OFC），合并骨囊肿、棕色瘤、骨质疏松和脆性骨折，且随疾病进展，所有骨骼都将受累。该典型表现如今已不多见[1, 10]。

严重的pHPT与影像学上明显的骨骼并发症相关联，除典型的OFC特征外，还包括远端指骨骨膜下销蚀以及颅骨出现"盐和胡椒样"外观[10]。如今，明显的骨疾病只在不到2%的pHPT患者中可见，因此不会常规进行骨骼X线检查。然而，在全球的某些地方，尤其是维生素D缺乏病流行的区域，有症状型 pHPT 依然占主导，且其影像学表现能被检测。双能 X 线吸收测定法 (dual-energy X-ray absorptiometry, DXA) 可测量某特定投射区的骨密度，被认为是评估原发性甲状旁腺功能亢进症中骨骼受累情况的金标准。由于 DXA 的敏感程度优于传统 X 线，它甚至能够检测到轻微 pHPT 的骨骼改变[10]。通常测量腰椎、髋部和桡骨远端 1/3 处的骨密度。检测结果有助于评估治疗：是选择甲状旁腺手术还是随访[17]。大部分的研究表明，在骨密质区域，PTH 起到了骨骼分解的作用，并且在桡骨远端骨密度确实减少，而腰椎则相对受影响小。然而，高分辨外周定量 CT 以及骨小梁评分分析则观察到，在骨密质和骨松质部分均有微观结构异常[7]。髋关节处所含有的骨密质和骨松质相对均衡，因此髋关节处的骨密度介于中轴骨（腰椎）和四肢骨（桡骨）之间[10]。绝经后的 pHPT 女性患者的骨密度降低情况也与此一致，说明 pHPT 防止了由雌激素缺乏导致的骨松质的骨质丢失，因为正常情况下，绝经后女性的骨松质随雌激素缺乏而丢失。这种典型的骨密度变化情况在 pHPT 初期诊断时并不总是出现，15% 的女性患者可能表现为脊椎骨质减少或骨质疏松[10]。这也是目前的指南在推荐手术时，除了测定髋关节和前臂的骨密度外，还需测定腰椎骨密度的原因之一[17]。重度 pHPT 时，在髋关节、桡骨远端及腰椎处均可见明显的骨密度减少。一些长期随访研究表明，成功的甲状旁腺切除术能够增加骨密度[10]。

在评估椎骨骨折时，虽然 DXA 是一种有效方法，但脊柱侧位 X 线片才是诊断的金标准[17]。X 线脊柱形态测量是一种半定量方法，尽管骨质疏松性椎骨骨折的评估是通过计算不同锥体高度的相对改变的一种定量测量方法。

一些针对 pHPT 患者的研究发现，成功的外科手术能够使腰椎处的骨密度持续上升[10]。对出现 OFC 的患者，甲状旁腺切除仍然非常有效，在术后 3～4 年，骨密度的增长还更加明显[10]。然而，甲状旁腺切除与抗再吸收治疗，在治疗 3 年后，对于增加骨密度的效果一致[18]。

许多关于有症状型 pHPT 的研究表明，与普通人群相比，pHPT 患者存在更高的骨折风险，但风险具体增加了多少仍无定论[10]。尽管 pHPT 更倾向于累及骨密质，但关于外围骨骼（前臂）骨折和脊柱骨折的报道也在增加，这说明了未被 DXA 检测到的骨骼微观结构改变的潜在影响[7, 10]。实际上，除骨密度外，PTH 对骨骼的骨质和骨强度的影响也应该考虑在内。由于骨膜和骨的附和加强以及骨内膜对骨质的吸收增加，骨骼截面直径增大，这或许增强了骨骼在生物力学方面的功能。但另一方面，骨转换的增强有可能导致骨矿化作用减弱，这又使得骨折风险增加[10]。此外，患者的自身因素（比如年龄、性别、体重指数、家族骨折史）以及一些会对骨骼代谢产生不良影响的特殊药物的使用，也会增加骨折的风险。

肾脏疾病

原发性甲状旁腺功能亢进症是导致肾结石的一个已知危险因素，并且在大多数关于肾结石患者的系列研究中，肾结石并发 pHPT 的概率为 2%～8%[19]。

肾结石和肾钙质沉积是 pHPT 的主要肾脏临床表现，尽管在最近的系列研究中，其发生率在下降[19]。事实上，肾结石在 pHPT 患者中的发生概率为 20%～40%，而在 20 世纪 80 年代之前的系列研究中，其发生概率则高达 60%。已知的 pHPT 并发肾结石的危险因素包括高钙尿症、重症 pHPT、男性以及年轻患者[19]。另外，结石的形成还与不同的 CaSR 单体型有关，AGQ 单体型的患者发生结石的风险更大[20]。

有效的甲状旁腺切除术能够降低肾结石的风险，在术后 10 年，其风险降低至正常。但事实上，尽管经过手术治疗，有 pHPT 病史的患者始终面临着更高的肾结石风险，这与先天性肾结石患者（始终存在肾结石风险）一样[21]。在成功的甲状旁腺切除术后反复发生肾结石的危险因素包括：患者年龄小于 60 岁、术前肾结石以及输尿管狭窄[21]。

肾钙质沉积在 pHPT 患者中较少见（3%）[19, 22]。其风险因素未知，且甲状旁腺切除术能够防止该疾病的进展，即使残余风险仍然存在[22]。

原发性甲状旁腺功能亢进症中，单纯性肾囊肿的出现概率与患者老龄和疾病严重程度相关[22]。

肾功能不全在发生概率与严重程度上存在很大差别，根据最新的研究，包括轻度肾功能不全在内，pHPT 患者出现肾功能不全的概率为 20%～30%[22]。肾功能的损伤，即使是轻度的，都有可能导致 pHPT，包括无症状型 pHPT 在内的病情恶化（高血压、糖尿病以及骨骼病变）[23, 24]。

多尿、烦渴以及低渗尿可以归因于高钙血症诱发的肾远端小管对抗利尿激素的抵抗。

心血管和代谢影响

据报道，在有症状型 pHPT 患者中，心血管疾病的死亡率有所上升，但对于症状较轻的患者，pHPT 对心血管的影响则存在争议[25]。事实上，心血管病死亡率的上升是由欧洲一些回顾性研究报道的，但在美国的研究中，并未得到证实[26, 27]。有效的手术治疗对有症状型 pHPT 患者的心血管病的最终转归有积极作用，但对轻度 pHPT 患者则无效[25]。

高血压在 pHPT 中很常见，但是两者的病理生理学联系尚未得到清楚阐释；另外，在普通人群中，pHPT 与高血压同时发生的频率也相对较高，这同样支持了高血压与 pHPT 之间的联系。因此，甲状旁腺切除术对高血压的治疗效果是不可预知的（血压可能升高、降低或无变化）[5, 25]。

pHPT 患者发生冠状动脉疾病（coronary artery disease, CAD）的危险还未明确，尽管有一些数据表明在出现中度及重度高钙血症的 pHPT 患者中，CAD 的发生率有所上升[5, 25]。

同样，心肌和瓣膜钙化出现在有症状型 pHPT 并且血钙显著升高的患者中，并未出现在轻度 pHPT 以及低钙血症患者中[5, 28]。

左心室质量增加，作为一个心血管疾病死亡率的预测因素，出现在一些 pHPT 的研究中；另外，在一些患者少、随访时间短的研究中观察到，左心室质量在手术治疗后有所下降[5, 29]。

胰岛素抵抗、糖耐量受损、2 型糖尿病、血脂异常、痛风、体重增加以及代谢综合征频繁出现在 pHPT 患者中[11, 12]。总体来说，这些代谢方面的改变，以及心血管病的发病率和死亡率，在手术治疗后均能得到改善[25]。

神经精神和认知方面症状

典型的 pHPT 被发现与一种独特的神经肌肉症状相关，该症状的特点为由 2 型肌细胞萎缩所导致的易疲劳、对称性近端肌无力以及肌肉萎缩[30]。在少量的关于此领域的研究中，大部分结果认为在甲状旁腺切除术后，肌肉功能会有所提高 [30]。

精神方面的症状或主诉，比如焦虑、抑郁或生活质量降低，主要出现在一些观察性研究中，并且在甲状旁腺切除术后，这些症状均有改善 [5, 30]。非特异性的神经精神表现，例如焦虑、认知障碍以及一些身体方面的主诉，或许会出现在有症状型 pHPT 患者中，但这些症状在甲状旁腺切除术后的恢复情况却无法预知 [5, 30]。

胃肠道症状

如今对胃肠道症状的报道很少 [31]。事实上，由大肠无力和胃无力引起的便秘、恶心、呕吐和腹痛，与 pHPT 严重高钙血症有关 [5, 31]。一些 pHPT 患者的腹痛、恶心和呕吐则是由消化性溃疡或胰腺炎引起的 [5, 31]。血钙浓度升高会引起神经肌肉兴奋性降低、高胃泌素血症以及钙在胰腺小管中的沉积，这被认为是 pHPT 导致消化性溃疡和胰腺炎的病理原因 [31]。在甲状旁腺切除术后，消化性溃疡未必能得到解决，但胰腺炎却或多或少均能有所改善 [31]。

原发性甲状旁腺功能亢进症的其他表现形式

高钙危象

高钙危象，与严重的高钙血症有关（≥ 14 mg/dl），在手术治疗的 pHPT 患者中发病率较低（1.6%～6.6%）[6]。通常情况下，pHPT 的这一严重并发症继发于长期轻度高血钙失代偿；这种失代偿是由一些并发疾病、创伤、药物使用引起脱水和（或）高血钙加重所导致的 [6]。其临床表现包括一系列症状，比如多尿、脱水及随之的少尿（无尿）、虚弱、恶心、呕吐、嗜睡和昏迷，

以及出现心律失常和胰腺炎的风险增加 [6]。

出现高钙危象的 pHPT 患者的血 PTH 浓度、甲状旁腺的重量以及甲状旁腺癌的发生率均高于未发生高钙危象的 pHPT 患者 [6]。高钙危象需要得到快速的识别和治疗 [6]。

最重要的诊断依据为血 PTH 浓度升高。在排除了一些罕见的并发疾病后，血 PTH 浓度的升高能够区分 pHPT 引起的高钙危象和肿瘤引起的高钙危象。

孕期 pHPT

25% 的 pHPT 出现在育龄期妇女中 [3, 32]。然而只有不到 1% 的 pHPT 与妊娠有关 [3, 32]。妊娠期间的 pHPT 通常是十分隐匿的，因此，妊娠并发甲状旁腺功能亢进症的真正发病率是不可知的 [32]。然而，无论是有症状型还是无症状型 pHPT，都应予以重视，若诊断不明确，则有可能给母亲以及胎儿、新生儿带来严重的并发症。pHPT 产妇并发症（高达 67% 的病例）包括先兆子痫、高钙危象、羊水过多、流产、肾结石、骨骼疾病、胃肠道不适和高血压 [32]。pHPT 的胎儿和新生儿的并发症（高达 80% 的病例）包括死胎、新生儿低钙血症合并手足搐搦、早产和低出生体重 [32]。孕期常规血钙测定有助于诊断和成功进行产前治疗。在怀孕前和怀孕期间，都应该测量血清白蛋白校正后血钙浓度或离子钙浓度，尤其是那些有流产史以及出现过高钙血症（或严密观察或接受治疗）的女性。怀孕期间颈部超声检查是目前进行甲状旁腺疾病定位诊断的一线检查 [32]。

当有手术指征时，手术需在怀孕中期（第 2～3 个月内）进行，以降低胎儿并发症（58% 的病例出现早产或死胎）的风险；但最近一些治疗成功的案例表明甲状旁腺切除术可在任何孕期进行 [32]。

无症状型原发性甲状旁腺功能亢进症

目前，无症状型 pHPT 伴轻度血钙升高但无器官损伤是 pHPT 最常见的表现形式（80%），其发病率呈 4～5 倍增长 [1]。尽管 pHPT 的典型临床表现不会出现，无症状型 pHPT 患者还是有可能出现骨密度减少、骨折风险增加、临床无症状型肾结石和肾钙质沉积、骨关节疼痛，以及细微的与心血管及神经认知异常有关的临床表现 [5, 7, 28]。

骨疾病

目前 pHPT 最常见骨骼表现是低骨量（骨质减少或骨质疏松），这导致骨折风险增加。无症状型 pHPT 与典型的 pHPT 一样，骨质流失在前臂（桡骨）处最多，因为此处几乎全部由骨密质组成；在腰椎处最少，因为此处大部分为骨松质。根据 DXA 对 pHPT 患者的观察，以及骨活检的验证结果，可以推断 PTH 对骨密质有分解代谢作用，对骨松质的影响相对较小。然而，由更新、更高分辨率成像技术以及分析方法得到的新近数据则显示，无症状型 pHPT 对骨松质和骨密质均有影响 [7]。轻度 pHPT 是否会导致骨折风险增加，目前尚不清楚。已发表的骨折研究中，大部分研究对象既包括了轻度或无症状型 pHPT 患者，又混合了严重的 pHPT 患者，而重度 pHPT 会引起骨折是众所周知的。少量的针对轻度 pHPT 的有效研究认为，轻度 pHPT 患者脊柱骨折的风险会增加 [7]。

关于未接受手术治疗、仅跟踪随访的无症状型 pHPT 患者的许多研究证实，即使未进行甲状旁腺切除，骨疾病也没有明显进展。在未接受手术治疗患者的随访中，桡骨、髋骨、脊柱处的骨密度在 8 年的时间内均无降低，但随后在骨密质部分（桡骨远端和髋部）则进行性下降 [33]。这种后期出现的骨质流失并不意味着患者在初次评估时是否达到了手术指征。

另一方面，一些随机对照试验和一项长期随访研究表明，甲状旁腺切除能够首先增加髋部和腰椎处的骨密度，随后增加桡骨远端 1/3 处。另外，一项随机对照试验的 meta 分析和一些观察研究认为手术治疗和抗吸收治疗对增加轻度 pHPT 患者骨密度的效果相似 [7, 18]。然而，目前仍然没有明确的证据说明甲状旁腺切除能够降低无症状型 pHPT 患者的骨折风险。

目前对无症状型 pHPT 的管理指南推荐使用 DXA 测量腰椎、髋部及桡骨远端 1/3 处的骨密度，此外还推荐使用 X 线对脊柱进行评估或使用 DXA 进行脊椎骨折评估 [17]。

肾脏疾病

最近，在轻度 pHPT 患者中，通过肾脏超声检查发现临床隐匿性肾结石的发生率为 7% [19]。

结石病是由多种原因引起的，单独的尿钙排泄并不能导致结石。根据当前指南，通过完整的尿液检查对结石风险进行评估，以及进行肾脏影像学检查（腹部 X 线、超声或 CT）来确定是否出现肾钙质沉积或无症状型肾结石，能够识别出需要接受手术治疗的高危患者 [17]。血清肌酐水平和通过 CG（Cockcroft-Gault）公式以及 MRDR（Modification of Diet for Renal Disease study）公式计算出的估算肾小球滤过率，是目前推荐的对肾功能进行评估的指标 [17]。

心血管和代谢影响

据报道，在无症状型 pHPT 患者中，也会出现胰岛素抵抗、糖耐量受损、血脂异常以及代谢综合征[12]，这有可能是导致心血管疾病发病率和死亡率升高的原因[26]。对轻度 pHPT 患者进行血管系统异常和心功能异常（比如舒张功能不全）的评估后，并未得到那些在小系列研究中出现的有意义的结果：动脉硬化、血管内皮功能障碍以及颈动脉斑块[5, 28]。

经手术治疗后，以上这些心血管问题是否能得到改善仍未知[5, 25-28]。事实上，目前并没有关于无症状型 pHPT 患者心血管疾病转归的前瞻性数据。出于这些原因，对无症状型 pHPT 患者，心血管功能（异常）的评估并不作为疾病评估的一部分；另外，即使心功能出现异常，也并不施行甲状旁腺切除术来改善疾病转归[17]。

神经精神和认知方面症状

许多无症状型 pHPT 患者都会有一些非特异性主诉，包括虚弱、疲劳、抑郁和焦虑、记忆力减退和注意力不集中、丧失积极性、易怒和睡眠紊乱[5]。其中某些症状可能在一定程度上与高钙血症引起的神经突触兴奋性降低有关。然而，目前的指南并不推荐对 pHPT 患者进行特别的神经认知评估[17]。即使已经观察到有一些患者可能会受益于手术治疗，但目前仍然无法预测在有神经心理主诉或认知障碍的患者中，哪些患者会受益于甲状旁腺切除术[30]。

血钙正常的原发性甲状旁腺功能亢进症

最近，血钙正常的原发性甲状旁腺功能亢进症（normocalcemic pHPT, NCpHPT）被确认为 pHPT 的一个新的临床表现，但与其相关的资料却非常有限，比如该疾病的自然史、潜在的并发症以及最适当的管理方法[2, 34]。NCpHPT 的流行病学尚不完全明了，它在临床中的发生率为 3%～20%，而在一些基于人群的研究中，其发病率为 0.4%～3.1%。一些 NCpHPT 的患者接受了甲状旁腺切除术，他们的甲状旁腺病理检查结果证实了 NCpHPT 的存在。

目前还不清楚 NCpHPT 是否是 pHPT 的亚临床阶段，即 NCpHPT 是有症状型、而非无症状型 pHPT 的最早期阶段；或者 NCpHPT 是否是由于广泛的靶器官对 PTH 的抵抗造成的[2, 34]。据观察，大约 20% 的 NCpHPT 患者随着时间的推移会出现明显的高钙血症[2, 34]。

NCpHPT 有时可能在进行肾结石或骨质疏松检查的患者中确诊。事实上，文献中所述的大多数 NCpHPT 患者是已经出现症状的，以及在进行基础疾病（骨代谢病）检查中被发现的。

NCpHPT 患者的另一个群体，即无症状型 NCpHPT，也有可能存在，并且有可能通过大规模地对社区人口的广泛筛查被发现。因此，在甲状旁腺功能亢进症的疾病过程中，有必要对 NCpHPT 在典型和非典型靶器官中的作用进行研究。

实验室检查

pHPT 的生化检验特征是在至少两次随机检测中出现血钙升高以及血清 PTH 异常升高[8]。血清总钙水平升高时，通常考虑原发性甲状旁腺功能亢进症。大约 40% 的血钙是与白蛋白结合，因此血清总钙水平应使用公式进行白蛋白值校调：校正血清钙＝实际测得的血清钙（mg/dl）＋ 0.8×[4 － 血清白蛋白（g/dl）]。

如果有一种检测方法能够测到准确的血清离子钙（iCa），将特别对于一些特殊患者（高蛋白血症或低蛋白血症、血小板增多症、苯巨球蛋白血症和骨髓瘤）很有用；此外，对于血清白蛋白和酸碱平衡正常的患者，iCa 的测定使诊断的准确性最大化。而对于 NCpHPT 患者，iCa 的测定是必需的[8]。原发性甲状旁腺功能亢进症是高钙血症最常见的原因，但高钙血症一经确认，则需要考虑所有可能的病因。回顾以往的血清钙水平，如果确认无症状型高钙血症长期存在，应高度怀疑 pHPT。发现升高或不正常（高于正常范围一半）的血清 PTH 且伴随高钙血症，通常确认 pHPT 的诊断成立。对 PTH 值的测定，至少应使用第二代酶联免疫吸附法。最近发现第二代酶联免疫吸附法不仅能够测定 PTH 完整的 1～84 个氨基酸，也能检测大的 PTH 氨基残端，这些PTH 碎片中最主要的部分是 PTH（7～84）。第三代酶联免疫吸附法，通过识别分子的氨基末端和羧基末端，专门测定有生物活性的 PTH 的 1～84 个氨基酸（纯粹的 PTH 或有生物活性的 PTH），这被认为是目前诊断pHPT 的金标准，尤其对有肾功能损伤的患者。然而随后的一些研究发现，第三代检测方法，除肾功能衰竭末期的患者外，并不能提高 pHPT 诊断的敏感度。因此，无论是第二代还是第三代测定方法，都能用于 pHPT的诊断[8]。大约 25% 的 pHPT 患者会出现血磷降低，因此，用血磷浓度诊断 pHPT，则敏感程度较低。所有的 pHPT 患者都应该测量 25 - 羟维生素 D（25 - OH - D）：27%～53% 的 pHPT 患者 25 - OH - D 水平降低（< 20 ng/ml）。pHPT 患者的 24 小时尿钙和尿磷普遍升高，但如果并发维生

素 D 缺乏病，则有可能引起钙、磷排泄减少或正常，所以 24 小时尿钙和尿磷并不作为 pHPT 的特异性指标。此外，充分补充维生素 D 后的持续低尿钙，则有可能提示家族性低尿钙性高钙血症（FHH）。测量24 小时尿液中的钙 / 肌酐清除比（calcium/creatinine clearance ratio, Ca/Cr CR）能够明确诊断。在钙摄入正常的情况下，Ca/Cr CR小于 0.01 能够区别 pHPT 和 FHH；但当怀疑 FHH 时，必须进行 CaSR 基因序列检测来明确诊断[8]。尽管在实际临床中意义不大，但骨形成标志物（血清总碱性磷酸酶和骨特异性碱性磷酸酶、骨钙素、Ⅰ型原骨胶原）和骨吸收转换标志物（总尿吡啶、游离尿脱氧吡啶啉、尿Ⅰ型胶原交联氨基末端肽、尿 / 血清Ⅰ型胶原交联 C 端肽）在pHPT 中有可能增加。

血钙正常的原发性甲状旁腺功能亢进症的诊断

当患者血清离子钙和白蛋白校正血清总钙水平正常，但 PTH 持续升高时，可诊断为 NCpHPT[8]。当排除所有引起继发性甲状旁腺功能亢进症的原因后，NCpHPT 的诊断能够得到进一步证实。

维生素 D 缺乏病是比较常见的引起继发性甲状旁腺功能亢进症的原因：应补充足够的维生素 D_3 使 25 - OH - D 提高至正常水平（大于 20 ng/ml），而 30 ng/ml 则为理想水平。如果是继发性甲状旁腺功能亢进症和NCpHPT，在补充维生素 D_3 3 个月后，血清甲状旁腺素应恢复正常；如果是传统的高钙血症性 pHPT，在补充维生素 D_3 后，其症状会变得明显。

另一个必须排除的引起继发性甲状旁腺功能亢进的原因是慢性肾疾病：如果要证

实 NCpHPT 的诊断，肾小球滤过率需要大于 60 ml/min。

其他需要排除的情况还包括：使用会引起甲状旁腺素升高的药物（如噻嗪类、双膦酸盐、狄诺塞麦和含锂的药物），高钙尿症以及会影响钙质吸收的胃肠道疾病。

NCpHPT 的诊断，必须在数次检查中血清总钙和离子钙水平都正常。根据第四届无症状型原发性甲状旁腺功能亢进症国际研讨会建议，如果单次的 PTH 高于正常上限，在接下来的 3～6 个月内，必须再接受至少 2 次随机检测来进行确认[8]。另外值得注意的是，在一些传统的 pHPT 患者中，高钙血症的典型生化指标并不会一直出现，在疾病过程中他们有时或许会呈现血清钙和离子钙正常。而在 NCpHPT 的整个疾病过程中，血钙一直是正常的，因此将这部分患者与 NCpHPT 患者进行区分很重要。另一方面，NCpHPT 的患者需要随访血钙，因为 NCpHPT 可能会发展出高钙血症。

结论和治疗指征

目前，无症状型 pHPT 的流行率远远超过了典型的有症状型 pHPT，另外由于诊断水平的提高，NCpHPT 作为 pHPT 的一种新临床表现也在不断涌现。从诊断的角度来说，临床医师不应该忽视生化指标，比如轻度高钙血症，比如血清 PTH 异常升高。另外，检测到持续升高的血清 PTH 和正常血钙（白蛋白校正总血钙和离子钙）时，应该做进一步的检测以明确 NCpHPT 的诊断（图 6-1）。最重要的是在确定治疗方案时，需结合每个 pHPT 患者的独特临床表现，并进行全面的器官损害的评估[17, 35-37]。

如果没有禁忌证，甲状旁腺切除是已知的治疗 pHPT 的唯一有效方法。然而，根据第四届国际研讨会议程，对有症状型和无症状型 pHPT 进行手术治疗，需要满足以下至少 1 项特点[17]：

- 血钙 > 1 mg/dl（0.25 mmol/L），高于正常范围上限。

- 在腰椎、全髋、股骨颈或桡骨远端 1/3 处，由 DXA 测得的骨密度 T 值 <-2.5。

- X 线、CT、MRI 或 VFA 检查发现椎骨骨折。

- 肌酐清除率 < 60 ml/min。

- 24 小时尿钙 > 400 mg/dl，且生化结石风险分析提示结石风险增高。

- X 线、超声或 CT 检查发现肾结石或肾钙质沉着症。

- 年龄 < 50 岁。

未达到以上任一条件的无症状型 pHPT 患者，每 1～2 年需接受 DXA 对腰椎、髋部及桡骨进行评估，并且每年检查肾小球滤过率、血清肌酐和血清总钙[17]。此外，如果出现临床指征（身高萎缩、背部疼痛），患者应接受脊柱 X 线或 VFA 检查；怀疑肾结石时，应评估与结石有关的 24 小时生化指标，使用 X 线、超声或 CT 进行肾脏影像学检查[17]。

对于 NCpHPT，尚没有正式、具体的管理指南。目前建议每年监测血钙和甲状旁腺素水平，并且每 1～2 年测量骨密度。如果 NCpHPT 进展为明显的高钙血症，则管理方法参照高钙血症性 pHPT 指南[7]。在跟踪随访过程中，如果出现并发症，比如肾结石、肾钙质沉着症、脆性骨折或骨密度降低，则患者应接受手术治疗[7]。

对孕期 pHPT，最好在怀孕中期进行手术，以降低胎儿并发症的风险。

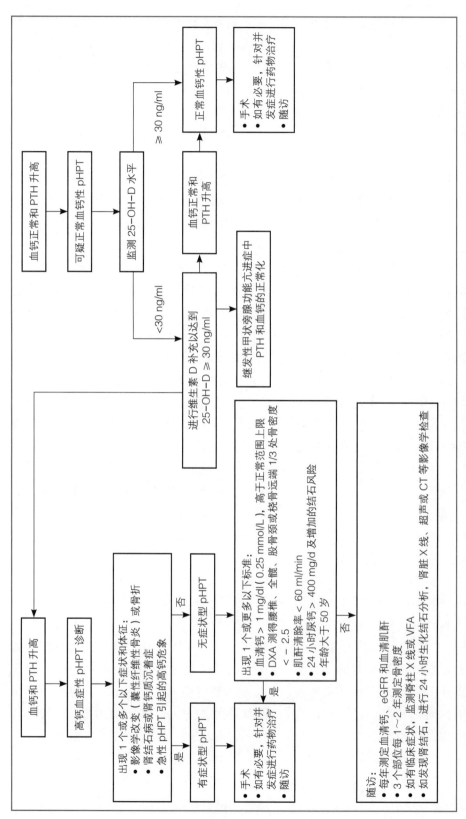

图 6-1　不同形式原发性甲状旁腺功能亢进症的生化和临床特征及当前推荐治疗手段和随访。BMD，骨密度；DXA，双能 X 线吸收测定法；eGFR，有效肾小球滤过率；pHPT，原发性甲状旁腺功能亢进症；PTH，甲状旁腺素；VFA，椎体骨折评估

除手术治疗外，对并发症如骨质疏松症、肾结石以及由中度或重度高钙血症引起的症状，有可能需要进行药物治疗[35, 36]。

pHPT 骨质疏松症的治疗基于抗骨质疏松药物（口服阿仑膦酸钠或利塞膦酸钠）联合一般疗法，比如体力活动、足够的钙质摄取以及谨慎补充维生素 D。维生素 D 的补充应适量，以达到 25-OH-D 的最低血清水平，> 20 ng/dl（50 nmol/L）。由于一些研究表明当 25-OH-D 水平 > 30 ng/ml 时，有可能进一步引起血 PTH 降低，因此将 30 ng/ml 作为 25-OH-D 的阈值也是合理的。

在随访过程中，每 18～24 个月使用 DXA 测量骨密度，并且使用 X 线对脊柱进行评估或通过 DXA 进行脊柱骨折评估，必要时，这些评估的结果可以指导停止或继续骨活性剂治疗。

对肾结石的管理包括：充分补水（至少 2 L/d）以增加尿量，以此减少尿液过度饱和；定期体育锻炼以使骨吸收最小化；正常的膳食钙摄取（最多 1000 mg/d）。此外，还应限制盐和动物蛋白质摄入量以防止结石形成。并发肾结石的 pHPT 患者应该进行泌尿系统检查。如果患者出现反复性症状发作，则应接受代谢检查以评估结石是否是由系统性疾病引起的，并且评估是否需要进行预防性干预。如果可行，应该对排出的结石进行分析。

pHPT 患者合并症状性慢性高钙血症以及血清钙大于 1 mg/dl（高于正常范围上限）时，应使用拟钙剂（西那卡塞）以及充分补水进行治疗；西那卡塞是一种变构的钙敏感受体兴奋剂[36]。高钙危象的治疗包括补水、静脉注射唑来膦酸和呋塞米、使用糖皮质激素类药物，以及按疾病严重程度使用降钙素[6, 36]。另外，对难治性 pHPT，狄诺塞麦（RANK 配体抑制剂）同样能够使高血钙降低。

参考文献

[1] Fraser WD (2009) Hyperparathyroidism. Lancet 374: 145–158.

[2] Silverberg SJ, Bilezikian JP (2003) "Incipient" primary hyperparathyroidism: a "forme fruste" of an old disease. J Clin Endocrinol Metab 88: 5348–5352.

[3] Schnatz PF, Curry SL (2002) Primary hyperparathyroidism in pregnancy: evidence-based management. Obstet Gynecol Surv 57: 365–376.

[4] Silverberg SJ (2007) Vitamin D deficiency and primary hyperparathyroidism. J Bone Miner Res 22 (Suppl 2): V100–V104.

[5] Walker MD, Rubin M, Silverberg SJ (2013) Nontraditional manifestations of primary hyperparathyroidism. J Clin Densitom 16: 40–47.

[6] Ahmad S, Kuraganti G, Steenkamp D (2015) Hypercalcemic crisis: a clinical review. Am J Med 128: 239–245.

[7] Silverberg SJ, Clarke BL, Peacock M et al (2014) Current issues in the presentation of asymptomatic primary hyperparathyroidism: Proceedings of the Fourth International Workshop. J Clin Endocrinol Metab 99: 3580–3594.

[8] Eastell R, Brandi ML, Costa AG et al (2014) Diagnosis of asymptomatic primary hyperparathyroidism: Proceedings of the Fourth International Workshop. J Clin Endocrinol Metab 99: 3570–3579.

[9] Brown EM (2013) Role of the calcium-sensing receptor in extracellular calcium homeostasis. Best Pract Res Clin Endocrinol Metab 27: 333–343.

[10] Marcocci C, Cianferotti L, Cetani F (2012) Bone disease in primary hyperparathyrodism. Ther Adv Musculoskelet Dis 4: 357–368.

[11] Procopio M, Borretta G (2003) Derangement of glucose metabolism in hyperparathyroidism. J Endocrinol Invest 26: 1136–1142.

[12] Procopio M, Barale M, Bertaina S et al (2014) Cardiovascular risk and metabolic syndrome in primary hyperparathyroidism and their correlation to different clinical forms. Endocrine 47: 581–589.

[13] Gasperi M, Cecconi E, Grasso L et al (2002) GH secretion is impaired in patients with primary hyperparathyroidism. J Clin Endocrinol Metab 87: 1961–1964.

[14] Cecconi E, Bogazzi F, Morselli LL (2008) Primary hyperparathyroidism is associated with marked impairment

of GH response to acylated ghrelin. Clin Endocrinol 69: 197–201.

[15] Isgaard J1, Arcopinto M, Karason K et al (2015) GH and the cardiovascular system: an update on a topic at heart. Endocrine 48: 25–35.

[16] Cecconi E, Gasperi M, Bogazzi F et al (2004) Improvement of growth hormone deficiency in patients with primary hyperparathyroidism after parathyroidectomy: results of a prospective study. J Clin Endocrinol Metab 89: 1213–1216.

[17] Bilezikian JP, Brandi ML, Eastell R et al (2014) Guidelines for the management of asymptomatic primary hyperparathyroidism: summary statement from the Fourth International Workshop. J Clin Endocrinol Metab 99: 3561–3569.

[18] Sankaran S, Gamble G, Bolland M et al (2010) Skeletal effects of interventions in mild primary hyperparathyroidism: a meta-analysis. J Clin Endocrinol Metab 95: 1653–1662.

[19] Rejnmark L, Vestergaard P, Mosekilde L (2011) Nephrolithiasis and renal calcifications in primary hyperparathyroidism. J Clin Endocrinol Metab 96: 2377–2385.

[20] Vezzoli G, Scillitani A, Corbetta S et al (2011) Polymorphisms at the regulatory regions of the CASR gene influence stone risk in primary hyperparathyroidism. Eur J Endocrinol 164: 421–427.

[21] Mollerup CL, Vestergaard P, Frøkjaer VG et al (2002) Risk of renal stone events in primary hyperparathyroidism before and after parathyroid surgery: controlled retrospective follow up study. BMJ 325: 807–810.

[22] Lila AR, Sarathi V, Jagtap V et al (2012) Renal manifestations of primary hyperparathyroidism. Indian J Endocrinol Metab 16: 258–262.

[23] Yamashita H, Noguchi S, Uchino S et al (2003) Influence of renal function on clinico-pathological features of primary hyperparathyroidism. Eur J Endocrinol 148: 597–602.

[24] Walker MD, Dempster DW, McMahon DJ et al (2012) Effect of renal function on skeletal health in primary hyperparathyroidism. J Clin Endocrinol Metab 97: 1501–1507.

[25] Nilsson IL, Yin L, Lundgren E et al (2002) Clinical presentation of primary hyperparathyroidism in Europe-nationwide cohort analysis on mortality from nonmalignant causes. J Bone Miner Res 17(Suppl 2): N68–N74.

[26] Yu N, Donnan PT, Flynn RW et al (2010) Increased mortality and morbidity in mild primary hyperparathyroid patients. The Parathyroid Epidemiology and Audit Research Study (PEARS). Clin Endocrinol (Oxf) 73: 30–34.

[27] Wermers RA, Khosla S, Atkinson EJ et al (1998) Survival after the diagnosis of hyperparathyroidism: a population-based study. Am J Med 104: 115–122.

[28] Walker MD, Silverberg SJ (2008) Cardiovascular aspects of primary hyperparathyroidism. J Endocrinol Invest 31: 925–931.

[29] Piovesan A, Molineri N, Casasso F et al (1999) Left ventricular hypertrophy in primary hyperparathyroidism. Effects of successful parathyroidectomy. Clin Endocrinol 50: 321–328.

[30] Caron NR1, Pasieka JL (2009) What symptom improvement can be expected after operation for primary hyperparathyroidism? World J Surg (Oxf) 33: 2244–2255.

[31] Ebert EC (2010) The parathyroids and the gut. J Clin Gastroenterol 44: 479–482.

[32] Dochez V, Ducarme G (2015) Primary hyperparathyroidism during pregnancy. Arch Gynecol Obstet 291: 259–263.

[33] Rubin MR, Bilezikian JP, McMahon DJ et al (2008) The natural history of primary hyperparathyroidism with or without parathyroid surgery after 15 years. J Clin Endocrinol Metab 93: 3462–3470.

[34] Cusano NE, Silverberg SJ, Bilezikian JP (2013) Normocalcemic primary hyperparathyroidism. J Clin Densitom 16: 33–39.

[35] Zini M, Attanasio R, Cesareo R et al (2012) AME position statement: primary hyperparathyroidism in clinical practice. J Endocrinol Invest 35(7 Suppl): 2–21.

[36] Marcocci C1, Bollerslev J, Khan AA et al (2014) Medical management of primary hyperparathyroidism: Proceedings of the Fourth International Workshop on the Management of Asymptomatic Primary Hyperparathyroidism. J Clin Endocrinol Metab 99: 3607–3618.

[37] Udelsman R, Åkerström G, Biagini C et al (2014) The surgical management of asymptomatic primary hyperparathyroidism: Proceedings of the Fourth International Workshop. J Clin Endocrinol Metab 99: 3595–3606.

译者评述

本文通过大量系统与最新文献的吸纳，总结了原发性甲状旁腺功能亢进症（pHPT）的最新进展。特别强调了亚临床期无症状型 pHPT（NCpHPT）的关注、诊断与治疗；同时对孕期 pHPT 的处理有指导性意见；对高钙危象的治疗总结了许多有效的方法。在尚无权威国际指南推出的当今，对专业诊治各类甲状旁腺功能亢进症均很有帮助。

第7章
原发性甲状旁腺功能亢进症的诊断与鉴别诊断

Diagnosis and Differential Diagnosis of Primary Hyperparathyroidism

Fabio Orlandi, Federico Arecco, Stefania Corvisieri, Ilaria Messuti

沈美萍 译

原发性甲状旁腺功能亢进症的诊断

目前原发性甲状旁腺功能亢进症（pHPT）的诊断已经相当成熟。尽管原发性甲状旁腺功能亢进症临床症状多表现为其他部位的并发症，但是目前医疗技术已经可以在患者尚无临床症状时做出早期诊断。

因此，目前对于原发性甲状旁腺功能亢进症的诊断多基于生化指标，如高钙血症，离子钙水平升高而血清总钙水平正常，甲状旁腺素（PTH）水平升高或异常[1]。

所谓的正常血钙的原发性甲状旁腺功能亢进症则是该病的另一种临床表现，其特征为完整甲状旁腺素（iPTH）的水平升高，而白蛋白调节的总钙和离子钙的水平一直正常。当然，继发性甲状旁腺功能亢进症所引起的类似情况需要被排除。例如，需要注意临床患者有无慢性肾功能衰竭、维生素 D 缺乏病（理想的维生素 D 水平应大于

75 nmol/L 或 30 ng/ml）、吸收不良以及服用相关药物（见下文）。血钙正常的原发性甲状旁腺功能亢进症可能是由于靶器官抵抗甲状旁腺素的作用所致。有人提出这种临床表现是疾病发展的初始阶段，后期可能会进一步发展为高钙血症的原发性甲状旁腺功能亢进症[2]。因此，需要密切随访这些患者，详情见第 6 章。

原发性甲状旁腺功能亢进症的典型生化特征是升高的或正常偏高的甲状旁腺素水平、高钙血症、低磷血症，通常伴随高钙尿症（表 7-1）。

表 7-1　原发性甲状旁腺功能亢进症的生化诊断标准

矫正后总钙水平或离子钙水平	均升高或仅离子钙升高
第二代或第三代 PTH 检测法	增高或正常值偏高
25-OH-D	如果缺乏，需纠正至 20～30 ng/ml
尿钙排泄	升高

甲状旁腺素的检测

甲状旁腺素是一种由 84 个氨基酸组成的蛋白质，在循环系统中可分解为多个蛋白片段，但只有前 34 个残基具有生物活性。

1960～1970 年期间，第一代甲状旁腺素检测技术诞生，这代技术可以检测 C‐端甲状旁腺素片段（无生物活性）以及完整 1～84 位甲状旁腺素[3]。但是该检测技术很难区分非甲状旁腺所致高钙血症和轻度的原发性甲状旁腺功能亢进症，因为慢性高钙血症也可以刺激 C‐端甲状旁腺素片段的生成。此外，这些片段在慢性肾功能衰竭的患者外周血中的浓度也会明显升高，从而导致检测结果难以解释。

1987 年，第二代甲状旁腺素检测技术（或称完整的甲状旁腺素检测）产生，可以特异性检测完整的甲状旁腺素（1～84 位）分子。然而，近期的一些重要评价性实验却质疑其价值；事实上该技术与甲状旁腺素长片段的反应，主要锚定于第 4、7、10 和 15 位氨基酸，因为这些氨基酸在甲状旁腺素结构中表达最丰富。但是在 20% 的健康受试者以及 50% 的肾功能衰竭患者中也可以检测到这些长的氨基酸残基。

上述检测不足导致了最近发展起来的第三代检测技术，或称为"整体"的甲状旁腺素检测技术，可以选择性地只检测 1～84 位片段。该技术于 1999 年诞生，使用可以直接结合甲状旁腺素（1～4 位）且不与甲状旁腺素（7～84 位）产生交叉反应的标志抗体，从而可以特异性检测甲状旁腺素（1～84 位）。此外，利用第三代技术可以检测甲状旁腺素（1～84 位）的一种翻译后修饰形式，即 15～20 位的丝氨酸残基的磷酸化。这种分子修饰形式只在 10% 健康人群和 15% 肾功能衰竭患者中有表达，但是在甲状旁腺癌和重度甲状旁腺功能亢进症患者中明显高表达。不过，这意味着用第三代技术检测出的甲状旁腺素浓度要比第二代技术低[4]。

第二代和第三代检测技术对原发性甲状旁腺功能亢进症的诊断敏感性相似，但均明显高于第一代技术。对于不同的 25‐OH‐D（骨化二醇）水平，血清甲状旁腺素正常参考区间值目前尚不明确，需要对此进行深入的研究。如果仅表现为甲状旁腺素值的升高，需要每 3～6 个月进行至少 2 次复测[5]。

血钙

血钙总值包括游离的离子钙（总钙量的 50%）、与蛋白质结合的钙（总钙量的 40%，其中 80% 与白蛋白结合）以及与无机或有机阴离子（如磷酸盐、柠檬酸盐、硫酸盐）结合的络合钙（总钙量的 10%）。但只有离子钙可发挥生物学作用[3]。

因此，许多因素会导致总钙量和离子钙量的测量差异（表 7‐2）。

- 总钙水平升高，但离子钙不发生改变，可见于血液浓缩（如长时间使用止血带和脱水）以及总钙水平降低而离子钙不变的情况，也可见于血液稀释（如抽取长期卧床的住院患者的血样）[6]。

- 低白蛋白血症会导致总钙量的降低，但不影响离子钙。因此可以使用教科书中的计算公式，根据血清白蛋白浓度计算修正后的血钙含量：

修正后的血钙量 = 血钙浓度（mg/dl）+ 0.8 × [4 − 血清白蛋白浓度（g/dl）]

当然，这个计算公式有值得商榷的地方，因为它没有考虑到其他可能影响离子钙、蛋白结合钙或络合钙的因素。事实上，除了白

表 7-2　导致总钙和离子钙测量差异的因素

总钙发生改变但离子钙无变化	离子钙发生改变但总钙无变化
低白蛋白血症	酸碱平衡失调
血液浓缩或血液稀释	
副蛋白血症	
柠檬酸络合钙	
含钆药物	
原发性甲状旁腺功能亢进症所致的轻度高钙血症	

蛋白，蛋白结合钙还会受到其他蛋白质浓度改变、异常蛋白血症、pH、游离脂肪酸、胆红素、药物和肝素等因素的影响[4]。络合钙的形成则会受到柠檬酸、磷酸盐、乳酸、碳酸氢以及其他有机和无机阴离子的浓度的影响[6]。

• 异常蛋白血症（如多发性骨髓瘤）：异常球蛋白可以与钙结合从而影响总钙的检测。

• 过量的可溶性钙离子螯合剂：大量输入含有枸橼酸盐的血液制品会导致总钙量的增加；与此同时，离子钙含量可保持稳定。

• 含钆药物会导致总钙量降低，但并不影响离子钙。

• 酸碱平衡失调是唯一会引起离子钙变化而总钙不变的因素。主要是因为酸中毒降低了蛋白质和钙两者之间的结合，导致离子钙增加；碱中毒则会引起相反的效果。如果患者出现酸碱失衡，其离子钙可能会发生改变[3]。

• 原发性甲状旁腺功能亢进症所致的轻度高钙血症：相对于检测总钙，检测离子钙是否升高似乎是一个较好的指标。因此，当怀疑有钙代谢紊乱的时候，检测离子钙可以提高诊断的灵敏性和特异性，在原发性甲状旁腺功能亢进症所致的高钙血症中更为敏感[6]。事实上，4%～10%的原发性甲状旁腺功能亢进症的患者表现为血清总钙水平正常而离子钙水平升高[7]。

• 通过检测离子钙来诊断原发性甲状旁腺功能亢进症具有更好的效果，其原理目前并不完全清楚，因为这些患者中没有观察到蛋白质浓度、白蛋白浓度以及 pH 的变化[8]。

目前鼓励使用离子钙进行检测，虽然还存在不同实验室间变异范围过大限制了其临床价值的问题[8]。

25-OH-D

维生素 D 在外周血中表现为 3 种不同的形式：母体维生素 D 和两种代谢物。骨化二醇（25-OH-D）在肝脏中产生，骨化三醇 $[1, 25-(OH)_2-D_3]$ 则形成于近端肾小管。推荐检测血清中的骨化二醇，因为它比母体维生素 D 半衰期长，同时，其在外周血中浓度为 nmol 级，而骨化三醇浓度较低，仅为 pmol 级[3]。

原发性甲状旁腺功能亢进症患者推荐检测骨化二醇浓度，维生素 D 缺乏病的患者需要补充维生素 D，以期达到最低的治疗目标 50 nmol/L（20 ng/ml），或更佳目标 75 nmol/L（30 ng/ml）。当补充维生素 D 时，一部分因为维生素 D 缺乏病而表现为正常血钙的原发性甲状旁腺功能亢进症患者可能会表现出高钙血症，从而被重新分类为高钙血症的原发性甲状旁腺功能亢进症患者[5]。因此，当补充维生素 D 的时候需要密切监测血清钙和尿钙[3]。骨化三醇的检测目前尚无循证学证据[5]。

其他实验室检查

• 原发性甲状旁腺功能亢进症常出现尿钙排泄增加。检测时可发现尿钙浓度＞400 mg/24 h[5]。

- 血肌酐和估计肾小球滤过率（estimate glomerular filtration rate, eGFR）有助于评估肾功能和正确解释甲状旁腺素水平[5]。

- 钙和（或）肌酐清除率检测有助于鉴别原发性甲状旁腺功能亢进症和家族性低尿钙性高钙血症（FHH），后者是一种常染色体显性遗传疾病，特点是无症状和无并发症的高钙血症、正常偏高的甲状旁腺素水平以及低尿钙（见下文）[9]。

- 原发性甲状旁腺功能亢进症常伴有低磷。

- 血氯含量常升高，从而导致轻度高氯性代谢性酸中毒；碳酸氢根含量常会代偿性降低。

确诊原发性甲状旁腺功能亢进症的检测

部分无症状型原发性甲状旁腺功能亢进症的患者可表现出血钙水平或血甲状旁腺素水平正常；在这些情况下，依据检测结果不容易诊断为原发性甲状旁腺功能亢进症，因此首先需要明确这些患者是否为早期的原发性甲状旁腺功能亢进症。一些作者报道，相对于正常细胞，甲状旁腺腺瘤细胞对钙的负反馈敏感性下降[10-12]，这主要是因为钙敏感受体的数量减少从而导致信号传导系统的钝化[13-16]。为了鉴别原发性甲状旁腺功能亢进症和正常的甲状旁腺功能，有作者认为静脉注射钙剂进行甲状旁腺素抑制试验[17-20]具有较好的临床诊断价值。第二代和第三代甲状旁腺素检测技术均可用于该诊断实验。采用不同的钙剂输入方式获得的结果，均具有较好的诊断敏感性和特异性，能够区分原发性甲状旁腺功能亢进症患者与健康对照人群。然而在临床指南中没有考虑纳入该诊断技术，因为它们操作并不规范且没有充分的文献支持。

Titon 等[17]将10％葡萄糖酸钙按0.33 mmol/kg加入0.9％氯化钠中，并配成500 ml溶液，持续输注3小时；在输液前、输液结束时以及输液结束后3小时分别检测血钙、血磷和甲状旁腺素。如果是原发性甲状旁腺功能亢进症患者，钙剂输完后其甲状旁腺素值高于15 ng/L（对照组小于15 ng/L），钙剂输完3小时后其甲状旁腺素值高于26 ng/L（对照组小于20 ng/L）。当取诊断阈值为12 ng/L时，该实验诊断的特异性为93％、敏感性为100％；如果取阈值为14 ng/L时，敏感性和特异性分别为92％和92％。

Zhao 等[18]用4 mg/(kg·h)的葡萄糖酸钙连续输注120分钟，输液刚开始以及开始后30、60、90、120分钟分别检测血钙、血磷和甲状旁腺素水平。利用甲状旁腺素抑制率（PTH-IR，甲状旁腺素水平较基线值降低比例）在120分钟时＜73％作为阈值，可以较好地区分轻微原发性甲状旁腺功能亢进症和正常对照人群（敏感性为95％，特异性为99.9％），即使这些患者伴有维生素D缺乏病时情况也是如此。此外，如果取 PTH-IR/△Ca（△Ca = 相对基线值增加的血清钙）＜1.27，则其诊断的敏感性为90％，特异性为82.4％。

总之，钙剂负荷试验对于确诊血钙正常或者甲状旁腺素正常偏高的原发性甲状旁腺功能亢进症患者可能是一个较好的诊断手段。在临床实践中推广其应用前，需要在更多的患者中进行一个标准化的操作和验证。

鉴 别 诊 断

原发性甲状旁腺功能亢进症的鉴别诊断

应排除其他疾病引起的继发性或代偿性甲状旁腺素水平增高而血钙水平正常或增高：

- 维生素 D 缺乏病
- 慢性肾功能衰竭
- 药物
- 高钙尿症
- 低尿钙性高钙血症
- 吸收不良综合征

维生素 D 缺乏病

目前已经明确血清维生素 D 和甲状旁腺素之间呈反比关系，因此，甲状旁腺素的缓慢增加常伴有维生素 D 的不足，直至骨化二醇浓度下降到 110 nmol/L 以下 [21]。维生素 D 不足的定义为骨化二醇的浓度 < 50 nmol/L，维生素 D 缺乏的定义为骨化二醇的浓度 < 25 nmol/L [5]。维持维生素 D 血清浓度正常可以使血清甲状旁腺素浓度保持在正常水平，即使钙的摄入量小于 800 mg/d [22]。无论在原发性甲状旁腺功能亢进症患者还是正常人群中，维生素 D 摄入不足是一个普遍现象。因此，推荐对所有甲状旁腺素升高的患者检测血清维生素 D 浓度，并对其进行计算矫正以利于诊断原发性甲状旁腺功能亢进症 [5]。具体细节可见第 6 章。

慢性肾功能衰竭

在慢性肾功能衰竭的患者中，继发性甲状旁腺功能亢进症是一种常见的并发症。这主要是因为高磷血症导致活性维生素 D 合成的降低和钙的消耗，从而刺激甲状旁腺素分泌增加。除了这些机制，还有可能通过细胞膜钙离子受体、细胞核骨化三醇受体和目前未知磷酸盐靶细胞直接影响甲状旁腺细胞 [23]。因此，慢性肾衰竭不仅会导致激素紊乱，还会导致甲状旁腺细胞增殖，从而引起甲状旁腺增生。这种情况最终会导致甲状旁腺产生自主功能，即使后来继发性甲状旁腺功能亢进症被纠正，甲状旁腺还是高功能状态，这种情况被称为三发性甲状旁腺功能亢进症。尿毒症引起的继发性和三发性甲状旁腺功能亢进症的临床症状包括肾性骨病、钙抵抗和可能的血管钙化。其发病率和死亡率较高，主要是因为发生心血管事件的风险增加。以人群为基础的研究表明，当肾小球滤过率（eGFR）< 60 ml/min 时甲状旁腺素水平开始升高 [5]。

药物

目前已知有一些药物会刺激甲状旁腺素分泌的增加，其中最常见的是噻嗪类、双膦酸盐、狄诺塞麦和锂剂。

1. 噻嗪类药物

噻嗪类利尿剂有多种机制可能影响钙代谢，导致血清钙水平升高。肾排泄的减少是最常见的机制，而利尿剂所引起的代谢性碱中毒也可以使 pH 增加，导致蛋白结合钙的增加从而引起血清总钙水平升高。此外，用药期间肠道对钙的吸收得到增强，且这种增强似乎不依赖于维生素 D。最后，血液浓缩会引起高钙血症。噻嗪类药物和甲状旁腺素分泌之间具体的关系还不清楚 [24]。多年以前，Pickleman 的研究团队发现噻嗪类药物可能引起甲状旁腺增大 [25]。此外，目前已发现使用噻嗪类药物可能会引起轻度的原发性甲状旁腺功能亢进症或正常血钙的原发性甲状旁腺功能亢进症。但是，在 JCEM 最近的一篇评论文章中，Yacobi-Bach 等 [5] 建议第四届血钙正常的甲状旁腺功能亢进症指南制定团队将噻嗪类药物从会引起血清甲状旁腺素升高的药物清单中移除，因为没有证据表明该药会对人类受试者产生影响 [26]。

2．双膦酸盐类药物

双膦酸盐类药物被广泛用于治疗骨质疏松症、Paget 病、晚期肿瘤骨转移、多发性骨髓瘤和恶性高钙血症。其作用机制包括与二价离子（如 Ca^{2+}）相结合并吸附到活性骨矿物质表面，从而将其从循环系统中迅速清除。这主要是因为破骨细胞通过内吞作用吸收双膦酸盐而产生上述作用。因此，在开始口服或静脉注射双膦酸盐数周后，会出现剂量相关性的血清钙、磷减少，并伴随甲状旁腺素明显增加。与此同时，尿钙和尿磷酸盐也会减少[27]。代偿性甲状旁腺素分泌过多会增加钙的肾小管重吸收，并刺激肾生产骨化三醇。因此，在正常情况下，长期使用双膦酸盐治疗并不会明显出现双膦酸盐导致的低钙血症；口服双膦酸盐治疗过程中极少出现症状性低钙血症，通常只发生在治疗开始后几周内。相反，静脉注射双膦酸盐类药物可能引起症状性低钙血症，通常发生在治疗后几天内。据报道，即使预防性补充维生素 D 和钙剂，仍有约 8% 的使用唑来膦酸治疗的肿瘤患者会发生低钙血症[28]。容易引起双膦酸盐导致的低钙血症的危险因素包括患有甲状旁腺功能减退症[29, 30]、维生素 D 缺乏病和肾功能衰竭者[31]。在静脉输注双膦酸盐前 2 周补充钙剂和维生素 D 可以避免或减轻双膦酸盐类药物引起的低钙血症和继发性甲状旁腺功能亢进症。

3．锂剂

对患有情感障碍的精神病患者使用锂（Li）治疗会产生一些代谢相关并发症。长期使用锂剂会导致轻微的甲状旁腺功能亢进症，停药后这种情况可以被逆转[32]。锂剂可以通过干扰 cAMP 信号通路从而影响细胞内信号传导，导致甲状旁腺细胞钙离子受体敏感性阈值的增加，引起血清甲状旁腺素水平的升高。此外，锂剂还会减弱肾脏对钙的排泄作用。总之，上述作用机制最终导致了高钙血症[33]。长期使用锂剂（≥ 10 年）的患者中，10%～15% 患有甲状旁腺增生或腺瘤，出现甲状旁腺功能亢进症，其中女性发生率较高（男女比例为 1∶4）[34]。在明确锂相关的甲状旁腺功能亢进症的诊断后，首选治疗应当是停用锂剂。如果症状持续存在或锂剂不能停用，则必须考虑行甲状旁腺切除术[35]。

4．狄诺塞麦

狄诺塞麦是一种人单克隆抗体的靶向药物，可以直接与受体结合，从而激活核因子-κB 配体（RANKL）通路，是一种代表性的抑制剂，主要被用于治疗骨质疏松症[36]。在临床前[37] 和临床研究中[38]，狄诺塞麦引起血清钙水平的短暂性下降而诱发剂量依赖性 PTH 增高。即使患者不补充钙剂和维生素 D，狄诺塞麦也很少引起有症状型低钙血症。推荐预防性补充钙和维生素 D，否则在使用狄诺塞麦第 1 个疗程结束后的 6 个月内可以观察到甲状旁腺素的升高。但是预防性补充钙剂和维生素 D 的临床获益目前尚不明确[39]。

高钙尿症

高钙尿症是肾结石病的最常见原因。最常见的临床情况包括：

- 钙吸收增加引起的高钙尿症
- 肾磷酸盐排出引起的高钙尿症
- 肾排泄增加引起的高钙尿症
- 钙的再吸收引起的高钙尿症
- 特发性高钙尿症

尿钙排泄增加所导致的一过性低钙血症以及继发性甲状旁腺功能亢进症，需除外原发性甲状旁腺功能亢进症引起的再吸收性高钙尿症。

低尿钙性高钙血症

FHH 是一种常染色体显性遗传病，主要是由于编码钙传感受体的基因突变失活所致[40]（见第 14 章）。其临床特点是持续终身的无症状型高钙血症、正常或升高的血浆甲状旁腺素以及相应的肾脏钙排泄量下降[41]。家族性高钙血症是一种良性的疾病，一般不需要治疗。特别是如果仅行部分甲状旁腺切除术并不能降低血钙，除非行全部甲状旁腺切除术，但这会导致低钙血症。在临床实践中，可以根据肾脏对钙的不同排泄量来鉴别家族性高钙血症与原发性甲状旁腺功能亢进症。最常用的鉴别指标是钙 / 肌酐清除率（calcium/creatinine clearance ratio, CCCR），需要同时测定血浆中的钙和肌酐量以及 24 小时肾排泄的钙和肌酐量，并利用下述公式进行计算：

钙 / 肌酐清除率 =（24 小时尿钙 / 血钙）/（24 小时尿肌酐 / 血肌酐）

美国和澳大利亚的最新指南已经确定钙 / 肌酐清除率的诊断阈值为：家族性高钙血症 < 0.01，而原发性甲状旁腺功能亢进症 > 0.02[42]。

钙吸收不良

吸收不良综合征是指一些疾病导致肠道对营养物质吸收障碍，引起这种情况的因素包括：

- 乳糜泻、慢性胰腺炎、囊性纤维化和牛乳蛋白过敏
- 胆囊、肝脏或胰腺的先天性疾病
- 胃肠手术后
- 慢性炎性疾病（IBD）
- 放射治疗
- 短肠综合征
- 热带口炎性腹泻
- Whipple 病

在这些疾病导致钙缺乏的同时，膳食钙摄入的不足会进一步影响钙的代谢。以上这些情况会导致短暂性的血钙水平下降，从而引起继发性甲状旁腺功能亢进症。

参考文献

[1] AACE/AAES Task Force on Primary Hyperparathyroidism (2005) The American Association of Clinical Endocrinologists and The American Association of Endocrine Surgeons Position Statement on the Diagnosis and Management of Primary Hyperparathyroidism. Endocr Pract 11: 50–54.

[2] Cusano NE, Silverberg SJ, Bilezikian JP (2013) Normocalcemic primary hyperparathyroidism. J Clin Densitom 16: 33–39.

[3] Glendenning P (2003) Diagnosis of primary hyperparathyroidism: controversies, practical issues and the need for Australian guidelines. Intern Med J 33: 598–603.

[4] Eastelle R, Arnold A, Brandi ML et al (2009) Diagnosis of asymptomatic primary hyperparathyroidism: Proceedings of the Third International Workshop. J Clin Endocrinol Metab 94: 340–350.

[5] Eastell R, Brandi ML, Costa AG et al (2014) Diagnosis of asymptomatic primary hyperparathyroidism: Proceedings of the Fourth International Workshop. J Clin Endocrinol Metab 99: 3570–3579.

[6] Endres DB (2012) Investigation of hypercalcemia. Clin Biochem 45: 954–963.

[7] Nordenstrom E, Katzman P, Bergenfelz A (2011) Biochemical diagnosis of primary hyperparathyroidism: Analysis of the sensitivity of total and ionized calcium in combination with PTH. Clin Biochem 44: 849–852.

[8] Ladenson JH (1991) Calcium determination in primary hyperparathyroidism. J Bone Mineral Res 6(Suppl 2): S33–S41.

[9] Woo S, Song H, Song KE et al (2006) A case report of familial benign hypocalciuric hypercalcemia: a mutation in the calcium-sensing receptor gene. Yonsei Med J 47: 255–258.

[10] Bergenfelz A, Valdermarsson S and Ahren B (1993) Suppression by calcium of serum levels of intact parathyroid hormone in primary hyperparathyroidism. Hormone Res 39: 146–151.

[11] Khosla S, Ebeling PR, Firek AF et al (1993) Calcium infusion suggests a set-point abnormality of parathyroid gland function in familial benign hypercalcemia and more complex disturbances

in primary hyperparathyroidism. J Clin Endocrinol Metab 76: 715–720.

[12] Nygren P, Gylfe E, Larsson R et al (1998) Modulation of the Ca2+-sensing function of parathyroid cells in vitro and hyperparathyroidism. Biochim Biophys Acta 968: 253–260.

[13] Farnebo F, Enberg U, Grimelius L et al (1997) Tumor-specific decreased expression of calcium sensing receptor messenger ribonucleic acid in sporadic primary hyperparathyroidism. J Clin Endocrinol Metab 82: 3481–3486.

[14] Corbetta S, Mantovani G, Lania A et al (2000) Calcium-sensing receptor expression and signaling in human parathyroid adenomas and primary hyperplasia. Clin Endocrinol (Oxf) 52: 339–348.

[15] Yano S, Sugimoto T, Tsukamoto T et al (2003) Decrease in vitamin D receptor and calciumsensing receptor in highly proliferative parathyroid adenomas. Eur J Endocrinol 148: 403–411.

[16] Mizunashi K, Furukawa Y, Goto MM (1998) Ratio of baseline level/maximum level of serum PTH in pseudohypoparathyroidism and primary hyperparathyroidism. Calcif Tissue Int 62: 991–998.

[17] Titon I, Cailleux-Bounacer A, Basuyau JP et al (2007) Evaluation of a standardized short-time calcium suppression test in healthy subjects: interest for the diagnosis of primary hyperparathyroidism. Eur J Endocrinol 157: 351–357.

[18] Zhao L, Zhang MJ, Zhao HY et al (2011) PTH inhibition rate is useful in the detection of early-stage primary hyperparathyroidism. Clin Biochem. 44(10–11): 844–848.

[19] Hagag P, Revet-Zak I, Hod N et al (2003) Diagnosis of normocalcemic hyperparathyroidism by oral calcium loading test. J Endocrinol Invest 26: 327–332.

[20] Lips P, Netelenbos JC, van Doorn L et al (1991) Stimulation and suppression of intact parathyroid hormone (PTH1-84) in normal subjects and hyperparathyroid patients. Clin Endocrinol (Oxf) 35: 35–40.

[21] Dawson-Hughes B, Harris SS, Dallal GE (1997) Plasma calcidiol, season, and serum parathyroid hormone concentrations in healthy elderly men and women. Am J Clin Nutr 65: 67–71.

[22] Steingrimsdottir L, Gunnarsson O, Indridason OS et al (2005) Relationship between serum parathyroid hormone levels, vitamin D sufficiency, and calcium intake. JAMA 294: 2336–2341.

[23] Drüeke TB (2000) Cell biology of parathyroid gland hyperplasia in chronic renal failure. J Am Soc Nephrol 11: 1141–1152.

[24] Wermers RA, Kearns AE, Jenkins GD et al (2007) Incidence and clinical spectrum of thiazide-associated hypercalcemia. Am J Med 120: e9–e15.

[25] Pickleman JR, Straus FH, Forland M et al (1969) Thiazide induced parathyroid stimulation. Metabolism 18: 867–873.

[26] Yacobi-Bach M, Serebro M, Greenman Y et al Letter to the Editor: Thiazides are not inducers of PTH secretion: a comment on normocalcemic hyperparathyroidism. J Clin Endocrinol Metab 100: L27–L28.

[27] Harris ST, Gertz BJ, Genant HK et al (1993) The effect of short term treatment with alendronate on vertebral density and biochemical markers of bone remodeling in early postmenopausal women. J Clin Endocrinol Metab 76: 1399–1406.

[28] Chennuru S, Koduri J, Bauman MA et al (2008) Risk factors for symtomatic hypocalcemia complicating treatment with zoledronic acid. Intern Med J 38: 635–637.

[29] Maalouf NM, Heller HJ, Odvina CV et al 2006 Bisphosphonate-induced hypocalcemia: report of 3 cases and review of literature. Endocr Pract 12: 48–53.

[30] Richmond BK (2005) Profound refractory hypocalcemia after thyroidectomy in a patient receiving chronic oral bisphosphonate therapy. Am Surg 71: 872–873.

[31] Chennuru S, Koduri J, Bauman MA (2008) Risk factors for symtomatic hypocalcemia complicating treatment with zoledronic acid. Intern Med J 38: 635–637.

[32] Giusti CF, Amorim SR, Guerra RA et al (2012) Endocrine disturbances related to the use of lithium. Arq Bras Endocrinol Metabol 56: 153–158.

[33] Saunders BD, Saunders EFH, Gauger PG (2009) Lithium therapy and hyperparathyroidism: an evidence-based assessment. World J Surg 33: 2314–2323.

[34] Szalat A, Mazeh H, Freund HR (2009) Lithium-associated hyperparathyroidism: report of four cases and review of the literature. Eur J Endocrinol 160: 317–323.

[35] Skandarajah AR, Palazzo FF, Henry JF et al (2011) Lithium-associated hyperparathyroidism: surgical strategies in the era of minimally invasive parathyroidectomy. World J Surg 35: 2432–2439.

[36] Anastasilakis AD, Toulis KA, Polyzos SA et al (2012) Long-term treatment of osteoporosis: safety and efficacy appraisal of denosumab. Ther Clin Risk Manag 8: 295–306.

[37] Pierroz DD, Bonnet N, Baldock PA et al (2010) Are osteoclasts needed for the bone anabolic response to parathyroid hormone? A study of intermittent parathyroid hormone with denosumab or alendronate in knock-in mice expressing humanized RANKL. J Biol Chem 285: 28164–28173.

[38] Bekker PJ, Holloway DL, Rasmussen AS et al (2004) A single-dose placebo-controlled study of AMG 162, a fully human monoclonal antibody to RANKL, in postmenopausal women. J Bone Miner Res 19: 1059–1066.

[39] Makras P, Polyzos S, Papatheodorou A et al (2013) Parathyroid hormone changes following denosumab treatment in postmenopausal osteoporosis. Clin Endocrinol (Oxf) 79: 499–503.

[40] Thakker RV (2004) Diseases associated with the extracellular calcium-sensing receptor. Cell Calcium 35: 275–282.

[41] Tfelt-Hansen J, Brown EM (2006) The calcium-sensing receptor in hereditary disorders of calcium homeostasis. Clin Cases Miner Bone Metab 3: 150–161.

[42] Christensen SE, Nissen PH, Vestergaard P et al (2008) Discriminative power of three indices of renal calcium excretion for the distinction between familial hypocalciuric hypercalcaemia and primary hyperparathyroidism: a follow-up study on methods. Clin Endocrinol (Oxf) 69: 713–720.

译者评述

　　由于其发病早期无特异性表现，原发性甲状旁腺功能亢进症曾经作为罕见疾病不被人们认识。随着疾病向专业化方向发展以及血液离子钙检测和甲状旁腺素检测技术的改进，甲状旁腺功能亢进症患者越来越多地得到诊断。本章详细介绍了原发性甲状旁腺功能亢进症的基于生化指标的早期诊断，以及与继发性或代偿性甲状旁腺素水平增高的鉴别诊断，具有较强的临床实用价值。

第 8 章
原发性甲状旁腺功能亢进症的治疗
Management of Primary Hyperparathyroidism

Michele Camandona

代文杰 译

药物治疗 *vs.* 手术治疗

有症状型原发性甲状旁腺功能亢进症（pHPT）的治疗方式为手术治疗。对于不愿手术治疗或者不能手术治疗的患者，药物治疗起着重要作用。对于这些患者，通常用西那卡塞控制高钙血症，用双膦酸盐增加骨密度（BMD）。

当满足第四届关于无症状型原发性甲状旁腺功能亢进症治疗的国际研讨会提出的至少 1 项条件时，无症状型原发性甲状旁腺功能亢进症应手术治疗[1]。对于没有手术指征的患者，药物治疗需根据不同患者制订个体化用药方案，必要时增加骨密度（BMD）或降低血钙浓度[2-4]。

关于药物治疗的详细内容见第 5 章。

手术治疗的替代方式

是否存在能替代手术切除甲状旁腺的治疗方式？对于某些特定患者——有 1 型多发性内分泌肿瘤复发的 pHPT，建议采用经皮注射无水乙醇的治疗方法。Mayo 诊所关于 37 例行 123 次乙醇注射病例的研究，其中 73% 获得满意效果，5% 出现暂时性并发症[5]。对于复杂病例来说，这些经验是有限的，因此，该种治疗方法不能作为手术治疗的标准替代疗法。

原发性甲状旁腺功能亢进症手术切除甲状旁腺的适应证

根据临床表现，pHPT 被分为有明显临床症状型和无症状型两种。正如诊断方法的完善以及对甲状旁腺素活性病理生理学研究的进展，这两种 pHPT 的分界线变得更精确。对于高血钙水平和高甲状旁腺素水平及高钙尿症和低血磷水平的患者，他们被认为是有症状型。

明确的临床表现伴随着血液检测的改变：

泌尿系统症状：肾结石、肾钙质沉着症，可能伴有肾绞痛。

骨骼系统症状：骨质脆弱、轻微创伤导致的骨折，主要是由于骨密度降低，尤其是骨皮质。

神经系统症状：情绪不稳定、抑郁、注意力难以集中、乏力、易疲劳。

胃肠道症状：胃酸分泌过多、腹痛。

心血管系统症状：左心室肥大、心肌钙化。

严重高钙血症。

除了典型的神经精神症状外，所有上述症状均可以在甲状旁腺切除术（PTx）后缓解。因此，有症状型 pHPT 采取手术治疗被广泛接受。

术前定位病变腺体很重要，但不能作为手术可行的标准。除了外科医师的经验之外，术中甲状旁腺素（PTH）水平是调整术中探查的基本原则。

如果患者因为严重合并症不能耐受手术或者患者不愿意手术治疗，药物治疗是必要的。应用西那卡塞控制血钙水平，应用双膦酸盐控制骨病。

对于无症状型的治疗更为复杂，并且争议和共识一直并存。目前诊断为甲状旁腺功能亢进症的患者中 80% 是无症状的，这一点非常重要。

事实上，将或多或少有高钙血症但不伴有临床症状的甲状旁腺功能亢进症认为是"无症状疾病"这一想法有点过时。这是由于甲状旁腺功能亢进症主要是病理学改变，这一点已在近年来被更详细地研究证实。

1990 年，美国国立卫生研究院（NIH）组织了一次共识发展会议，会议推荐以下因素作为无症状型 HPT 的手术适应证：血钙浓度大于 12 mg/dl，出现高钙血症症状，肌酐清除率降低，肾结石，高钙尿症，骨质疏松，年龄 < 50 岁 [6]。

从 1990 年至今，有 4 场关于无症状型原发性甲状旁腺功能亢进症治疗的研讨会，最近一场是 2013 年在意大利佛罗伦萨 [2]。

近年来在适应证方面与 1990 年相比发生了什么变化呢？除了新提出的适应证，还对 pHPT 的自然病程有了更好的理解。即使有证据支持疾病的稳定性可由血液化验及 BMD 判断，新数据显示这种稳定性并不持久。持续时间分别是血液化验 8 年、BMD 12 年。经过 15 年的观察显示，1/3 的案例出现了肾结石、高血钙水平，以及骨密度降低。相反，行甲状旁腺切除术治疗后，血液化验在短期内好转，骨密度也提升并稳定。

因此，当可以进行一段时间仔细随访时，对于无症状型 HPT 应采取手术治疗。

2013 年第四届研讨会证实的指南推荐意识到定义无症状型困难时，应更早地关注有症状型。前提是只要手术由致力于该病的专科医师操作，手术治疗就是明确的 [7]。

与 2008 年研讨会提出的 22 个问题相比，2013 年在佛罗伦萨，专家们提出了 25 个问题 [8]。第 1 个问题是关于 pHPT 的正确诊断：应用第二代和第三代诊断试剂盒检测 PTH 水平，$1,25-(OH)_2-D$ 的水平必须在正常范围内，这是基本原则。当血钙水平（包括离子钙和总钙）都正常，伴不明原因的 PTH 升高时，也可以确诊为 pHPT。这些形式的临床过程随着时间的推移是不可预测的。

第 2 个问题是关于无症状型的表现形式。疾病的自然进程可以稳定数年，但不会一直稳定。

此外，其他问题还与地域分布有关。强调了相较于欧洲和北美来说，南美和亚洲出现了有症状型的增长。然而这些数据并不能证明指南所提出的根据地域差异判断患者来源。

关于临床表现的问题，分为典型和不典型两种。典型的 HPT 主要以骨骼系统和泌尿系统表现为主，非典型的 HPT 主要以心血管和神经系统表现为主 [9]。

在关于骨骼系统改变的研究中，通过骨小梁系统评估椎体骨折研究的重要性得以显现。这一目标通过引进新的放射学方法如高分辨外周定量计算机断层成像（HRpQCT）得以实现。应用骨皮质层检测 BMD，采用双能 X 线吸收法（DEXA），评估桡骨远端 1/3、股骨颈、髋部和腰椎。推荐手术治疗的 BMD 全球参考值为 <-2.5。

泌尿系统的症状是最常发生的，即使肾结石被偶然发现而无症状。于是新的要素就出现了，为了确定肾结石形成的风险，肾功能的各项指标都需要进行评估，患者必须接受定期的放射性扫描（超声组织特性）。手术适应证的指标包括肌酐清除率小于 60 ml/min、尿钙浓度高于 400 mg/d、肾结石或肾钙质沉着症。

甲状旁腺功能亢进症势必会损伤心血管系统，但是这些症状是否有预测价值尚不清楚。因此，心血管系统症状不能作为手术的适应证。在讨论中推荐对各系统完整地评估，并且旨在提出在疾病进程中伴有心血管系统损伤的患者最终的手术适应证。

神经系统症状也不能作为手术适应证，因为这些症状并不是特定的，例如抑郁、情绪波动、记忆力减退在易发 HPT 的年龄段中是常见的。

因为缺乏文献数据，在随访中不推荐神经系统的评估。

总的来说，2013 年第四届研讨会指南推荐对于无症状型 pHPT 患者行甲状旁腺切除术，需至少满足 1 项下列条件：

• 血钙水平高出阈值 > 1.0 mg/dl。

• 双能 X 线吸收法（DEXA）测量骨密度（BMD）：腰椎、股骨颈、全髋或桡骨远端 1/3 的骨密度为 2.5。

• 椎体骨折。

• 肌酐清除率 < 60 ml/min，24 小时尿钙 > 400 mg/d（> 10 mmol/d）。

• 肾结石或肾钙质沉着症。

• 年龄 < 50 岁。

没有手术适应证的患者必须定期随访。包括每年测量 1 次血钙和 PTH，每 1～2 年进行 DEXA 检查。对于高钙血症进展、BMD 持续减低、出现肾结石以及骨折的病例需考虑手术治疗。

手术治疗不仅安全，还可以增加骨密度，减少骨折及肾结石形成的风险，强化了关于甲状旁腺切除术的推荐。即使很多专家认为心血管系统和神经系统临床症状也可得以改善，但是在随机研究中，这一点还没有得到证实 [10, 11]。

生存质量是文献中引入的评估甲状旁腺切除功效的另一要素，通过医疗结果健康调查简表（SF-36）来进行评估 [12-13]。短期内已可获益，在 3 个月之内，对于有症状型甚至"无症状"主诉的患者，神经心理学领域及一般状态均有所改善，例如乏力感减轻，即使术前并未感觉有这些症状 [14]。在另一项 116 例无症状型患者行甲状旁腺切除的研究中，治疗后仅有 8 例患者未感觉在日常生活中有明显改善，其他 108 例均感觉明显改善 [15]。

学界是否遵从 pHPT 治疗指南呢？2012 年在美国发表的一项多中心研究结果并不那么令人满意 [16]。1995～2008 年，3 388 例患者中即使仅有 13% 患者因为合并症而不建议手术治疗，也仅有 28% 的 pHPT 患者行甲状旁腺切除术。在无症状型患者中，根据指南有手术适应证的不足 50% 进行了手术治疗，特别是老年患者。这可能是由于内分泌医师每年接诊不足 12 例 pHPT，缺乏关于无症状型的相关知识所致，除此之外，对于老年患者来说，如果没有正确的告知或鼓励，他们是不愿意接受手术治疗的。

关于费用，近期有研究表明，不进行手术的 HPT 患者 3 年以上的医疗费用是 21 000 美元，而行甲状旁腺切除术的患者 3 年以上医疗费用是 14 700 美元。在另一组先观察 3 年再行甲状旁腺切除术治疗的患者中，费用增至 37 000 美元。这些结果表明，从经济角度来说，建议立即手术 [17]。

结　论

笔者得出以下结论：

• 除非有客观或主观的禁忌证，有症状型 pHPT 的手术治疗是必要的。

• 如果接受最新指南，无症状型 pHPT 应手术治疗，否则需要每年监测。

• 由于新的检查方法的发现和对于甲状旁腺素功能的进一步认识，无症状型 pHPT 的患者数量增加，症状也更应早期发现。

• 由专家操作的甲状旁腺切除术是安全的且有效的治疗方法，并且与药物治疗和随访的花费相比更经济。

参考文献

[1] Crouzeix G, Kerlan V (2014) Primary hyperparathyroidism: new concepts, new recommendations. Ann Endocrinol (Paris) 75 (Suppl 1): S21–S36.

[2] Bilezikian JP, Brandi ML, Eastell R et al (2014) Guidelines for the management of asymptomatic primary hyperparathyroidism: summary statement from the Fourth International Workshop. J Clin Endocrinol 99(10): 3561–3569.

[3] Köhler BB, Philippe J (2015) News in endocrinology: Management of asymptomatic primary hyperparathyroidism in 2014. Rev Med Suisse 11(456–457): 58–61.

[4] Marcocci C, Bollerslev J, Khan AA et al (2014) Medical management of primary hyperparathyroidism: proceedings of the Fourth International Workshop of the Management of Asymptomatic Primary Hyperparathyroidism. J Clin Endocrinol Metab 99(10): 3607–3185.

[5] Singh Ospina N, Thompson GB, Lee RA et al (2015) Safety and efficacy of percutaneous parathyroid ethanol ablation in patients with recurrent primary hyperparathyroidism and multiple endocrine neoplasia type 1. J Clin Endocrinol Metab 100(1): e87–e90.

[6] National Institutes of Health (1990) Diagnosis and management of asymptomatic primary hyperparathyroidism. NIH Consensus Development Conference. October 29–31, 1990. NIH Consens Statement 8(7): 1–18.

[7] Udelsman R, Akerstrom G, Biagini C et al (2014) The surgical management of asymptomatic primary hyperparathyroidism: proceedings of the Fourth International Workshop. J Clin Endocrinol Metab 99(10): 3595–3606.

[8] Bilezikian JP, Khan AA, Potts JT Jr (2009) Third International Workshop on the Management of Asymptomatic Primary Hyperthyroidism. Guidelines for the management of asymptomatic hyperparathyroidism: summary statement from the third international workshop. J Clin Endocrinol Metab 94(2): 335–339.

[9] Siverberg SJ, Clarke BL, Peacock M et al (2014) Current issues in the presentation of asymptomatic primary hyperparathyroidism: proceedings of the Fourth International Workshop. J Clin Endocrinol Metab 99(10): 3580–3594.

[10] Agarwal G, Nanda G, Kapoor A et al (2012) Cardiovascular dysfunction in symptomatic primary hyperparathyroidism and its reversal after curative parathyroidectomy: results of a prospective case control study. Surgery 154(6): 1394–1403.

[11] Pasieka JL (2013) The time has come to redefine the classic symptoms of primary hyperparathyroidism: comment on "parathyroidectomy, elevated depression scores, and suicidal ideation in patients with primary hyperparathyroidism". JAMA 148(2): 115–116.

[12] Åberg V, Norenstedt S, Zedenius J et al (2015) Health related quality of life after successful surgery for primary hyperparathyroidectomy: no additive effect from vitamin D supplementation: results of a double–blind randomized study. Eur J Endocrinol 172(2): 181–187.

[13] Brito K, Edirimanne S, Eslick GD (2015) The extent of improvement of health-related quality of life as assessed by the SF36 and Paseika scales after parathyroidectomy in patients with primary hyperparathyroidectomy — a systematic review and meta-analysis. Int J Surg 13: 245–249.

[14] Gopinath P, Sadler GP, Mihai R (2010) Persistent symptomatic improvement in the majority of patients undergoing parathyroidectomy for primary hyperparathyroidism.

Langenbecks Arch Surg 395(7): 941–946.

[15] Blanchard C, Mathonnet M, Sebag F et al (2014) Quality of life is modestly improved in older patients with mild primary hyperparathyroidism postoperatively: results of a prospective multicenter study. Ann Surg Oncol 21(11): 3534–3540.

[16] Yeh MW, Wiseman JE, Ituarte PH et al (2012) Surgery for primary hyperparathyroidism: are the consensus guidelines being followed? Ann Surg 255(6): 1179–1183.

[17] Aliabadi-Wahle S, Kelly TL, Rozenfeld Y et al (2014) Treatment strategies for primary hyperparathyroidism: what is the cost? Am Surg 80(11): 1146–1151.

译者评述

除非有明确的禁忌证，有症状型和无症状型 pHPT 诊断明确后均应考虑手术治疗。甲状旁腺切除术是安全、有效、性价比高的治疗方式。没有手术适应证的患者必须定期随访。对于高钙血症进展、BMD 持续减低、出现肾结石以及骨折的病例需考虑手术治疗。

第9章

原发性和继发性甲状旁腺功能亢进症手术治疗的术前甲状旁腺定位

Preoperative Localization for Parathyroid Surgery in Primary and Secondary Hyperparathyroidism

Giovanni Gandini, Filippo Marchisio, Giuseppe Isolato, Antonella Sargiotto, Michela Zotta, Gianni Bisi

韦 伟 王 燕 译

导 言

原发性甲状旁腺功能亢进症的诊断是依据实验室检查的结果而定的，主要是血浆甲状旁腺素（PTH）水平和血钙水平升高[1]。对于怀疑是原发性甲状旁腺功能亢进症的患者，影像学检查通常是补充检查；但在某些情况下，影像学检查也是必需的，例如需要准确显示甲状旁腺以进一步确认诊断和制订随后的治疗方案时。对于通过生化指标无法确诊的患者（例如血清 PTH 水平升高但血钙正常）和（或）临床表现不典型的患者（例如没有典型的症状或体征），或者有轻度甲状旁腺功能亢进，超声或核素显像显示存在较大的甲状旁腺腺瘤，建议手术切除治疗而非观察疗法的患者（没有明确的甲状旁腺肿块的患者的治疗方法），也必须运用影像学手段评估甲状旁腺[2, 3]。

许多影像学检查手段都可以显示甲状旁腺：超声、核素显像，计算机断层扫描（CT）和磁共振（MR）[4]。

超声（US）和核素显像是首选的检查手段，它们的敏感度相当，分别是 50.8%～93.2% 和 46.0%～87.0%。敏感度范围变化较大的主要原因是存在多枚腺体的异质性，这通常会导致阴性成像。US 和核素显像的阳性预测值均较高，约为 90%。联合运用这两种影像学检查手段会使敏感度达到95%，阳性预测值接近 100%[5]。

超 声 检 查

为了能准确扫描甲状旁腺，患者需躺平，在肩部下方垫一枕头，使颈部过伸。强烈推荐使用高频率线性换能器，以及彩色多普勒超声和第二代血管内造影剂。初步扫描是在与空间 3 个坐标轴平行的不同平面进行实时灰度成像，扫描的范围扩大到甲状腺和颈部，以评估是否存在甲状腺结节和可疑淋巴结。在生理状况下，由于特殊的位置和较小的尺寸，以及回声与甲状腺相似的原因，超声是无法显示甲状旁腺的（图 9-1）。但是在病理状态下，甲状旁腺会发生多克隆增生，且腺细胞的增生程度大于脂肪细胞。这些变化导致了超声下病理性甲状旁腺的特征性表现，具体表现为位于甲状腺背面的同质的边缘锐利的圆形或椭圆形低回声肿块[6]。彩色多普勒超声和能量多普勒超声能帮助识别甲状旁腺腺瘤，因为 80%～90% 的甲状旁腺腺瘤都由一条动脉提供血供，形成一个外周血管网络，更小的分支滋养到病灶深处。少部分甲状旁腺腺瘤和甲状旁腺增生病灶中没有明显的血管化现象（图 9-2、图 9-3）。在这种情况下，利用对比增强 US 会提高检测甲状旁腺腺瘤典型的血管化表现的可能性。US 的主要局限性在于不能发现位于纵隔深部的异位甲状旁腺[7, 8]。

尽管超声不能明确区分甲状旁腺腺瘤和甲状旁腺增生，但是能够鉴别甲状旁腺腺瘤和甲状旁腺癌。当出现以下表现时，应该怀疑是恶性病灶：① 三维轴线中有 1 条上的肿块最大直径超过 15 mm。② 能量多普勒超声显示病灶内部或周围存在杂乱无章的表现。此外，甲状旁腺癌常常表现为圆形不规则病变，有增厚的囊壁。甲状旁腺癌常常具有结构异质性，血管呈放射状且无明确的营养血管，这些均与甲状旁腺腺瘤弥漫性血管化的特点有着很大的差异。囊性变性对鉴别诊断没有帮助，因为甲状旁腺腺瘤和甲状旁腺癌都有可能出现囊性变性[9]（图 9-4）。对于那些通过临床表现或影像学不能确诊的患者，能否运用超声引导下细针抽吸的囊内液体的 PTH 水平作为确诊指标，仍然是有疑问的。

二线的影像学检查手段（例如 CT 和 MR）能帮助术前显示异位病灶，并帮助评估超声无法探测到的部位。对比增强 CT 能发现增强的甲状旁腺病灶，诊断准确率是 60%；MR 能发现小到 5 mm 的微小甲状旁腺病灶，诊断准确率是 80%。

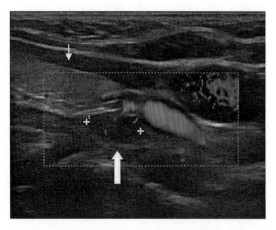

图 9-1　彩色多普勒超声纵切面图像：增生的左下甲状旁腺（粗箭头）；甲状腺左下叶（细箭头）

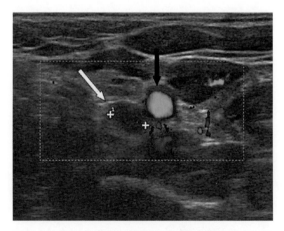

图 9-2　彩色多普勒超声横切面图像：增生的左下甲状旁腺（白色箭头）；颈总动脉（黑色箭头）

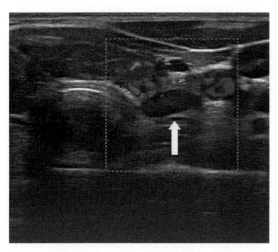

图 9-3　能量多普勒超声横切面图像：增生的左下甲状旁腺（箭头）

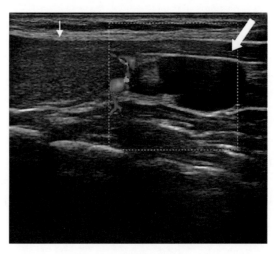

图 9-4　彩色多普勒超声纵切面图像：左下甲状旁腺囊性变性（粗箭头）；甲状腺左下叶（细箭头）

放射性核素甲状旁腺成像

甲状旁腺核素成像的主要目的是发现和定位那些生化指标反映有甲状旁腺功能亢进但无症状型患者的甲状旁腺。甲状旁腺显像手段应该是具有高度敏感性和特异性，尽可能微创操作，且价格实惠、容易施行和安全的。

甲状旁腺从妊娠第 6 周开始发育，通常被包裹在甲状腺后缘和甲状腺纤维包膜之间，位于甲状腺内或纵隔。大多数人有 4 枚甲状旁腺，也有一些人有 5 枚或 6 枚[10]。

如今，外科医师在施行首次手术前或在颈部探查失败之后，需要敏感度和精确性高的甲状旁腺成像手段（为了术前评估和了解异位病灶精确的解剖学情况），目的是尽可能地微创操作[2]。

核素扫描对发现甲状旁腺增生的敏感度低于甲状旁腺腺瘤。此外，当需要施行再次手术时，必须进行核素显像检查，因为它能早期显示术中需要操作的甲状旁腺。核素显像的另一个目的是发现异位甲状旁腺，对位于纵隔的甲状旁腺应使用单光子发射 CT（SPECT）检查，或者附加 CT 或 MR 检查以进一步确认和明确解剖学标志[11, 12]。

核素显像检查的形式有多种：双时相单同位素成像法、双同位素减影成像法或这两种方法联用。目前认为对甲状旁腺功能亢进症患者来说，[99m]Tc - 甲氧基异丁基异腈同位素扫描是最佳的显像方法。它会聚集在甲状旁腺和正常的甲状腺组织中，并受到灌注、细胞周期和线粒体功能的影响。

双时相法核素显像由两幅 10 分钟的二维动态颈部图像组成，在注射 600～900 MBq [99m]Tc - 甲氧基异丁基异腈后通过带有针孔型准直仪的伽马照相机（128×128）捕捉获得。最终得到早期相（注射造影剂后 10～15 分钟）和延迟相（注射造影剂后 1.5～2.5 小时）（图 9-5）。双时相法核素显像技术的主要特点是利用了造影剂消除时间的差异：尽管 [99m]Tc - 甲氧基异丁基异腈在甲状旁腺和甲状腺线粒体中都会聚集，但在甲状旁腺中的消除时间会延迟（根据 1992 年

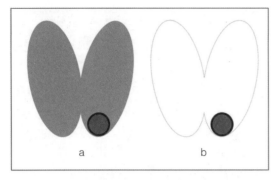

图 9-5 双时相成像技术：a. 早期相（甲状腺 + 甲状旁腺）。b. 延迟相（甲状旁腺）

O'Doerty 等的研究报道）[13]。

为了定位纵隔的异位病灶，在注射示踪剂 2 小时后，利用平行孔准直器获得二维延迟相图像。所有的影像图像均由相同的经验丰富的核医学科医师进行分析和解读[12, 14, 15]。

第 2 种显像方法是甲状旁腺减影成像技术，由 Ferlin 等于 1983 年首次提出。首先静脉注射 99mTc - 高锝酸盐（甲状腺）对甲状腺进行显像，随后与注射 201Tl（甲状腺 + 甲状旁腺）获得的图像进行数字减影：于是剩下的图像只显示了甲状旁腺[16]（图 9-6）。201Tl 进入细胞的机制是受到了钠－钾 ATP 酶的调节。

如今，在甲状旁腺减影核素显像中运用的 201Tl 已大多被 99mTc - 甲氧基异丁基异腈所替代，这是因为 201Tl 敏感度低于 99mTc - 甲氧基异丁基异腈，而放射剂量高于 99mTc - 甲氧基异丁基异腈。

如果无法获得甲状腺图像，比如在甲状腺炎时 99mTc - 高锝酸盐的摄取量低，或者其他治疗干扰使 99mTc - 高锝酸盐消耗增多时，甲状旁腺减影成像是不准确的。

在核素显像的同时或之后联用 US 检查，可以使敏感度和准确率增高[17, 18]。

联合运用 SPECT/CT 和 99mTc - 甲氧基异丁基异腈核素显像能提高检测的准确率，并帮助定位异位甲状旁腺腺瘤，制订微创切除颈部并存的结节性甲状腺疾病的手术计划[19-21]。

基于回顾性科学研究结果和笔者的经验（个人读片的核素显像图像达到 3 000 张），笔者认为 99mTc - 甲氧基异丁基异腈的双时相核素显像技术运用方便、放射剂量小且没有副作用，获得的图像质量更高，且成本 / 效益比更好。

当需要时，可以运用 99mTc - 甲氧基异丁基异腈核素显像和 US 对甲状旁腺进行术前定位，而非想当然地认为影像学检查是不可靠的。尽管笔者同意最佳的定位方法是经验丰富的外科医师的手[22]，但是一位经验丰富的核医学科医师也能提供有用的信息，以达到最佳的诊断和治疗效果[23]。

一些甲状旁腺核素显像的典型图像见图 9-7～图 9-16。

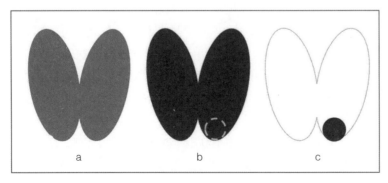

图 9-6 甲状旁腺减影核素显像（201Tl - 99mTc）。a. 99mTc 核素成像。b. 201Tl 核素成像（甲状腺 + 甲状旁腺）。c. 201Tl - 99mTc 减影成像（甲状旁腺）

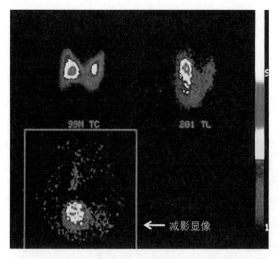

图 9-7 原发性甲状旁腺功能亢进症：右侧孤立性甲状旁腺腺瘤（^{201}Tl-^{99m}Tc）

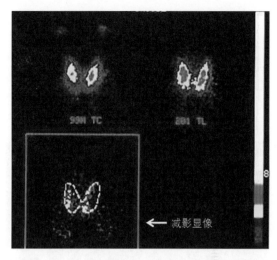

图 9-8 原发性甲状旁腺功能亢进症：显示 4 枚甲状旁腺（^{201}Tl-^{99m}Tc）

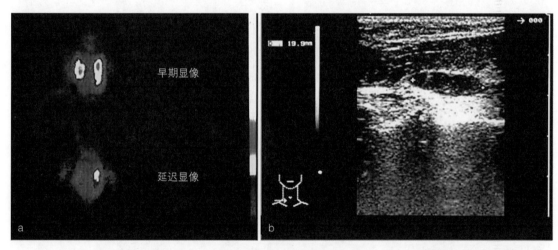

图 9-9 a. 原发性甲状旁腺功能亢进症（^{99m}Tc-甲氧基异丁基异腈），左甲状旁腺腺瘤。b. 超声图像

计算机断层扫描

CT 是评估原发性甲状旁腺功能亢进症的附加的影像学检查手段。CT 能提供准确的解剖学信息，帮助区分甲状旁腺腺瘤与其他病变，通常是二线的检查方法。

直至 20 世纪 90 年代晚期，甲状旁腺标准手术是通过横行的长切口进行颈部探查，常常需要解剖游离许多组织器官[24]。

近 10 年来，外科医师们普遍采用了微创手术方法，因此在甲状旁腺切除术前需要更精确的空间图像。于是多排计算机断层扫描（MDCT）发挥了重要的作用。

为了选择合适的微创甲状旁腺切除术的患者，手术医师需要精确定位甲状旁腺腺瘤，以排除多发性内分泌瘤病。手术医师所需要的信息包括病灶的数量、位置和大小以及病灶是甲状旁腺腺瘤的可能性。

尽管超声和核医学技术发展进步很大，但两者均不能发现所有的甲状旁腺腺瘤。CT拥有与US和核素显像相同的优势。它能对原位和异位病灶进行术前定位，并提供详细的解剖学信息。多相CT能帮助区分甲状旁腺病灶和淋巴结以及甲状腺结节（图9-17）。

近期一项meta分析显示，^{99m}Tc–甲氧基异丁基异腈核素显像在单个甲状旁腺腺瘤的检测方面优于超声检查，两种方法的敏感度分别平均是88%和78%。而多发性甲

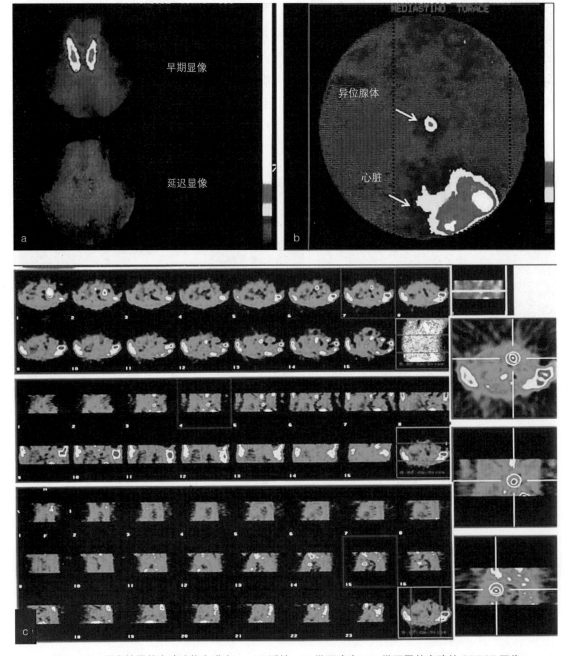

图9-10　原发性甲状旁腺功能亢进症。a. 无活性。b. 纵隔腺瘤。c. 纵隔甲状旁腺的 SPECT 图像

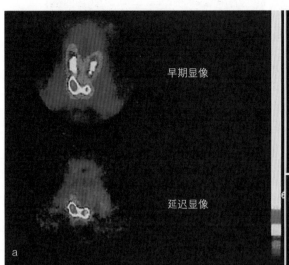

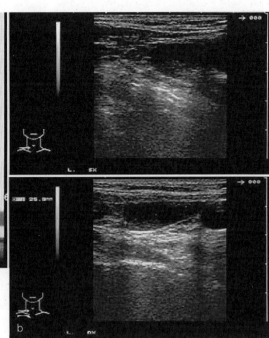

图 9-11　a. 原发性甲状旁腺功能亢进症（ ^{99m}Tc-甲氧基异丁基异腈 ）。b. 颈部超声阴性的纵隔甲状旁腺腺瘤

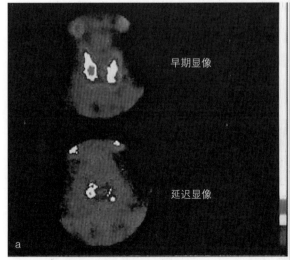

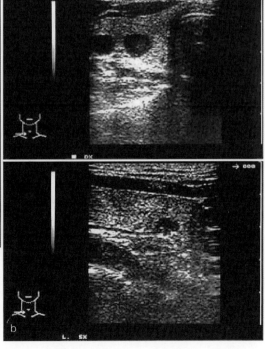

图 9-12　a. 继发性甲状旁腺功能亢进症（ ^{99m}Tc-甲氧基异丁基异腈 ），4 枚甲状旁腺。b. 同一天采集的超声图像

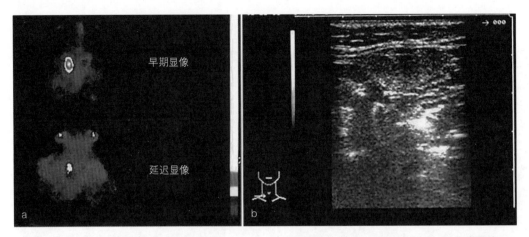

图 9-13　a. 原发性甲状旁腺功能亢进症（⁹⁹ᵐTc-甲氧基异丁基异腈），甲状腺术后。b. 超声图像

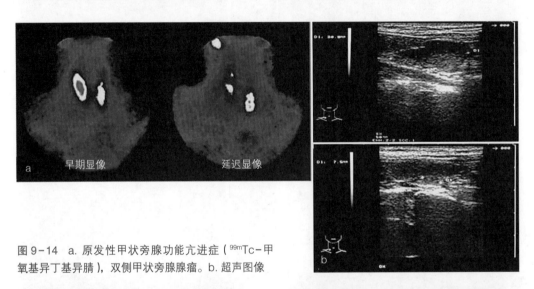

图 9-14　a. 原发性甲状旁腺功能亢进症（⁹⁹ᵐTc-甲氧基异丁基异腈），双侧甲状旁腺腺瘤。b. 超声图像

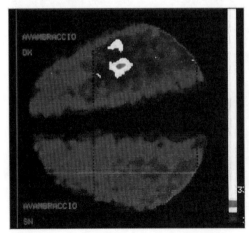

图 9-15　三发性甲状旁腺功能亢进症（²⁰¹Tl），右手臂自体移植物

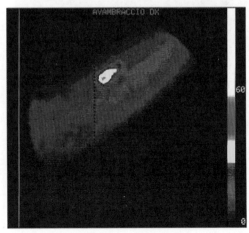

图 9-16　三发性甲状旁腺功能亢进症（⁹⁹ᵐTc-甲氧基异丁基异腈），右手臂自体移植物

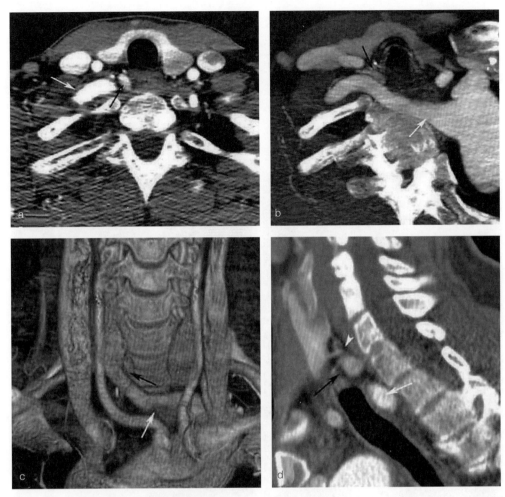

图 9-17　食管右侧的甲状旁腺腺瘤（黑色箭头）与锁骨下动脉（白色箭头）的位置关系。a. 动脉相晚期图像。b. 沿锁骨下动脉轴的重建图像。c. 立体渲染图像清晰地显示了腺瘤的血管关系。d. 甲状旁腺腺瘤拥有丰富的血管，两支小血管进入上极（箭头）

状旁腺腺瘤检出的平均敏感度则明显下降：^{99m}Tc－甲氧基异丁基异腈核素显像是 30%，超声检查是 16%[25]。在把病灶精确定位于颈部的某一象限方面，MDCT 的敏感度（70%～88%）高于 ^{99m}Tc－甲氧基异丁基异腈核素显像（33%～65%）和超声检查（29%～57%）[26, 27]。

此外，有两项研究指出，在传统的影像学检查手段无法定位病灶时，运用二线的检查方法 4D－CT 比其他检查手段更合算（US 和 ^{99m}Tc－甲氧基异丁基异腈核素显像，

或两者联用）[28, 29]。

用 4D－CT 代替其他检查手段能通过消除重复检查使医疗保健费用下降，缩短检查时间使患者感到便利，同时还能为手术医师提供准确的病灶定位信息。

技术方法

最近的许多研究都把 4D－CT 当作金标准技术。该定义可能存在不确切的地方，因为四维空间是一种误解。

CT 是一种三维成像技术，在空间的三

维轴线上拥有相同的分辨率，约 1 mm。

第四维指的是时间，伴随着静脉输注造影剂后的增强改变。因此更确切的定义是多相CT，但是甲状旁腺 4D-CT 的定义已被广泛使用，且被纳入到了词典中。运用多相 CT 研究甲状旁腺在笔者的机构已至少开展了 15 年，

所以这不是一项绝对意义上的新技术。此外，4D-CT 也有不确切的时候（图 9-18）。

甲状旁腺腺瘤在对比增强 CT 扫描中表现的特点是在动脉相达到峰值，从动脉相到延迟相造影剂开始消退，而在非对比增强造影图像上没有这种现象[30]。

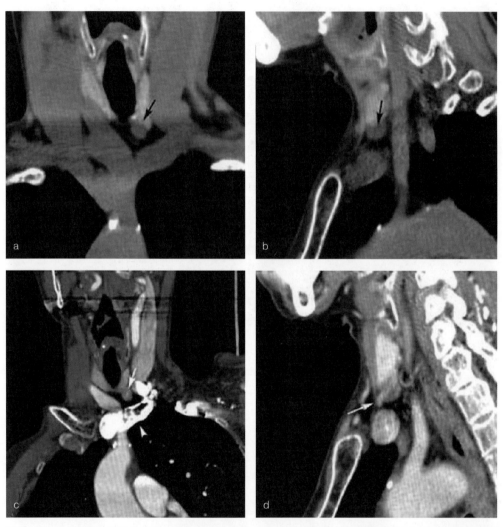

图 9-18　53 岁原发性甲状旁腺功能亢进症女性患者。甲状旁腺腺瘤靠近甲状腺左叶下极，并经过了超声和核素显像的确认，但是核素显像显示气管右侧有可疑病灶，所以利用了多相（4D）CT 技术，获得平扫相、动脉相和延迟的（60 秒）静脉相。CT 没有发现气管旁有甲状旁腺腺瘤。a、b. 平扫相发现甲状旁腺腺瘤（黑色箭头）靠近甲状腺下极，表现为低密度。c. 甲状旁腺腺瘤没有显著增强表现，但是中心营养动脉有增强表现（白色箭头）。盐水冲洗剂有次优效果；高浓度的造影剂聚集在锁骨下静脉（箭头），会产生伪影。d. 鉴于动脉相的表现不典型，静脉相也无法提供有效的信息，但是能清晰地显示输出静脉（白色箭头）

扫描的范围需要考虑到胚胎学知识，并尽可能涵盖已经发现有甲状旁腺的区域。下甲状旁腺起源于第三鳃囊，而上甲状旁腺起源于第四鳃囊。鳃囊大致位于颈动脉分叉处：这也是为什么未下降的甲状旁腺腺瘤会在咽旁间隙或颈动脉间隙的颈动脉分叉的高度被发现的原因。在胎儿发育过程中，下甲状旁腺会迁移到胸腺，所以异位下甲状旁腺可能会位于从颈动脉分叉处到前纵隔的任何部位，包括胸腺内或甲状旁腺内。上甲状旁腺与甲状腺一起迁移，因此其位置变异较小。罕见的情况下，异位上甲状旁腺会位于咽后间隙，故位于后纵隔的甲状旁腺腺瘤更可能是下降的上甲状旁腺腺瘤（图 9-19）。形成对比的是，前纵隔甲状旁腺腺瘤常常是上甲状旁腺腺瘤及甲状腺胸腺韧带。所以，CT 扫描的范围需包括上至颈动脉分叉（下颌角、外耳道或上颌牙），下至胸骨水平（下方 2 cm）。

第一相是平扫相，平扫相对理解随后图像衰减的程度非常重要，且对明确甲状腺平面也很重要，因为它能区分病理性腺体和正常的腺体。

扫描范围可以缩小，以减少 X 线的辐射，故扫描范围从舌骨到胸骨缘。正是由于该原因，笔者可以接受图像产生一些模糊。

第二相是动脉相，通过套管向右肘前静脉中注射造影剂，速率是 4 ml/s，然后再输注 40 ml 盐水冲洗剂。在注入造影剂后 25～35 秒采集动脉相图像；而更可靠的结果需利用造影剂示踪技术得到。在造影剂输注过程中胸廓上方会产生条纹状伪影，因此当盐水冲洗剂抵达该区域来稀释造影剂时，可以开始采集图像。该时相甲状旁腺腺瘤的衰减程度最高，范围是 138～180 HU（Hounsfield 单位）[31]。甲状旁腺腺瘤表现为衰减明显的结节状结构。需要分析的最重要的区域是甲状腺及周围组织。甲状旁腺腺瘤与甲状腺实质相比，在平扫相衰减较少，在动脉相发生明显衰减。

有时甲状旁腺腺瘤位于甲状腺包膜下，呈现为血管化丰富的表现，例如外生型或异常甲状腺结节，或弯曲小血管混杂在一起；不同的衰减特点可以区分前一种情况，多相

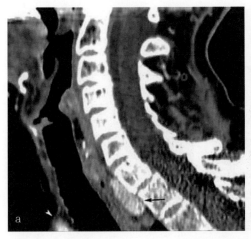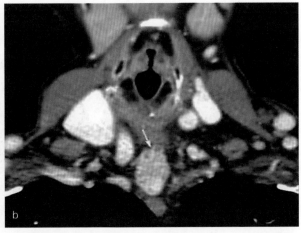

图 9-19 位于食管后 C_7～T_1 水平的具有丰富血管的甲状旁腺腺瘤（黑色箭头）。该位置提示是 1 个上方的异位甲状旁腺腺瘤。a. 矢状位重建清晰地显示了甲状旁腺腺瘤与椎前间隙、食管和胸骨柄的位置关系（箭头）。b. 甲状旁腺腺瘤的长轴重建能显示（尽管有难度）位于上极的血管门（白色箭头）；"极性血管征"

分析可以区分后一种情况。

最难区分的是淋巴结，尽管它们不像甲状旁腺腺瘤一样拥有丰富的血管，但当淋巴结位置接近血管时或包含在伪影中时，它们会给读片带来很大困难。

当 CT 分辨率达到毫米级时，能够发现甲状旁腺腺瘤的营养动脉。典型的情况下，甲状旁腺从一根动脉上获得血供，该动脉进入甲状旁腺的上极或下极，然后围绕甲状旁腺的周围，接着发出分支深入甲状旁腺。邻近的扩张血管也有可能是扩张的引流静脉。

异位甲状旁腺的营养动脉很长，但也是甲状腺下动脉的分支。对于原位甲状旁腺，该表现相当于彩色多普勒 US 下的"极性血管征"（图 9-18、图 9-19）。2/3 的甲状旁腺腺瘤在 4D-CT 图像上也会有极性血管征[30, 32]。

采集参数需要考虑到各向同性体素，达到毫米级分辨率，小于或等于 25 cm 的视野，且 CT 线圈旋转迅速。

盐水冲洗剂应在 X 线采集前到达锁骨下静脉，这可以减少伪影、提高图像质量。如果需要采集静脉相图像，则造影剂的量需根据患者的体重或 BMI 决定；实质静脉的增强程度是由每千克碘的含量决定的；但是对于动脉来说，其增强程度是根据每秒碘通过的速率决定的。

静脉相的采集在动脉相后 60 秒，相当于造影剂输注后 90 秒。甲状旁腺腺瘤典型的表现是造影剂快速消退。静脉相对于分析区域内或周围的甲状腺组织非常有用。甲状旁腺腺瘤的静脉相通常与甲状腺没有较大差异，只有通过密度差异能够鉴别。

甲状腺密度较高，但通常比甲状旁腺腺瘤小；此外，在静脉相其增强效应提高，而甲状旁腺腺瘤是下降的。甲状腺异位结节也有相似的表现，但甲状腺异位结节很少出现在颈部。淋巴结具有相似的结构，但它们的密度逐渐增高，在 90 秒时达到峰值。甲状旁腺腺瘤是圆形或椭圆形结构，通常会发生同质性增强。甲状旁腺腺瘤通常是规则的，但有时也是不规则的，尤其是当周围的结构对其有压迫时。有时，因为黏液性成分的积聚，甲状旁腺腺瘤会表现为囊性病变（图 9-20）。

剂量和操作注意事项

多相 CT 检查（4D）是最先进的 CT 检查技术，但是会有与 X 线一样的辐射。甲状腺器官接受的辐射剂量很高，尤其是与核素显像相比，相当于其全身辐射剂量。因此，需要制定一项减少辐射剂量的策略，尤

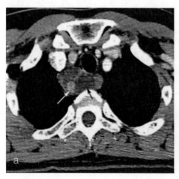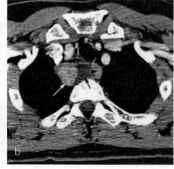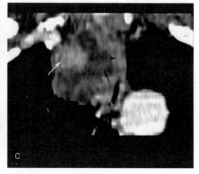

图 9-20　50 岁原发性甲状旁腺功能亢进症男性患者。静脉相图像显示气管后方有一巨大的甲状旁腺腺瘤（白色箭头）。低密度部位是病灶内的黏蛋白成分（黑色箭头）。a、b. 轴位图像。c. 冠状面图像。食管位于腺瘤左侧且有轻度移位（箭头）

其是为年轻患者进行检查时。

　　早期的解决办法是限制多相 CT 的应用。单相成像技术即可以对病灶进行精确定位，并对甲状旁腺腺瘤分型，因此该方法成了年轻患者的首选。

　　对于平扫相和延迟相，前者用处更大。它能区分结节性高密度异位甲状腺组织，并鉴别甲状腺周围和内部的低密度结节病灶。当无法进行超声与核素显像检查时，必须运用平扫相 CT 检查。在合适的情况下，可以

仅对颈部区域的 z 轴进行平扫相扫描。

　　怎样进行单相 CT 检查呢？甲状旁腺腺瘤的造影剂增强峰值时间在 25 秒和 60 秒之间 [31, 33]，最佳的检查时间是位于该时间段的后部。大约 50 秒时，锁骨下静脉中的造影剂会消退，这时可以获得较好的动脉造影效果和实质图像。

　　总之，当需要施行甲状旁腺微创手术时，CT 检查可以成为一种选择；并且通过核素显像可以发现异位或可疑甲状旁腺腺瘤病变。

参考文献

[1] Camanni F, Ghigo E (2012) Malattie del sistema endocrino e del metabolismo. Edi-Ermes, Milano.

[2] AACE/AAES Task Force on Primary Hyperparathyroidism (2005) The American Association of Clinical Endocrinologists and the American Association of Endocrine Surgeons position statement on the diagnosis and management of primary hyperparathyroidism. Endocr Pract 11(1): 49–54.

[3] Rosato L, Pinchera A, Pellizzo MR et al (2008) Diagnostic, therapeutic and healthcare management protocols in parathyroid surgery. 1st Consensus Conference. G Chir 29(1–2): 9–22.

[4] Passariello R, Simonetti G (2010) Compendio di Radiologia. III ed. Idelson-Gnocchi, Napoli.

[5] Barczynski M, Golkowski F, Konturek A et al (2006) Technetium-99m-sestamibi subtraction scintigraphy vs. ultrasonography combined with a rapid parathyroid hormone assay in parathyroid aspirates in preoperative localization of parathyroid adenomas and in directing surgical approach. Clin Endocrinol (Oxf) 65(1): 106–113.

[6] Bagatella F (2007) Le paratiroidi: aspetti clinici e terapeutici. Relazione ufficiale del XXXI Convegno Nazionale di Aggiornamento dell'Associazione Otolaringologi Ospedalieri Italiani Cernobbio (Como). Tor Graf Editore, Galatina (Lecce).

[7] Scheiner JD, Dupuy DE, Monchik JM et al (2001) Preoperative localization of parathyroid adenomas: a comparison of power- and color-Doppler ultrasonography with nuclear medicine scintigraphy. Clin Radiol 56(12): 984–988.

[8] Hornung M, Jung EM, Stroszczynski C et al (2011) Contrast-enhanced ultrasonography (CEUS) using early dynamic in microcirculation for localization of pathological parathyroid glands: first-line or complimentary diagnostic modality? Clin Hemorheol Microcirc 49(1–4): 83–90.

[9] Sidhu PS, Talat N, Patel P et al (2011) Ultrasound features of malignancy in the preoperative diagnosis of parathyroid cancer: a retrospective analysis of parathyroid tumours larger than 15 mm. Eur Radiol 21(9): 1865–1873.

[10] Bilezikian JP, Marcus R, Levine MA (2001) The parathyroids. Basic and Clinical Concepts. Second edition. Academic Press, Waltham, Massachusetts, USA.

[11] Kettle AG, O'Doherty MJ (2006) Parathyroid imaging: how good is it and how should it be done? Semin Nucl Med 36(3): 206–211.

[12] Hindié E, Ugur O, Fuster D et al (2009) 2009 EANM parathyroid guidelines. Eur J Nucl Med Mol Imaging 36(7): 1201–1216.

[13] O'Doherty MJ, Kettle AG, Wells PC et al (1992) Parathyroid imaging with technetium-99msestamibi: preoperative localization and tissue uptake studies. J Nucl Med 33(13): 313–318.

[14] Taillefer R, Boucher Y, Potvin C et al (1992) Detection and localization of parathyroid adenomas in patients with hyperparathyroidism using a single radionuclide imaging procedure with technetium-99m-sestamibi (double-phase study). J Nucl Med 33(10): 1801–1807.

[15] Siegel A, Mancuso M, Seltzer M (2007) The spectrum of positive scan patterns in parathyroid scintigraphy. Clin Nucl Med 32(10): 770–774.

[16] Ferlin G, Borsato N, Camerani M et al (1983) New perspectives in localizing enlarged parathyroids by technetium-thallium subtraction scan. J Nucl Med 24(5): 438–441.

[17] Grosso I, Sargiotto A, D'Amelio P et al (2007) Preoperative localization of parathyroid adenoma with sonography and 99mTc-sestamibi scintigraphy in primary hyperparathyroidism. J Clin Ultrasound 35(4): 186–190.

[18] De Feo ML, Colagrande S, Biagini C et al (2000) Parathyroid gland: combination of (99m)Tc MIBI scintigraphy and US for demonstration of parathyroid glands and nodules. Radiology 214(2): 393–402.

[19] Eslamy HK, Ziessman HA (2008) Parathyroid scintigraphy in patients with primary hyperparathyroidism: 99mTc sestamibi SPECT and SPECT/CT. Radiographics 28(5): 1461–1476.

[20] Vaz A, Griffiths M (2011) Parathyroid imaging and localization using SPECT/CT: initial results. J Nucl Med Technol 39(3): 195–200.

[21] Wong KK, Fig LM, Gross MD et al (2015) Parathyroid adenoma localization with 99mTcsestamibi SPECT/CT: a meta-analysis. Nucl Med Commun 36(4): 363–375.

[22] Doppman JL (1986) Reoperative parathyroid surgery: localization procedures. Prog Surg 18: 117–132.

[23] Clark PB, Case D, Watson NE et al (2003) Experienced scintigraphers contribute to success of minimally invasive parathyroidectomy by skilled endocrine surgeons. Am Surg 69(6): 478–483.

[24] Sackett WR, Barraclough B, Reeve TS et al (2002) Worldwide trends in the surgical treatment of primary hyperparathyroidism in the era of minimally invasive parathyroidectomy. Arch Surg 137(9): 1055–1059.

[25] Ruda JM, Hollenbeak CS, Stack BC Jr (2005) A systematic review of the diagnosis and treatment of primary hyperparathyroidism from 1995 to 2003. Otolaryngol Head Neck Surg 132(3): 359–372.

[26] Mortenson MM, Evans DB, Lee JE et al (2008) Parathyroid exploration in the reoperative neck: improved preoperative localization with 4D-computed tomography. J Am Coll Surg 206(5): 888–895.

[27] Rodgers SE, Hunter GJ, Hamberg LM et al (2006) Improved preoperative planning for directed parathyroidectomy with 4-dimensional computed tomography. Surgery 140(6): 932–940.

[28] Wang TS, Cheung K, Farrokhyar F et al (2011) Would scan, but which scan? A cost-utility analysis to optimize preoperative imaging for primary hyperparathyroidism. Surgery 150(6): 1286–1294.

[29] Lubitz CC, Stephen AE, Hodin RA et al (2012) Preoperative localization strategies for primary hyperparathyroidism: an economic analysis. Ann Surg Oncol 19(13): 4202–4209.

[30] Hunter GJ, Schellingerhout D, Vu TH et al (2012) Accuracy of four-dimensional CT for the localization of abnormal parathyroid glands in patients with primary hyperparathyroidism. Radiology 264(3): 789–795.

[31] Beland MD, Mayo-Smith WW, Grand DJ et al (2011) Dynamic MDCT for localization of occult parathyroid adenomas in 26 patients with primary hyperparathyroidism. AJR Am J Roentgenol 196(1): 61–65.

[32] Bahl M, Muzaffar M, Vij G et al (2014) Prevalence of the polar vessel sign in parathyroid adenomas on the arterial phase of 4D CT. AJNR Am J Neuroradiol 35(3): 578–581.

[33] Gafton AR, Glastonbury CM, Eastwood JD et al (2012) Parathyroid lesions: characterization with dual-phase arterial and venous enhanced CT of the neck. AJNR Am J Neuroradiol 33(5): 949–952.

译者评述

甲状旁腺由于胚胎发育规律决定了其在数目和位置上都可能存在变异，所以术前明确病变的解剖位置和数量至关重要。

目前国内采用的影像学定位手段包括：① 超声多普勒。具有检查方便、价格低廉和无放射线等优点，所以应用最广泛。而且85%的原发性甲状旁腺功能亢进症为单侧单发，超声检查的精确定位是实施微创甲状旁腺手术的前提。绝大多数继发性甲状旁腺功能亢进症的病变特点是多枚腺体不同程度的增生，核素扫描检查一般不会同时显像，所以超声检查也是继发性甲状旁腺功能亢进症病变数量和位置评估的"金标准"。高分辨率的高频超声可显示部分正常甲状旁腺，尤其是下位的甲状旁腺；可清晰显示病变的个数、部位、大小及形态学特征，并可根据声像图特征鉴别甲状旁腺腺瘤和甲状旁腺癌，在术前定位和诊断中有重要作用，但对于异位的甲状旁腺病变尚需结合核素显像或CT、MRI等。② 核素扫描是一种功能显像，其显像结果与实际解剖特点和功能状态最为接近，如果其与超声检查结果一致，几乎可以完成原发性甲状旁腺功能亢进症的定位。继发性甲状旁腺功能亢进症可涉及多枚腺体，所以其术前定位的意义主要是排除异位病变。③ 其他。近年来SPECT/CT融合显像显示出定位异位甲状旁腺较大的优势。还有多维CT扫描，其可以在任意多个切面上对病变进行扫描显像，所以其定位优势有上升趋势。

综上所述，目前超声和核素扫描仍是国内甲状旁腺功能亢进症术前定位的首选方法。但当考虑甲状旁腺异位时，CT、MRI、SPECT/CT融合显像，特别是多维CT扫描，是有重要意义的术前定位技术。同时，作为专科的甲状腺与甲状旁腺外科医师，应该对甲状旁腺的解剖知识和胚胎发育规律非常熟悉，且具有相当数量的手术经验。由于甲状旁腺疾病属于少见病，所以提倡甲状旁腺术前常规多学科会诊是有益和有必要的。

第10章
甲状旁腺病理学
Pathology of the Parathyroid Glands

Eleonora Duregon, Marco Volante, Mauro Papotti

黄文涛　张惠箴　译

导　言

临床病理所见的甲状旁腺标本多因甲状旁腺功能亢进症（HPT）而切除，少数是由于其他头颈部疾病行颈部探查时切除。

正常甲状旁腺

正常甲状旁腺呈圆形或卵圆形，质软，扁平或分叶状，淡黄色或褐色，直径为2～7 mm，重35～55 mg。组织学上，甲状旁腺包含实质细胞、脂肪细胞和纤维血管间质，周围是薄层的纤维性包膜，并延伸到实质区，将甲状旁腺分隔成小叶状。实质细胞通常排列呈索状和巢团状，周围毛细血管网丰富。实质细胞主要由主细胞、透明细胞及过渡细胞组成，主细胞可嗜酸性变。

甲状旁腺病变的类型

腺瘤是最常见的伴有原发性HPT的甲状旁腺病变，其次是甲状旁腺增生，而甲状旁腺癌少见。甲状旁腺结节性增生是继发性HPT的主要原因。

甲状旁腺腺瘤

腺瘤多发生于甲状旁腺正常的解剖部位，多见于下面一对旁腺，有约10%的病例也可以发现在异位部位（如胸腺、甲状腺、食管等）。大体上，腺瘤呈椭圆形或肾形，红棕色，质软，均匀一致。可呈分叶状，多见于不完全性切除的标本。肿瘤大小从小于1 cm到3 cm以上，重量为几克至150 mg。巨大腺瘤（＞800 mg）常可取代整枚甲状旁腺和局灶性囊性变。据文献报道[1]，微腺瘤不足0.1 g。显微镜下腺瘤尽管可没有包膜，但边界清楚。主细胞排列成条索状、巢状、片状或滤泡状，常围绕血管呈栅栏状排列，一般缺乏脂肪细胞。细胞核圆形、深染，大于邻近正常甲状旁腺细胞核。散在深染多形性、多核细胞常见。偶见核分裂象，但增殖活跃的区域Ki-67也一般小于4%[2]。腺瘤诊断标准包括推挤性边缘、病灶内纤维脂肪间质缺乏，不呈小叶状，边界清楚，50%～60%的病例边缘可见正常甲状旁腺组织[1]。非典型腺瘤是指具有某些异常形态学表现，但还不能诊断为恶性的一类肿瘤，常有2个或以上异型特征：包膜不完全浸润，纤维束增多，显著的小梁状生长，核分裂象每10个高倍视野大于1，肿瘤性坏死（不包括细针穿刺引起坏死或梗死）及不典型性分裂象[3]。少见的腺瘤亚型包括嗜酸性甲状旁腺腺瘤、脂肪腺瘤和透明细胞腺瘤。甲状旁腺腺瘤被认为是单腺体疾病，罕见的"双腺瘤"已有报道，特别是伴有常染色体显性遗传异常相关的内分泌疾病。该诊断标准包括有细胞增多且增大的2枚腺体，其余2枚甲状旁腺至少有1枚被证实是正常的甲状旁腺。

甲状旁腺增生

原发性甲状旁腺增生是实质细胞的增加，为不明原因刺激甲状旁腺素分泌，导致甲状旁腺主细胞、嗜酸细胞及过渡细胞增生。在甲状旁腺弥漫性增生的病例中，部分腺体呈对称增大而其余部分是非对称性的。继发性甲状旁腺增生为两对腺体不对称性增大，总重量可达1～3 g。甲状旁腺结节状增生的病例，如没有足够的临床资料，单靠形态学诊断，则甲状旁腺增生与甲状旁腺腺瘤的鉴别诊断可能非常困难[4]。

甲状旁腺癌

甲状旁腺癌占甲状旁腺病变的4%以下，占HPT病例的0.5%～2%。高达75%的患者会出现明显的颈部肿块，可被误认为甲状腺肿瘤。大体上，甲状旁腺癌体积较大，常侵入颈部周围软组织、甲状腺及食管周围组织。镜下表现有特征性宽泛的纤维带，主细胞增生为主（嗜酸细胞、过渡细胞

也可以看到），形态不一，可呈温和细胞学表现，也可见到核大及核仁明显的间变性细胞，核多形性常见，但这些形态改变也可见于部分腺瘤[1]。核分裂数和Ki-67增殖指数多少不一，数值与腺瘤和增生性病变有重叠[5]。恶性肿瘤唯一可靠指标是血管浸润、神经周围癌浸润、穿透包膜浸润周围组织和远处转移[1]。活检后的腺瘤标本，可以表现假浸润样，从而导致误诊。某些组织学线索可以帮助鉴别诊断，包括观察到含铁血黄素、巨噬细胞浸润、肉芽组织增生以及瘢痕形成。

其他病理学检查和辅助诊断技术

细针穿刺活检和术中冰冻诊断

影像引导下甲状旁腺细针穿刺（FNA）是非常有意义的，特别是那些多次手术、解剖位置不清、肿瘤邻近或位于甲状腺包膜内、易误诊为甲状腺结节的病例。甲状旁腺FNA标本显示为单一的小圆形细胞，呈器官样或小梁状排列。甲状旁腺术中冰冻的作用非常有限，通常仅能判断是否为甲状旁腺组织[6]。冰冻步骤包括标本的大体检查、测量、称重及冰冻切片的制备。甲状旁腺组织的认定并不困难，并且准确率较高。然而一些以滤泡样或嗜酸细胞为主体的甲状旁腺，其与颈部其他组织的鉴别有一定的难度，包括颈部淋巴结、异位胸腺和甲状腺结节。错误的冰冻诊断报告或未能提示甲状旁腺的异常，会导致甲状旁腺病变切除不彻底。冰冻切片的同时进行快速的甲状旁腺素的测定，能辅助异常甲状旁腺的诊断。

免疫组织化学

对于某些甲状旁腺来源鉴别困难的病例，

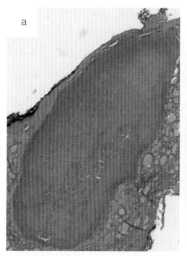
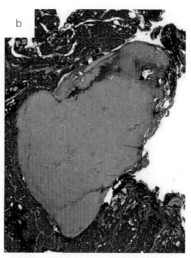
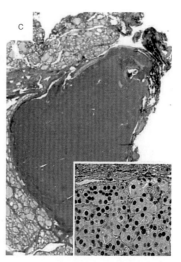

图 10-1　a. 1 例甲状腺内的甲状旁腺腺瘤（HE 染色，放大 40 倍）。b. thyroglobulin 蛋白阴性表达（免疫酶标，放大 40 倍）。c. chromogranin A 和 GATA3 蛋白阳性表达（免疫酶标，放大 40 倍；小插图：放大 200 倍）

可以用免疫组化染色确定甲状旁腺来源，甲状旁腺组织 chromogranin A、synaptophysin 及 GATA3 表达阳性，而 thyroglobulin、calcitonin 和 TTF-1 表达阴性[5]（图 10-1）。甲状旁腺素（PTH）因其高敏感性，常用来确定甲状旁腺的来源，但在伴有异位激素分泌的多种肿瘤中也有 PTH 的表达。组织学上，某些肿瘤形态学可以类似甲状旁腺肿瘤，包括甲状腺髓样癌、甲状腺乳头状癌、颈副神经节瘤、胸腺瘤、类癌、胰腺内分泌肿瘤、各种类型肺癌及恶性黑色素瘤，这些肿瘤在临床上可以伴有 HPT 症状。GATA3 是一类与甲状旁腺胚胎发育相关的转录因子，成年后与甲状旁腺细胞的增生相关。甲状旁腺组织 GATA3 标记核染色阳性，具有 100% 的敏感性[7]，而甲状腺肿瘤（除了未分化癌）、胸腺上皮肿瘤及类癌都是阴性表达。

恶性肿瘤的诊断为了明确是否为甲状旁腺癌，包括 Ki-67、cyclin D1、p27kip1、Rb、bcl2，mdm2、钙敏感受体和 galectin-3 等与细胞周期和增殖活性相关的免疫酶标记，可用于辅助甲状旁腺癌诊断。甲状旁腺癌 Ki-67 增殖指数一般比腺瘤高，但有重叠，特别在模棱两可的情况下，这就限制了 Ki-67 的效用。p27 是细胞周期依赖性激酶抑制剂，甲状旁腺癌的表达量比腺瘤降低了 75%。因此有人提出，低 p27 合并高 Ki-67 表达有助于癌和腺瘤的鉴别诊断。在一项应用组织芯片为平台的研究中，发现甲状旁腺肿瘤表达 p27（＋）/bcl2（＋）/Ki-67（－）/mdm2（＋）表型则提示是恶性肿瘤[5]。在大约 70% 散发性甲状旁腺癌及甲状旁腺癌合并甲状旁腺亢进症-颌骨肿瘤综合征（HPT-JT）的患者中发现有 HRPT2 基因失活性突变（见下文），导致 parafibromin 表达阴性，可能有助于甲状旁腺癌的诊断[8]。此外，在所谓的具有恶性生物学行为的非典型腺瘤中，parafibromin 也是阴性表达[9]。

甲状旁腺肿瘤的遗传学

比较基因组杂交（CGH）技术能识别腺瘤和癌组织的抑癌基因和癌基因的异常变异。

甲状旁腺腺瘤抑癌基因 *MEN1* 的 11q 缺失，是甲状旁腺腺瘤最常见的遗传学改变。25%～40%的腺瘤具有杂合性缺失（LOH），其中约 50%病例伴有 *MEN1* 基因体细胞的纯合性突变。40%的甲状旁腺腺瘤中，常见与 11q13 同一个基因座的癌基因 cyclin D1（*CCND1*）/*PRAD1* 重排突变，导致 cyclin D1 蛋白的过度表达[10]。

甲状旁腺癌 CGH 分析显示 1P 和 13q 的丢失见于 40%以上的甲状旁腺癌。令人感兴趣的是，11q13 的丢失最常见于腺瘤，在癌中没有检测到。这表明以 *MEN1* 通路发生的腺瘤进展为癌可能性极低[10]。多个研究报道表明，位于染色体 13q 上的 *Rb* 和 *BRCA2* 基因均存在 LOH，但其功能仍存在争议，因为经直接测序法检测甲状旁腺癌的研究尚没有找到涉及 *Rb* 和 *BRCA2* 基因

的缺失、插入或点突变。*HRPT2* 基因是一个抑癌基因，位于染色体 1q25～q31，在常染色体遗传性 HPT–JT 患者中存在 *HRPT2* 基因胚系突变。HPT–JT 是罕见的遗传性疾病，约 80%的患者伴有 HPT 症状，甲状旁腺癌的发生率高达 15%。该综合征还包括有良性的上、下颌骨纤维骨性病变、肾囊肿或肿瘤。多达 20%的散发性甲状旁腺癌也具有 *HRPT2* 基因胚系突变，可能是尚未认定为 HPT–JT 的病例。另外，70%的甲状旁腺癌具有 *HRPT2* 基因无意义突变。HPT–JT 被确诊后，所有甲状旁腺癌患者均应进行上、下颌骨和肾的影像学检查，并且家族成员也应进行适当的筛查。另一方面，甲状旁腺癌患者还需要检测 *HRPT2* 基因的胚系突变，有突变的患者家族成员应给予遗传学方面咨询和检测[11]。

参考文献

[1] DeLellis RA, Lloyd R, Heitz PU et al (2004) WHO classification of tumours of the endocrine organs. IARC, Lyon.

[2] Hadar T, Shvero J, Yaniv E et al (2005) Expression of p53, Ki-67 and Bcl-2 in parathyroid adenoma and residual normal tissue. Pathol Oncol Res 11: 45–49.

[3] Ippolito G, Palazzo FF, Sebag F et al (2007) Intraoperative diagnosis and treatment of parathyroid cancer and atypical parathyroid adenoma. Br J Surg 94: 566–570.

[4] Tominaga Y, Matsuoka S, Sato T et al (2007) Clinical features and hyperplastic patterns of parathyroid glands in hemodialysis patients with advanced secondary hyperparathyroidism refractory to maxacalcitol treatment and required parathyroidectomy. Ther Apher Dial 11: 266–273.

[5] Stojadinovic A, Hoos A, Nissan A et al (2003) Parathyroid neoplasms: clinical, histopathological, and tissue microarray-based molecular analysis. Hum Pathol 34: 54–64.

[6] Osamura RY, Hunt JL (2008) Current practices in performing frozen sections for thyroid and parathyroid pathology. Virchows Arch 453: 433–440.

[7] Ordonez NG (2014) Value of GATA3 immunostaining in the diagnosis of parathyroid tumors. Appl Immunohistochem Mol Morphol 22: 756–761.

[8] Juhlin CC, Villablanca A, Sandelin K et al (2007) Parafibromin immunoreactivity: its use as an additional diagnostic marker for parathyroid tumor classification. Endocr Relat Cancer 14: 501–512.

[9] Kruijff S, Sidhu SB, Sywak MS et al (2014) Negative parafibromin staining predicts malignant behavior in atypical parathyroid adenomas. Ann Surg Oncol 21: 426–433.

[10] Costa-Guda J, Arnold A (2014) Genetic and epigenetic changes in sporadic endocrine tumors: parathyroid tumors. Mol Cell Endocrinol 386: 46–54.

[11] Gill AJ (2014) Understanding the genetic basis of parathyroid carcinoma. Endocr Pathol 25: 30–34.

译者评述

甲状旁腺属内分泌器官之一，是生命的必需器官，分泌的甲状旁腺素（PTH）是维持血钙浓度的主要激素之一。临床病理所见的甲状旁腺标本多因甲状旁腺功能亢进症（HPT）而切除，包括因甲状旁腺增生、腺瘤或癌引起的原发性 HPT 和继发性 HPT，少数由其他头颈部疾病行颈部探查时切除。

术中快速冰冻病理可以明确诊断正常甲状旁腺组织，但区分甲状旁腺腺瘤与癌是难点；缺乏足够的临床资料单从形态学鉴别甲状旁腺结节状增生与腺瘤（包括常规 HE 切片的形态学改变）。甲状旁腺腺瘤与微滤泡型的甲状腺腺瘤的鉴别诊断也非常困难。

甲状旁腺肿瘤属内分泌肿瘤范畴，良、恶性的鉴别是病理诊断的关键，与临床治疗方案的选择密切相关。腺瘤与癌在形态学上有重叠，是病理鉴别诊断的难点。甲状旁腺癌发病率低，病理医师经验难以积累，癌的标准严格，浸润和转移是唯一可靠指标，但有些情况下因各种原因使得显微镜下很难判断真性浸润。本章从形态学特征、免疫标记、分子生物学方法 [如比较基因组杂交（CGH）技术] 对其遗传学进行分析，综合判断肿瘤的良、恶性，具有临床病理实际应用价值。

第11章
原发性甲状旁腺功能亢进症的甲状旁腺探查术

Parathyroid Exploration for Primary Hyperparathyroidism

Guido Gasparri, Nicola Palestini, Milena Freddi, Gabriella Sisto, Michele Camandona

吴国洋 译

导 言

常规血生化检测到的高钙血症，常与甲状旁腺素（PTH）升高有关，当出现肾结石、骨质疏松、脆性骨折、胰腺炎、消化性溃疡及显著神经认知功能障碍等典型症状时，即有行甲状旁腺切除术（PTx）的明确指征 [1-4]。一旦生化检测确诊为原发性甲状旁腺功能亢进症，需由内分泌专家及外科医师共同决定是继续观察抑或手术治疗。随后通过定位性检查，确保能够实施微创手术，而这些定位性检查不具有诊断性。

通常认为，完全无症状型原发性甲状旁腺功能亢进症并不常见。大部分患者有一些前兆症状，如疲劳、抑郁、厌食、烦躁、焦虑、注意力难以集中，甚至出现记忆减退。这些症状都是主观性的且难以进行量化。一旦成功施行手术治疗后，患者的症状并不是立刻改善，而是在几个月后有明显进步 [5]。

遗传性原发性甲状旁腺功能亢进症，如MEN1 和 MEN2、HPT 相关颌骨肿瘤或家族性孤立性甲状旁腺功能亢进症（FIHP）属于特殊类型，由于多发性内分泌腺病（MGD）的存在，这类疾病的手术治疗往往不能成功 [6, 7]。

甲状旁腺危象是一个重要手术指征。当血钙水平超过 14 mg/dl 时，高血钙导致相关症状（如中枢神经系统功能障碍、恶心、呕吐）出现。 这些患者需急诊行甲状旁腺切除术（PTx）。依据笔者的经验，部分患者可能出现外周血管的血栓形成。

甲状旁腺切除术（PTx）实际上没有绝对禁忌证，相对禁忌证是对侧喉返神经麻痹以及会引起颈部后仰受限的颈椎疾病 [8]。

对疾病进行干预前，外科医师的确诊是不可或缺的。如今，由于诊断失误而导致早期手术探查的结果为阴性的情况很少发生。但是术前必要步骤包括：回顾病史、了解是否合并其他内分泌疾病、是否有家族性病史。即便是散发疾病，检查血液生化结果或评估、衡量相关治疗方法，都可能改变手术前结论。据笔者的经验，可疑甲状旁腺的活组织检查意义不大，甚至是有害的。在其他外科医师报道中，近 10 年就有 5 例患者因活检腺瘤导致包膜破裂并扩散到周围组织[9]。

一旦决定手术，需要为患者确定最佳方案，以获得最好的治疗效果。两个方案可供选择，一是标准的双侧颈部探查术（BNE），另一种是只针对肿瘤的微创甲状旁腺切除术。外科医师必须记住，大约 15% 的原发性甲状旁腺功能亢进症的患者（笔者统计在 1 707 例中大约有 25%）存在增生或者双侧腺瘤，所以外科医师必须借助有用的术前和术中辅助措施来确定合适的治疗方案[10]。

外科医师必须熟练掌握所有的针对性手术技术，以便更好地施行个体化治疗。没有 2 种影像（核素显像和超声）共同验证，或者影像学检查阴性的患者，很可能出现多发性内分泌腺病（MGD），从而导致顽固性甲状旁腺功能亢进症，这种情况下，双侧手术探查 4 枚腺体仍然是一线治疗选择[10-12]。

外科手术技巧

大量的文献报道（超过 75 篇文献）甲状旁腺微创手术（MIP），并提出过不同名称和概念。① 手术途径：开放（描述切口大小）、内镜，侧向入路内镜、视频辅助、机器人（锁骨下入路、经腋入路、耳后入路）。② 多枚腺体还是单个探索各有不同：不同文献建议探查腺体的个数不同，从 1 个到 4 个均有，因为在文献中英语如"定向""目标""方向"用词不一但意思相同，容易使人混淆。③ 手术辅助技术：术中快速 PTH 检测（ioPTH）、术中核素显像定位等。④ 麻醉方式：全身、局部或区域麻醉。在最近

的一篇文献中，James 关于这种分类举出了 1 个例子：全身麻醉下，利用 ioPTH，以 2 cm 切口行单枚甲状旁腺切除术[13]。

标准双侧探查术

各类文献报道充分证明双侧甲状旁腺探查术的高效性，成功率达 95%～99%，此术式的绝对适应证有：术前影像学检查阴性或者疑有多发性内分泌腺病。现在，双侧探查术也可以通过微创技术进行（内镜辅助或开放小切口手术）。

若伴随着甲状腺疾病，需行甲状腺切除术，则是行大切口手术的指征。妊娠状态的患者需行常规的术前定位检查，除了超声之外，其他的检查不能做，此时可采用双侧探查术。

在很多情况下，在术中进行快速甲状旁腺素检测（ioPTH）可以避免对另外一侧颈部的探查。通常情况下，手术在全身麻醉下进行，局部麻醉或者区域阻滞麻醉也是可行的。麻醉医师应远离患者的头部，以便外科医师可以更加容易地探查两侧颈部。医师站在患者头部前方，对胸腺的探查也变得更为容易。

把一个充气枕头放在患者的肩部下面，使颈部充分后仰。从一侧胸锁乳突肌内侧缘到另外一侧做一约 10 cm 的颈部横行切口。分离颈阔肌，再沿中线钝性分离带状肌，但不切断。像其他外科医师一样，笔者相信使用放大镜（通常放大 2.5 倍）可以更好地辨认和分离微小组织结构，如喉返神经以及棕黄色的甲状旁腺与脂肪和淋巴结的区分。

在笔者看来，对于一台成功的手术，以下步骤非常关键。切断带状肌、沿着中线分离胸骨甲状肌、胸骨舌骨肌后，从甲状腺中极钝性分离腺叶是非常重要的（当影像学表

现为阴性时，探查通常从右侧颈部开始）。可以先行解剖并结扎甲状腺中静脉，从中极游离腺体后，可以分离出颈内静脉、颈动脉、迷走神经。这样可以更好地辨别出甲状腺下动脉，然后用套圈对其进行标记。

之后，你可以把手术视野分为两部分：以甲状腺下动脉为圆心做一直径为 2.5 cm 的圆圈，在此之上的即是上旁腺，之下的即是下旁腺。

事实上，即使一个增大的上旁腺沿着食管向后纵隔生长，它的供应血管也是来源于甲状腺下动脉的，只要沿着血管蒂寻找，很容易发现腺瘤。围绕甲状腺下动脉圈定一个环，有助于辨别喉返神经，除非有解剖结构变异，此神经一般都与甲状腺下动脉关系密切，走行于血管分支之间或主干前（后）面。

外科医师必须熟知此手术的技巧，明确知道在哪个部位寻找甲状旁腺 [14, 15]。笔者不推荐使用缝线或钳子牵拉甲状腺组织，这样可能会引起出血，进而增加识别甲状旁腺的难度。甲状腺腺叶可以由助手或者使用 Farabeuf 拉钩固定于中央，术者用小拭子进行钝性分离。之后将甲状腺腺叶向正中牵拉，术者可以识别出甲状旁腺，记住它们特殊的形状，卵圆形、舌形或球形；颜色是黄棕色；它们与淋巴结或甲状腺相比，密度要比脂肪高但软，而且当脂肪被切开时会破碎，并且不会出血。如果放在水里，甲状旁腺会下沉，而脂肪会漂浮在水面上。

熟悉掌握甲状旁腺解剖位置的专业知识也是非常重要的一点。正如前面描述的，上旁腺通常位于甲状腺下动脉分支入甲状腺处上方约 2.5 cm 的圆圈内。它一般位于被膜下，与喉返神经在环状软骨处的入喉处距离很近。打开甲状腺被膜就可以发现甲状旁腺。如果在这个位置没有发现甲状旁腺，可

以向上探查甲状腺上极或向下沿着食管探查后纵隔，总之记住一点，上旁腺的蒂位置更高。有时候也可能位于甲状腺下动脉分支间。下旁腺位于甲状腺下极稍高的位置，但会低于下动脉的 2.5 cm 的圆圈。但是，它经常也会位于甲状腺下极以下或甲状腺胸腺韧带内，甚至胸腺内。即便存在这种情况，通过颈部切口也能把它切除掉。

正确的外科手术策略如下所述：如果探查右侧时发现了 1 个腺瘤而第 2 枚腺体看似正常，则腺瘤需要切除并且送到病理科进行冰冻切片诊断，此时可以对第 2 枚腺体进行活检以排除增生的可能性。如果对第 2 枚腺体的组织学类型存疑，可用不可吸收缝线标记此腺体，也可以在腺体上放一夹子以便手术时辨认。在等待冰冻切片结果或者 ioPTH 结果报告时，可以继续对另一侧颈部进行探查。毫无疑问，目前这一方案适用于术前定位检查阴性或者怀疑是多发性内分泌腺病的患者。以相同的方式探查对侧颈部，结扎并切断中静脉，向正中轻柔地掀开甲状腺腺叶，识别甲状腺下动脉和喉返神经。非常重要的一点是不要损害对侧的正常腺体，否则会影响它们的血液供应。如果在一边没有发现任何腺体，做扩大探查之前对对侧进行探查十分必要。

我们需要知道的是，大多数甲状旁腺的位置都是对称的。如果没有发现腺瘤，那么就必须制订一个手术方案：无论最初采取的手术方法是什么，处理的过程都是相似的。首先，核对已经被识别出的腺体是上旁腺还是下旁腺很重要。考虑到对称性，在最初探查中没有找到的腺体经常有可能因此被发现。如果"消失"的腺体是上旁腺，那么需要认真探查甲状腺上极的后侧面，最后结扎并切断甲状腺上极血管（注意避免损伤喉上

神经外支）。正如上文所提到的那样，如果没有在这个位置找到瘤体，就需要在后方、食管周围或者气管食管沟中寻找，切记它的血供来自甲状腺下动脉的一条分支。正常情况下，可以把腺瘤向下动脉背侧分离，将它置于正常的位置上。

如果"消失"的腺体是下旁腺，就可以检查甲状腺胸腺韧带甚至探查胸腺。如果医师站在患者的头侧，可以缩短手术的时间。钳夹并结扎胸腺腺叶远端，可以移除肿瘤，需特别注意避免损伤注入无名静脉的 Keynes 静脉，同时必须结扎断流。如果胸腺接近颈静脉鞘外侧，腺瘤就可能位于更高且并不深的位置。这种情况表明胸腺胚胎发育过程，下旁腺起源于第三腮囊。如果已经识别 3 个甲状旁腺腺体但是还没有找到瘤体，如果有理由怀疑它在甲状腺内部，就可以在此侧行甲状腺腺叶切除术。如果 4 枚腺体都正常，就可能存在超过正常数量的腺体未被术前定位，最好推迟行扩大探查术，直到能够更加准确地定位 [14-17]。

另一个重要的问题是对于甲状旁腺增生手术策略：如果探查发现 4 枚腺体都增大，可确定患者有病理性增生（可能是非对称性的）。最佳的治疗方式是甲状旁腺次全切除或者全切除术并自体移植术。必须低温贮藏切除的腺体，因为遇到甲状旁腺增生时，首先要考虑的问题是确定哪一枚腺体最适合原位部分保留或者自体移植。一些腺体看起来很大是因为其中所含脂肪较多，但其功能是正常的，而另一方面可能发现一个体积正常且不含脂肪组织但功能亢进的腺体。

还有一些复杂情况，比如腺体只是轻微增生，大约为 50～90 mg。怎样处理这种病例？建议通过使用术中快速 PTH 检测以及术中的病理组织学诊断来提示弥漫性而非结节

状增生。如果决定行甲状旁腺次全切除术，为了避免病情持续、复发以及永久性甲状旁腺功能减退，腺体的选择很重要。最好选择最小的腺体，并且有一些脂肪组织在内部和周围，尽可能选择下旁腺，因为可以将其与喉返神经分离并固定于甲状腺腺叶下极稍高位置，若再次手术，容易将其找到 [18-20]。

留下残余的部分甲状旁腺必须有良好的血供，保留的组织应有 60 mg 左右，只有在极少数透明样细胞增生中腺体可以残余 100～150 mg。

在这些情况下，低温贮藏依然受到争议，但是笔者认为可以避免。当你不确定首次手术中多少甲状旁腺被切除或者不确定残余的腺体活性如何，又或者种植的组织活性如何的情况下需要二次手术时，低温贮藏就显得很有意义了 [21, 22]。

如果考虑到不正常的腺体所处的位置靠近喉返神经或者在纵隔深部而决定行甲状旁腺全切除术时，自体移植是必需的，此时低温贮藏就更加有用了。

1975 年，Wells 和他的合作者描述了自体移植技术 [23, 24]。准备 8～10 个甲状旁腺组织的碎片（3 mm×1 mm）放置在冰盐水中。在患者的非主力手的肱桡肌表面做一10 cm 的纵行切口。将这 8～10 个甲状旁腺组织碎片种植在手臂的 4～6 个小囊袋中：用不可吸收的缝线缝合囊袋（Prolene 4-0），这样可以避免移植物溢出，并在移植物复发时便于去除。众所周知原发性移植物功能不全是极少见的。最外层皮肤用可吸收缝线缝合。

移植物有无功能可通过测量双上肢肘前静脉 PTH 确定：如果种植侧测得血清 PTH 水平比未种植侧高出 1.5 倍以上，则可说明移植组织有活性。两侧没有差别则表明颈部

仍有腺体遗留或者自体移植失败。

最初，笔者运用的低温贮藏技术和Wells所描述的相似：目前，意大利法律（L.91/1999，art.15）规定，每个地区都必须使用合法的程序对用于移植的人体组织进行收集、保存和分配。合法的流程具体如下：捐赠者完整的报告；必须确定捐赠者将进行甲状旁腺全切手术，并要求保留组织以便进行可能的自体移植；填写表格，包括同意贮存，允许运用血清学测定HBV、HCV、HIV以及梅毒以确定捐赠者是否感染传染性疾病；收集文件（所有的文件都应该收集并且保留不少于25年）；取下甲状旁腺组织，留取血标本便于准备相应的血清；接收甲状旁腺组织时就应对其进行评估，进行细菌学检测以便为组织的低温贮藏做准备；最后冷冻并低温贮藏。

取下的甲状旁腺组织被放入含有RPMI - 1640（细胞培养基）的培养管中，并保持温度在4℃，后立即运送到组织库，在那里转移到培养皿上并迅速将其分割为1～2 mm的碎片。然后转移到含有RPMI - 1640溶液的冷冻管中，该溶液包含10%的患者血清，还有10%的二甲亚砜。取一甲状旁腺组织碎片放入到包含有硫基乙酸盐肉汤培养基的试管中进行细菌学实验。经过以上准备，将冷冻管中的甲状旁腺组织进行冷冻，认真控制冷冻曲线。在最后的冷冻阶段，组织被放在液氮容器中予以保留。

融化甲状旁腺组织时，需要将贮藏冷冻管从贮存器中取出，然后放在37℃水浴锅中，轻轻震动直到只剩下一小冻块在冷冻管中。这时，加入包含20%的患者血清的RPMI - 1640溶液，组织逐渐解冻。然后将组织碎片移出，放入冷的RPMI - 1640中，此过程保持在冰上进行直到移植。取一小块

甲状旁腺碎片置于试管中进行细菌学检验。

微创甲状旁腺切除术

最常见的微创手术方式是内镜辅助下甲状旁腺切除术（MIVAP，Miccoli[25]首创，在第12章有具体叙述），开放小切口甲状旁腺切除术（OMIP），中间入路内镜下甲状旁腺切除术以及侧面入路内镜下甲状旁腺切除术[26-31]。

笔者运用伽马探针指导这种类型的甲状旁腺切除手术[32-34]。直到现在，尽管手术操作的成功率以及发病率都是可以比较的，但是对于哪种手术方式最好依然没有统一的意见。由于考虑到手术时间、更短的学习曲线以及增加的成本效益，许多内分泌外科医师对于甲状旁腺腺瘤的推荐治疗方法是OMIP。其他微创手术方法的优点在于更好的美容效果以及更轻的术后疼痛。

可采用多样的麻醉方式，包括局部麻醉、区域阻滞麻醉以及全身麻醉。笔者认为全身麻醉最合适。

1. 开放小切口甲状旁腺切除术（OMIP）

开放小切口甲状旁腺切除术要求在胸骨切迹以上2 cm处做一2～2.5 cm的横向切口。沿着中线分离甲状腺前肌群可以进入甲状腺床。

笔者认为运用2.5倍放大镜可以获得更好的三维立体空间，就像内镜视频所能提供的图像一样。从教学的角度来看，缺点在于只有主刀医师和助手才可以清晰地看到手术视野。因此，有必要使用摄像机让每个人都尽可能地看到手术的过程。

以下步骤和传统的手术方式相似。在首先寻找瘤体的一侧钝性分离甲状腺，结扎并切断甲状腺中静脉；腺叶被推向中央。笔者认为，在此手术中，辨认甲状腺下动脉并用

套圈标记很重要，这样就比较容易辨认喉返神经。有时因为腺瘤很大而不能轻易辨认动脉以及神经，就必须先十分小心地钝性分离腺瘤。如前所述，仔细探查甲状旁腺所处的正常位置很重要。

在许多病例中，运用 ioPTH 能使探查仅局限在颈部的一侧，若能辨认出其他腺体当然更好。中间路径的优势就在于如果怀疑存在第 2 个腺瘤或者病理性增生时，不必扩大皮肤切口就可以探查对侧颈部。对于熟练的术者，运用此项技术多花费的时间不会超过 15 分钟，且主要用于等待 ioPTH 的结果。如有需要，甲状旁腺较少出现的前上纵隔区域，包括甲状腺胸腺韧带和胸腺，都应探查。甚至在术前怀疑有双侧腺瘤或增生时，此技术依然可行，可以获得和长切口手术一致的效果。

手术的时间是 45 分钟至 1 小时，一般不需要引流，手术切口用皮内缝合关闭以求获得最好美容效果。

依据笔者的经验，术中 ioPTH，不仅仅是降低 50%，而是需恢复到正常值范围，才算手术成功。个别疑难病例是术前 PTH 不是特别高且伴随病理性增生的情况，这是最难以治疗的病例，只能通过术者的经验确保手术成功[34-38]。

2．侧向手术入路

侧向手术入路是指术前影像学已将甲状旁腺腺体明确定位，而通过一 2 cm 的皮肤横行切口从侧方进入的方法。手术时将胸锁乳突肌推向侧方，将带状肌推向中间。这种方法能够很容易地在甲状腺外侧缘深面找到上极的甲状旁腺腺瘤。

下极的甲状旁腺也能通过这种切口切除。关于这种技术，Norman 的一席话很值得一读："回顾我过往 15 年的经历，我推崇

将侧向入路甲状旁腺切除术作为甲状旁腺肿瘤患者的万能手术方式是不正确的。我们开始明白侧向入路甲状旁腺探查是有选择性的，即便最大化利用手术器械达到同侧腺体探查，长期治愈率也很少高于 95%。当缺乏经验的外科医师使用此方法时，治愈率将降低到 90% 以下。我们团队在多年前实施了数以千计的手术之后就放弃侧向入路甲状旁腺切除术；但是这种长期'专注'于一种甲状旁腺手术方法的好处就是后来在一些外科文献中，会重点提及我们 15 年来的观察结果，并经常将其作为标准[39, 40]。"

另一些文献与笔者的想法做对比，支持侧向入路甲状旁腺切除术，所以这个争议远没有停止[41-43]。

3．侧面视频内镜方法

另一种侧向入路方法需内镜辅助，由 Henry[29, 30] 首创。手术器械需要 1 个 10 mm trocar、1 个纤维内镜、2 个 2.5 mm trocar 以及解剖器、止血钳、剪刀、电钩和吸引器。患者呈全麻状态仰卧位，但颈部不能过伸，避免胸锁乳突肌和带状肌紧张。首先在胸锁乳突肌前侧缘做一长 12 mm 的皮肤切口，建立 10 mm trocar 的空间，从后方进入甲状腺后间隙。手术空间通过注入气体维持在 8 mmHg 左右的气压。3 个 trocar 置于发现腺瘤侧的胸锁乳突肌前缘。在侧向探查时，术者可以鉴别腺瘤和同侧的甲状旁腺。

这种手术特别适用于位置较深的上极腺瘤。

4．中间入路内镜技术

中间入路内镜技术是 Gagner 在 1996 年[31] 描述的，但由于这项技术耗时又昂贵、复发率高、学习曲线长、操作难，已经几乎被彻底抛弃。

Gagner 在实施第 1 例手术后做出如下

描述："在一个动物模型试验成功后，我们最近为 1 例 37 岁的男性患者实施了第 1 例内镜下甲状旁腺次全切除术。这个患者有严重的胰腺炎和胰腺结石病史，被诊断为甲状旁腺功能亢进症。患者接受我们的建议选择行内镜下甲状旁腺切除术。在颈阔肌下方置入第 1 个 trocar 后，用 5 mm 的内镜镜头钝性分离创建出一个空间。辨认出 4 枚甲状旁腺，术中冰冻切片证实为甲状旁腺增生之后，3 枚半的腺体被摘除。术中患者除了出现轻微的高碳酸血症和皮下气肿外，没有发现其他问题。术后患者无特殊并发症。"

5. 核素介导的甲状旁腺切除术

现在很少运用到的另一项技术是核素介导的甲状旁腺切除术（MIRP）[32-34]。

MIRP 的入选标准如下：有证据表明在闪烁扫描术中发现孤立的甲状旁腺腺瘤；腺瘤明显摄取 ^{99m}Tc - 甲氧基异丁基异腈；不伴有甲状腺结节；没有家族性 HPT 和 MEN 病史；之前没有颈部放射史。目前主要适应证为再次手术困难者。

手术方案包括术前 10 分钟在核医学科给患者注射低剂量的 37 MBq ^{99m}Tc - 甲氧基异丁基异腈，可使用手持式 11 mm 伽马探针。另一个问题关注在手术团队上。作者在最近的文章中总结到：术者和手术室团队能够以最低风险安全实施核素介导甲状旁腺切除术。使用铅衣隔离患者是可行的方法，可以进一步减少在高容量的医学中心的放射暴露。然而，进一步的研究是有必要的[44]。

MIRP 的其他缺点包括患者额外小剂量的放射性物质暴露，需要协调控制放射性同位素的核医学专家与手术室的安排一致，尤其是在同一天有许多患者需要手术的高容量医学中心。

6. 机器人辅助的甲状旁腺切除术

最近提出的所谓的微创技术是机器人辅助下甲状旁腺切除术（RAP）：它为那些不想在颈部留有瘢痕的患者提供了有别于其他甲状旁腺手术方式的一种可行但昂贵的选择。这项技术可经腋下、锁骨下和耳后入路，但是并发症高，原因在于建立皮下隧道时有难度。

da Vinci 手术机器人相比传统的内镜，拥有双通道内镜和手术区域额外可放大的三维视野影像，并且有卓越的深度感知。虽然和其他技术相比，学习曲线更长、手术花费高、耗时长，这项技术仍有可行性[32, 33, 44]。这项技术仅运用于那些有社交或文化需求而要避免留有颈部瘢痕的患者。

外科医师行甲状旁腺探查术的安全检查表

一份确认所有的安全预防措施的术前清单已被实施[45]。

首先，手术知情同意书要包括以下可能性：暂时或者永久性声带麻痹，损伤喉上神经而出现音调改变，甲状旁腺功能减退症所致的暂时或永久性的低钙血症，切口感染，术后出血而需要再次手术。需要强调出现手术失败的可能性，因为假如有甲状旁腺增生或者有额外的腺体会增大手术难度；因甲状旁腺腺瘤不在常规的位置而出现遗漏时也可以导致手术失败。

实验室的报告应当被考虑到用于确认诊断，要记住诊断是仅仅根据患者生化指标做出的，同时应该要结合影像资料做出评估。有过声带手术和其他颈部手术史，应当评估声带功能。术中 ioPTH 检测的运用和快速冰冻切片应当被选择。术中是否应用神经监测可以由手术医师决定。围手术期抗生素一般只用于免疫抑制或者有其他合并症的患者：实际上，术后感染是不经常发生的，因为甲状旁腺手术是清洁手术，一般不需要运用抗生素短期抗菌治疗。应当使用压迫装置并鼓励患者术后早期下床活动以防止深静脉血栓形成。即便是择期手术，术后应用低分子肝素进行常规抗凝治疗 1 周。

并　发　症

患者必须知晓甲状旁腺切除术后很少出现并发症；喉返神经损伤是很少出现的，初次手术患者发生的概率小于 1%（0.8%～1.2% 为暂时性，0.4% 为永久性）。

甲状旁腺探查后发生低钙血症是潜在的并发症（0.8%～2.9% 为暂时性，0.2% 为永久性）。术后第 1 个 24～48 小时可以评估患者是否会出现低钙血症。低钙血症可以是短暂和轻微的，因为甲状旁腺功能减退症使保留在原位的腺体受到了抑制。口周感觉异常和焦虑可能因过度换气而加剧。对于这些病例，应在患者出院前给予补充钙剂和维生素 D。1 周后应该复查血钙和甲状旁腺素的水平以评估治疗方案。围手术期短暂的低钙血症容易在术前严重的高钙血症患者和慢性维生素 D 缺乏病患者或者骨饥饿综合征（低磷血症和高 PTH 水平通常在这个综合征中见到）患者中见到。治疗与之前所述的方法相同，但是疗程会更长。严重的低钙血症表现为惊厥、手足抽搐、严重的焦虑和极少见的呼吸困难。患者需要静脉注射和口服钙剂作为补充，同时要纠正并发的低镁血症。在术后 6～12 个月仍检测不到甲状旁腺素浓度和血清钙水平较低时就可以确诊为甲状旁腺功能减退症。在甲状旁腺切除术后发生

血肿绝对是少见的，但仍需警惕。另一个极少发生的并发症是切口感染。

甲状旁腺切除术后不能得到持久的治愈是最普遍的并发症（1%～10%，近期的大数据回顾为 1.7%～2.7%）[43, 46]。

为了避免再次手术的麻烦，Perrier 和他的同事 [47] 提出了一个有关甲状旁腺位置的新分类，笔者报道了他们的分类。

A 型：A 型甲状旁腺附着于甲状腺实质后侧，此种类型是公认的、正常腺体应处的位置。这种腺体几乎是黏附在甲状腺被膜内的。

B 型：B 型腺体是在甲状腺实质的后方。术者要谨防遗漏。此类腺体位于甲状腺实质外，食管气管沟内。一些未下降至正常位置、位于颈部更高的颈动脉分叉处或下颌的腺体也归类为 B 型腺体。

C 型：C 型腺体一般会被遗漏掉。触诊时易被误认为是食管。此腺体靠近甲状腺实质尾部，位于食管气管沟中。侧向观察，它比 B 型腺体位置更低。C 型腺体位于甲状腺下极水平或者比下极位置更低（靠近锁骨）。

D 型：解剖 D 型腺体可能很困难且危险，因为它靠近喉返神经。这些情况下，术前影像不能明确手术起点，因为靠近 D 型腺体的都是很重要的结构。不能让实习医师行此类切除术。

E 型：E 型腺体特别容易切除，因为它在颈部的位置不深，所以几乎是外生型腺体。在开展此类手术的早期，易于完成的切除可给内分泌外科医师额外的信心。

F 型：F 型腺体位于甲状腺胸腺韧带内。它常被称为是异位的腺体。因为腺体通常要分离部分胸腺上极才能找到，所以切除此类腺体会比较有趣。对于没有经验的外科

医师来说，切除腺体可能会有些恐惧，因为要在颈部进入纵隔来移出腺体。

G 型：G 型腺体被甲状腺组织包裹，嵌入甲状腺实质内，活动度差，不常见。真正的甲状腺实质内腺体是罕见的。

这种以解剖细节为基础的分类方案，假如能被接受并用于影像报告、手术记录和病理报告中，内分泌医师和外科医师就能更好地了解腺体的位置，也能帮助他们预防再次手术。

结　论

总之，如果怀疑是单发的腺体疾病且已制订了治疗方案，需安排术前影像检查以帮助外科医师决定手术应从哪侧开始。应时刻牢记不能仅将术前影像作为确诊或者是否要进行甲状旁腺切除术的依据。MGD 的排除或者鉴别可达到高的手术治愈率（95%～99%），

此时进行双侧的甲状旁腺探查是十分重要的，其主要的适应证是：患者术前影像阴性，或者发现双侧病灶；有遗传性 HPT；大于 60 岁女性（因为随着年龄增长，发生腺体增生的概率增大）。伴发甲状腺疾病时，如甲状腺癌和甲状腺肿，一样需要进行手术切除。微创行双侧甲状旁腺探查术较为容易，不论是开放小切口或内镜辅助下都可以。

Lew 和 Solorzano 有句名言："没有什么可以取代由经验丰富的甲状旁腺外科医师实施的成功手术[20]。"

最后，笔者想呈现出由 Callender 和 Udelsman[12] 改进的，从生化指标上确诊为"原发性甲状旁腺功能亢进症（pHPT）"的诊疗策略（图 11-1）。

除外超声有影像学检查禁忌证（例如怀孕）时，仍可进行手术治疗：当超声诊断是阳性时，可以选择微创手术（术中可以选择 ioPTH 检测）；如果超声诊断是阴性的，可

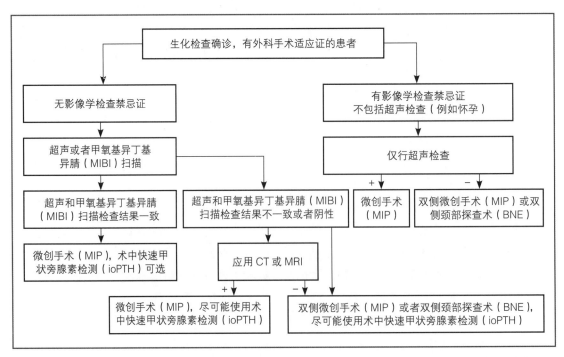

图 11-1　针对除超声外的影像学检查有或无禁忌证的有外科手术适应证患者的诊疗策略（详见正文）

以选择微创手术（MIP）或双侧颈部探查术（BEN）。

无影像学检查禁忌证时，可以使用 ^{99m}Tc–甲氧基异丁基异腈和超声检查。如果它们的检查结果是一致的，就选用微创甲状旁腺切除术（MIP）的治疗方法，可以选择 ioPTH 检测；如果影像检查不一致或者阴性，可以考虑使用 CT 和 MRI；如果检查结果是阳性的，就选择微创手术，也可选用 ioPTH 检测；如果两种检查都是阴性的，就选用双侧微创手术和双侧颈部探查术（BNE），可选用 ioPTH 检测。

参考文献

[1] Perrier ND (2005) Asymptomatic hyperparathyroidism: a medical misnomer? Surgery 137: 127–131.

[2] Udelsman R, Pasieka JL, Sturgeon C et al (2009) Surgery for asymptomatic primary hyperparathyroidism: Proceedings of the third international workshop. J Clin Endocrinol Metab 94: 366.

[3] Bilezikian JP, Khan AA, Potts JT Jr (2009) Third international workshop on the management of asymptomatic primary hyperthyroidism. Guidelines for the management of asymptomatic primary hyperparathyroidism: summary statement from the third international workshop. J Clin Endocrinol Metab 94: 335.

[4] Bilezikian JP, Brandi ML, Eastell R et al (2014) Guidelines for the management of asymptomatic primary hyperparathyroidism: summary statement from the Fourth International Workshop. J Clin Endocrinol Metab 99: 3561–3569.

[5] Blanchard C, Mathonnet M, Sebag F et al (2013) Surgery for 'asymptomatic' mild primary hyperparathyroidism improves some clinical symptoms postoperatively. Eur J Endocrinol 169: 665–672.

[6] Akerström G, Stalberg P (2009) Surgical management of MEN–1 and –2: state of the art. Surg Clin North Am 89: 1047–1068.

[7] Sharma J, Weber CJ (2009) Surgical therapy for familial hyperparathyroidism. Am Surg 75: 579–582.

[8] Rosato L, Avenia N, Bernante P et al (2004) Complications of thyroid surgery: analysis of a multicentric study on 14,934 patients operated on in Italy over 5 years. World J Surg 28: 271–276.

[9] Kendrick ML, Charboneau JW, Curlee KJ et al (2001) Risk of parathyromatosis after fine-needle aspiration. Am Surg 67: 290–293.

[10] Elaraj DM, Sippel RS, Lindsay S et al (2010) Are additional localization studies and referral indicated for patients with primary hyperparathyroidism who have negative sestamibi scan results? Arch Surg 145: 578–581.

[11] Bagul A, Patel HP, Chadwick D et al (2014) Primary hyperparathyroidism: an analysis of failure of parathyroidectomy. World J Surg 38: 534–541.

[12] Callender GG, Udelsman R (2014) Surgery for primary hyperparathyroidism. Cancer 120: 3602–3616.

[13] James BC, Kaplan EL, Grogan RH et al (2015) What's in a name?: Providing clarity in the definition of minimally invasive parathyroidectomy. World J Surg 39: 975–980.

[14] Granberg PO, Cedermark B, Farnebo LO et al (1986) Surgery for primary hyperparathyroidism: indications, intraoperative decision-making and results. Prog Surg 18: 93–105.

[15] Akerström G, Malmaeus J, Bergström R (1984) Surgical anatomy of human parathyroid glands. Surgery 95: 14–21.

[16] Edis AJ (1977) Surgical anatomy and technique of neck exploration for primary hyperparathyroidism. Surg Clin North Am 57: 495–504.

[17] van Heerden JA, Beahrs OH, Woolner LB (1977) The pathology and surgical management of primary hyperparathyroidism. Surg Clin North Am 57: 557–563.

[18] Gasparri G, Camandona M, Abbona GC et al (2001) Secondary and tertiary hyperparathyroidism: Causes of recurrent disease after 446 parathyroidectomies. Ann Surg 233: 65–69.

[19] Sharma J, Weber CJ (2009) Surgical therapy for familial hyperparathyroidism. Am Surg 75: 579–582.

[20] Lew JI, Solorzano CC (2009) Surgical management of primary hyperparathyroidism: state of the art. Surg Clin North Am 89: 1205–1225.

[21] Caccitolo JA, Farley DR, van Heerden JA et al (1997) The current role of parathyroid cryopreservation and autotransplantation in parathyroid surgery: an institutional experience. Surgery 122: 1062–1067.

[22] Shepet K, Alhefdhi A, Usedom R et al (2013) Parathyroid cryopreservation after parathyroidectomy: a worthwhile practice? Ann Surg Oncol 20: 2256–2260.

[23] Wells SA Jr, Christiansen C (1974) The transplanted parathyroid gland: evaluation of cryopreservation and other environmental factors which affect its function. Surgery 75: 49–55.

[24] Wells SA Jr, Gunnells JC, Shelburne JD (1975) Transplantation of the parathyroid glands in man: clinical indications and results. Surgery 78: 34–44.

[25] Miccoli P, Bendinelli C, Vignali E et al (1998) Endoscopic parathyroidectomy: report of an initial experience. Surgery 124: 1077–1079.

[26] Jacobson SR, van Heerden JA, Farley DR et al (2004) Focused cervical exploration for primary hyperparathyroidism without intraoperative parathyroid hormone monitoring or

use of the gamma probe. World J Surg 28: 1127–1131.

[27] Sitges-Serra A, Rosa P, Valero M et al (2008) Surgery for sporadic primary hyperparathyroidism: controversies and evidence-based approach. Langenbecks Arch Surg 393: 239–244.

[28] Mortier PE, Mozzon MM, Fouquet OP et al (2004) Unilateral surgery for hyperparathyroidism: indications, limits, and late results — new philosophy or expensive selection without improvement of surgical results? World J Surg 28: 1298–1304.

[29] Henry JF, Sebag F, Ippolito G (2008) Parathyroïdectomie endoscopique par voie latérale. J Chir 145: 471–474.

[30] Henry JF, Sebag F, Cherenko M et al (2008) Endoscopic parathyroidectomy: Why and when? World J Surg 32: 2509–2515.

[31] Gagner M (1996) Endoscopic subtotal parathyroidectomy in patients with primary hyperparathyroidism. Br J Surg 83: 875.

[32] Friedman M, Gurpinar B, Schalch P et al (2007) Guidelines for radioguided parathyroid surgery. Arch Otolaryngol Head Neck Surg 133: 1235–1239.

[33] Rubello D, Kapse N, Grassetto G et al (2010) Minimally invasive radio-guided surgery for primary hyperparathyroidism: From preoperative to intraoperative localization imaging. Ann Endocrinol (Paris) 71: 511–518.

[34] Burkey SH, van Heerden JA, Farley DR et al (2002) Will directed parathyroidectomy utilizing the gamma probe or intraoperative parathyroid hormone assay replace bilateral cervical exploration as the preferred operation for primary hyperparathyroidism? World J Surg 26: 914–920.

[35] Rajaei MH, Oltmann SC, Adkisson CD et al (2014) Is intraoperative parathyroid hormone monitoring necessary with ipsilateral parathyroid gland visualization during anticipated unilateral exploration for primary hyperparathyroidism: a two-institution analysis of more than 2,000 patients. Surgery 156: 760–766.

[36] Morris LF, Zanocco K, Ituarte PH et al (2010) The value of intraoperative parathyroid hormone monitoring in localized

primary hyperparathyroidism: a cost analysis. Ann Surg Oncol 17: 679–685.

[37] Wharry LI, Yip L, Armstrong MJ et al (2014) The final intraoperative parathyroid hormone level: how low should it go? World J Surg 38: 558–563.

[38] Singh DN, Gupta SK, Chand G et al (2013) Intra-operative parathyroid hormone kinetics and influencing factors with high baseline PTH: a prospective study. Clin Endocrinol (Oxf) 78: 935–941.

[39] Norman J (2012) Controversies in parathyroid surgery: the quest for a "mini" unilateral parathyroid operation seems to have gone too far. J Surg Oncol 105: 1–3.

[40] Norman J, Lopez J, Politz D (2012) Abandoning unilateral parathyroidectomy: why we reversed our position after 15,000 parathyroid operations. J Am Coll Surg 214: 260–269.

[41] Stojadinovic A, Pribitkin E, Rosen D et al (2012) Unilateral vs bilateral parathyroidectomy: a healthy debate. J Am Coll Surg 215: 300–302.

[42] Inabnet WB, Dakin GF, Haber RS et al (2002) Targeted parathyroidectomy in the era of intraoperative parathormone monitoring. World J Surg 26: 921–925.

[43] Norlén O, Wang KC, Tay YK et al (2015) No need to abandon focused parathyroidectomy: a multicenter study of long-term outcome after surgery for primary hyperparathyroidism. Ann Surg 261: 991–996.

[44] Oltmann SC, Brekke AV, Macatangay JD et al (2014) Surgeon and staff radiation exposure during radioguided parathyroidectomy at a high-volume institution. Ann Surg Oncol 21: 3853–3858.

[45] Weiser TG, Haynes AB, Dziekan G et al (2010) Effect of a 19-item surgical safety checklist during urgent operations in a global patient population. Ann Surg 251: 976–980.

[46] Henry JF (2010) Reoperation for primary hyperparathyroidism: tips and tricks. Langenbecks Arch Surg 395: 103–109.

[47] Perrier ND, Edeiken B, Nunez R et al (2009) A novel nomenclature to classify parathyroid adenomas. World J Surg 33: 412–416.

译者评述

原发性甲状旁腺功能亢进症的甲状旁腺手术核心问题是，如何找到所有有病变的甲状旁腺，保留足够的能维持正常甲状旁腺功能的甲状旁腺组织。原发性甲状旁腺功能亢进症的主要病因是甲状旁腺腺瘤、增生及腺癌。超声及 MIBI 如能一致认为某枚甲状旁腺病变，则单侧单枚病灶切除＋术中 ioPTH 检测验证应该能基本达到治疗目的。当超声及 MIBI 不能一致认为单枚或多枚甲状旁腺病变时，双侧甲状旁腺的探查联合术中快速 ioPTH 检测以确定病变腺体是否完全切除，是提高手术治愈率的重要手段。

第12章
微创内镜辅助下甲状旁腺切除术

Minimally Invasive Video-Assisted Parathyroidectomy

Paolo Miccoli, Gabriele Materazzi

黄侃彭林译

导　言

许多不同的微创方式被用于原发性甲状旁腺功能亢进症（pHPT）的外科治疗。M.Gagner 在 1996 年首次施行了"单纯"内镜下手术治疗[1, 2]，该术式以低气压稳定气流灌注为特点。随后有其他手术方式开展，从内镜辅助下无气体技术[3, 4]到开放式微创甲状旁腺切除术（OMIP），这些手术方式或根据术中扫描[5]，或依赖于术前定位[6, 7]。在 1997 年，笔者报道了一项个人技术，称为微创内镜辅助下甲状旁腺切除术（MIVAP），近年来被多个中心采用[8-11]。尽管这些手术方式受到患者的喜爱，但是仍然有许多内分泌外科医师不愿接受，因微创手术方式过于耗时、过于昂贵而且并不适用于所有 pHPT 患者。至于这最后一点，对谨慎地定义这一微创手术的手术指征就显得至关重要。

开放式微创甲状旁腺切除术

自 21 世纪初以来，内镜引导下微创甲状旁腺切除术已成为实质性甲状旁腺腺瘤引起的原发性甲状旁腺功能亢进症患者的手术方式选择。开放式微创甲状旁腺切除术既可以通过标准手术切口——一种更小的中线切口，又可通过异位切口实施。OMIP 可在局部麻醉下施行，所需手术时间更短，术后疼痛减轻且美容效果更佳。此外，OMIP 还具有术后出院更早以及总住院费用降低等优点。在技术层面上，OMIP 与标准开放式甲状旁腺切除术一致。通常仅需颈部正中 2.5～5 cm 大小的切口，可使用放大镜、止血能量设备或血管夹。根据 IAES 的研究观察[12]，92％的外科医师采用 OMIP，另外有少数采用内镜设备（12％）或视频辅助手术（22％）。OMIP 的主要缺陷在于因切口尺寸小而对颈部结构的显示可能不佳，或者反之来说，当和 MIVAP 或其他内镜技术相比时，需要更大的皮肤切口。

完全内镜下甲状旁腺切除术（Gagner）

Gagner 术是首次报道的内镜下甲状旁腺切除术。该术式采用正常气流，压力不超过 8 mmHg。通过颈部正中的套管置入一5 mm 内镜（手术开始时采用 0° 内镜，当颈阔肌下平面建立之后改换为 30° 内镜），还有 2 个或 3 个额外的套管用于置入其他器械。采用针式内镜设备，充分游离颈阔肌下平面以获取良好的操作空间。沿胸锁乳突肌前缘打开后，用拉钩将颈前带状肌向内侧牵拉显露甲状腺腺叶。将甲状腺自封套筋膜分离后即可显露甲状旁腺。当甲状旁腺腺瘤完全游离之后，即可分离血管蒂，并采用 2 个5 mm 的血管夹将其夹闭，于中间离断。将切除的甲状旁腺放入用手套指端制成的套囊取出。在甲状旁腺切除之后 10～20 分钟，尽快进行甲状旁腺素测定（qPTHa）。该技术亦适用于双侧甲状旁腺的探查。

侧方入路内镜下甲状旁腺切除术（Henry）

侧方入路内镜下甲状旁腺切除术由Henry 首次报道。在病灶同侧胸锁乳突肌内侧缘做一 12 mm 皮肤切口，放置 10 mm 套管，采用低气压（8 mmHg）灌注后置入 10 mm 0°内镜。沿胸锁乳突肌内侧缘在第 1 个套管的上、下方分别放置 2 个 3 mm 的套管，用以置入操作器械。主刀医师只需 1 名助手协助扶镜，即可将甲状旁腺腺瘤逐步切除。一旦完全游离之后，即可将甲状旁腺部分牵出至切口外，采用常规钳夹的方式结扎、离断血管蒂，切除甲状旁腺。切除之后同样需行快速甲状旁腺素检测。但是，该技术并不适用于对双侧的探查，目前在临床上也较少使用。

放射线引导下甲状旁腺切除术

除了内镜辅助下的手术之外，还有学者提出过其他"微创治疗方式"，其中部分是基于术中核素显像技术的使用，该技术由 Norman 首次报道，且所有这些技术的特点都是直接在显像的甲状旁腺正上方切 3～4 cm 的小切口（即可完成）。但是，术中核素显影引导的甲状旁腺切除术仍依赖于术前清晰的核素扫描定位。同时，有部分单发、明确的甲状旁腺腺瘤在 B 超下可见，而在核素扫描下并不显像；据笔者经内镜切除术的经验，其中有大约 10% 的患者存在这样的表现。此类患者，应是任何一种内镜辅助下或视频辅助下甲状旁腺切除手术的最佳人选，而不适用于放射核素引导下的甲状旁腺切除术。

微创内镜辅助下甲状旁腺切除术（MIVAP）

MIVAP 由意大利 Pisa 的一名学者于1997 年首次报道，该技术易于在不同手术中心复制，因此在世界范围内广受认可。事实上，该手术方式的所有步骤与传统开放手术基本一致，唯一区别仅在于采用了内镜设备，使得该手术通过更小（1.5 cm）的切口也可完成。

MIVAP 的手术指征

所有散发的原发性甲状旁腺功能亢进症患者均是 MIVAP 手术潜在的良好人选。然而在这些患者当中，笔者认为，对于未接受过颈部手术，有着体积较小、定位良好的甲状旁腺腺瘤，无合并甲状腺疾病的患者，应该更为适合该手术。在首次施行这些微创手术中的任何一种时，都应该严格把握手术指征。MIVAP 的手术指征可归纳为以下 3 点：

- 未做过颈部手术
- 不存在大的甲状腺肿

- 术前单发甲状旁腺腺瘤定位清楚

尽管如此，当手术团队对该手术方式有足够的自信时，便可更灵活地对大部分的经典禁忌证进行解读，将其区分为相对禁忌证和绝对禁忌证（表 12–1）。事实上，只要甲状腺小结节最大直径不超过 3 cm，在 MIVAP 手术中亦可被一并切除[13]。因为双侧甲状旁腺探查已被证实在合理时间内通过同一手术切口可行，所以术前未行定位的患者同样可接受 MIVAP 手术。至于此前做过颈部手术的患者，通过侧方入路的方式，和开放手术一样是有用的。

表 12–1　MIVAP 手术禁忌证

绝对禁忌证	相对禁忌证
既往颈部手术史	既往颈部放射史
大的甲状腺肿	大的甲状旁腺腺瘤（< 3.5 cm）
甲状旁腺癌	缺乏术前定位
MEN 和家族性原发性甲状旁腺功能亢进症	

注：MEN，多发性内分泌肿瘤。

术 前 评 估

同开放手术一样，在 MIVAP 手术前也有必要进行全面而彻底的生化评估以确定 pHPT 的诊断。

一旦诊断确立，在施行 MIVAP 和其他任何 pHPT 微创治疗之前，一般认为必须对病灶进行准确的术前定位。术前定位可通过 B 超检查或双时相 ^{99m}Tc–甲氧基异丁基异腈扫描（^{99m}Tc–MIBI）。多数患者在咨询外科医师之前都已做过这两项影像学检查。就笔者而言，更倾向于采用彩色多普勒线阵高频探头（8～13 mHz）的超声检查进行术前

评估。根据笔者的经验，相对于 ^{99m}Tc–MIBI 扫描而言，B 超具有两个重要的优点：① 可提供更多精确的解剖细节，以明确甲状旁腺腺瘤的部位及其与血管的毗邻关系。② 可以更准确地判断腺瘤的大小。值得强调的是，如果病灶直径超过 3 cm，则应该非常仔细地进行评估。即便是最富有经验的外科医师，有时也很难仅通过内镜取出大的腺瘤。

患 者 准 备

对于急性重症高钙血症（血 Ca^{2+} > 3.5 mEq/L），术前静脉注射生理盐水和利尿剂或许有效。如果手术推迟，术前可用双膦酸盐进行治疗。

麻醉一般采用气管插管全身麻醉，除此之外，一种侵害性更小的麻醉技术也可成功应用于 MIVAP 手术，即双侧颈部表面麻醉复合喉罩和七氟醚。以罗哌卡因（耐乐品）（7.5 mg/ml）沿胸锁乳突肌内侧缘注射，一般 20 ml 即可发挥充分的镇痛效果。以氧气–七氟醚行吸入麻醉诱导，随后通过氧气/二氧化氮（50∶50）和七氟醚（呼气末：1%～1.3%）的混合气体维持，留置喉罩自主呼吸。据笔者的经验，这种麻醉方式被证实不会贻误手术时间，同时患者也可良好耐受。相比常规的气管插管全身麻醉方式，患者术后住院时间更短。

手 术 技 术

患者采用仰卧位，颈部无需过伸以避免带状肌深面的操作空间缩小。手术区域表面覆盖手术透明贴膜，以备术中可能中转开放手术。在胸骨切迹上方约 2 cm 处做一 1.5 cm

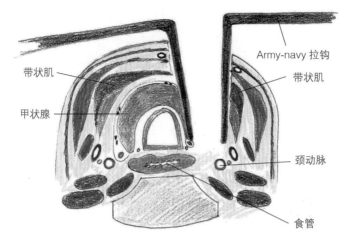

图 12-1 术野使用常用的双头甲状腺拉钩：1 个将甲状腺腺叶向内侧牵拉，另 1 个将肌肉和颈动脉向外侧牵拉

的水平切口，垂直切开颈白线以便在带状肌和甲状腺之间建立手术操作空间。经切口置入 5 mm 30° 内镜，采用 2 个拉钩，其中 1 个将甲状腺叶向内侧牵拉，另 1 个将肌肉和颈动脉向外侧牵拉（图 12-1），充分显露甲状腺气管沟。经手术切口置入针式内镜手术器械（如小压肠板、压肠板样吸引器、2 mm 镊子）。30 倍放大镜使得腺瘤和相关颈部结构易于辨认（图 12-2）。一旦发现

肿瘤，务必轻柔、仔细地操作。切除甲状旁腺时应避免破坏其表面包膜，以防止甲状旁腺细胞外溢可能引发后续甲状旁腺毒症的危险。延迟使用单极电刀，至少应在辨认出位于甲状腺旁腺上方或者下方的喉返神经下段之后方可施行。通常将腺瘤从筋膜上剥离的过程并不需要止血。随后，当到达腺门部位之后，即可通过 2 个 3 mm 的血管夹结扎血管（图 12-3）。最后，将腺瘤切除并经切

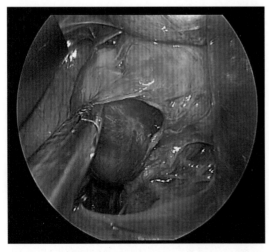

图 12-2 术中视野。内镜的放大效应使得甲状旁腺腺瘤和喉返神经都易于辨识

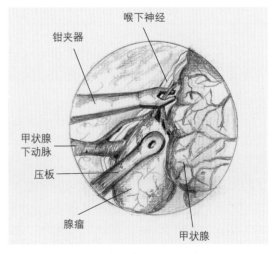

图 12-3 确认甲状旁腺腺瘤的血管，于 2 个血管夹中间将其离断

口取出。外科医师关闭切口的同时等待术中快速甲状旁腺素测定（qPTHa）结果。

术后无需留置引流管，但笔者极力主张不要过紧地关闭颈白线以便更好地评估术后早期出血，尽管笔者从未观察到出血并发症的发生，究其原因，很有可能是在该手术中并未涉及任何重要血管。通常皮肤仅用皮肤胶水（Dermabond）黏合关闭即可（图12-4）。

根据笔者的经验，术中通常都要使用 qPTHa（Quest Diagnostic Nichols Institute, San Juan Capistrano, CA, USA）。如手术后 PTH 值较切除前所记录到的 PTH 最高值降低超过 50%，则认为该甲状旁腺切除术是成功的。一般检测的时间在移除甲状旁腺腺瘤 5～10 分钟之后进行。

当无法进行 qPTHa 时，亦可采用内镜通过同一切口进行双侧探查。事实上，由于笔者这一技术的特点在于采用正中切口，所以可以在相对较短的时间内完成对双侧的探查。因此，对有经验的外科医师来说，在没有确切的术前定位时，同样可进行微创内镜辅助下的甲状旁腺手术。

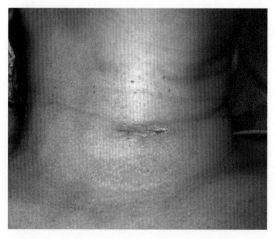

图 12-4　最终的美容效果。皮肤采用胶水黏合，无需留置引流管

目前术中一般不需要常规行冰冻病理切片，是否完全移除高功能甲状旁腺组织的标志仍在于 PTH 的降低。

结　　果

在过去数年里，笔者共施行大约 2 600 例 MIVAP 手术，其中绝大部分都获得成功，另外有 8% 的病例在手术中中转传统开放手术。表 12-2 说明了中转开放手术的原因。除此之外，值得强调的是还有 15 例在 MIVAP 手术中通过同一切口同期行内镜辅助下甲状腺切除术。笔者认为 2～3 cm，甚至小于 2 cm 的良性甲状腺病灶并不影响 MIVAP 手术的施行。事实上，在切除甲状旁腺腺瘤的同时可将这一类病灶一并切除。

表 12-2　中转开放手术的原因

原　　因	病例数量
多发性内分泌腺病	8
甲状腺内腺瘤	4
甲状旁腺癌	1
双侧探查结果阴性	10

并　发　症

在笔者的所有病例中，仅 3 例（0.7%）出现喉返神经麻痹，且都发生于笔者开展这项手术方式的早期阶段。在其他论著中，类似的并发症未见发生或发生率很低，即与传统开放手术相比其发生率并未升高[14]。一过性的低钙血症亦很少见（4.7%）。笔者的一项关于标准手术和内镜辅助下手术的前瞻性对照研究结果显示，MIVAP 手术后一过性低钙血症的发生率低于标准手术组，但两组间差异并无统计学意义 [15]。其原因可能在于 MIVAP 手术并未破坏完整的腺体组织，因此其术后出现甲状旁腺功能减退症的发生率亦较低。

参考文献

[1] Gagner M (1996) Endoscopic parathyroidectomy. Br J Surg 83: 875.

[2] Cougard P, Goudet P, Osmak L et al (1998) La vidéocervicoscopie dans la chirurgie de l'hyperparathyröidie primitive. Ann Chir 52: 885–889.

[3] Brunt ML (1998) Reply to Dr. Norman letter to the Editors. Surgery 124: 119–120.

[4] Miccoli P, Bendinelli C, Conte M et al (1998) Endoscopic parathyroidectomy by a gasless approach. J Laparoendosc Adv Surg Tech A 8: 189–194.

[5] Norman J, Chheda H (1997) Minimally invasive parathyroidectomy facilitated by intraoperative nuclear mapping. Surgery 122: 998–1003.

[6] Prager G, Passler C, Scheuba C et al (1999) Minimally invasive open parathyroidectomy. A Review. Acta Chir Austriaca 31: 221–226.

[7] Barczyński M, Papier A, Kenig J et al (2014) A retrospective case-controlled study of video-assisted versus open minimally invasive parathyroidectomy. Wideochir Inne Tech Malo Inwazyjne 9: 537–547.

[8] Miccoli P, Cecchini G, Conte M et al (1997) Minimally invasive, video-assisted parathyroid surgery for primary hyperparathyroidism. J Endocrinol Invest 20: 429–430.

[9] Lorenz K, Nguyen-Thanh P, Dralle H (1999) First experience with minimally invasive videoassisted parathyroidectomy. Acta Chir. Austriaca 30: 218–220.

[10] Rodrigo JP, Coca Pelaz A, Martínez P et al (2014) Minimally invasive video-assisted parathyroidectomy without intraoperative parathyroid hormone monitoring. Acta Otorrinolaringol Esp 65: 355–360.

[11] De Crea C, Raffaelli M, Traini E et al (2013) Is there a role for video-assisted parathyroidectomy in regions with high prevalence of goitre? Acta Otorhinolaryngol Ital 33: 388–392.

[12] Sackett WR, Barraclough B, Reeve TS et al (2002) Worldwide trends in the surgical treatment of primary hyperparathyroidism in the era of minimally invasive parathyroidectomy. Arch Surg 137: 1055–1059.

[13] Minuto MN, Berti P, Miccoli M et al (2012) Minimally invasive video-assisted thyroidectomy: an analysis of results and a revision of indications. Surg Endosc 26: 818–822.

[14] Kaplan EL, Yashiro T, Salti G (1992) Primary hyperparathyroidism in the 1990s: Choice of surgical procedures for this disease. Ann Surg 215: 300–316.

[15] Miccoli P, Bendinelli C, Berti P et al (1999) Video-assisted versus conventional parathyroidectomy in primary hyperparathyroidism: a prospective randomized study. Surgery 126: 117–122.

译者评述

外科手术是原发性甲状旁腺功能亢进症的主要治疗手段。随着术前、术中定位技术和手术治疗技术的发展，创伤更小、美容效果更佳的微创手术方式已逐步被更多的外科医师所推崇。本章作者 Miccoli 教授在 1997 年首次报道了微创内镜辅助下甲状旁腺切除术（MIVAP），并取得了良好的疗效。该手术方式简单易行，主要手术步骤与传统的开放手术方式基本一致，易于推广，在我国亦有良好的应用前景。

第13章

再次手术的外科技术

Surgical Technique in Reoperations

Rocco Bellantone, Emanuela Traini, Marco Raffaelli, Celestino P. Lombardi

何向辉 译

导　　言

总的来说，5%～10%的原发性甲状旁腺功能亢进症（HPT）术后的患者将会因甲状旁腺功能亢进症持续或复发而可能需要再次手术[1]。在转诊中心，再次手术占所有甲状旁腺手术的12%～20%[2, 3]。

持续性甲状旁腺功能亢进症（P-HPT）的定义是手术探查后6个月内发生高钙血症，而复发性甲状旁腺功能亢进症（R-HPT）的定义是初次手术后曾有一段时间内血钙正常、6个月后发生高钙血症。然而，这个是武断的定义，因为一个在首次手术中残留的高功能组织可以缓慢地增殖，并在初次手术探查之后的较晚时期显现出来。

众所周知，甲状旁腺功能亢进症术后血钙正常的患者中血清甲状旁腺素水平持续升高不等于疾病持续。事实上，治愈性手术后血钙正常的患者中11%～44%存在甲状旁腺素水平升高[4-6]。这种现象可能的解释包括维生素D的缺乏、骨骼再矿化、慢性肾脏疾病和甲状旁腺素受体的下调[7, 8]。

初次甲状旁腺切除术后血钙正常的患者出现甲状旁腺素水平的升高能否代表P-HPT发生的风险增加是一个需要探讨的问题。然而，最近的证据支持这些患者并不比甲状旁腺素水平正常的患者有更高的复发率[9]。

再次手术的患者中P-HPT比R-HPT更为常见，占80%～90%[1]。这一事实支持再次手术的主要原因是由于外科医师经验不足导致的初次手术探查的不成功。

事实上，尽管对于原发性甲状旁腺功能亢进症，有经验的外科医师初次手术的治愈率可高达99%，然而有报道表明每年完成少于10例手术的外科医师的失败率高达30%[10-13]。不充分的初次手术通常包括对甲状旁腺腺瘤识别和切除的失败，对多腺体疾病未完全切除增生的甲状旁腺组织。

的确，来自转诊中心的系列报道表明在需要补救手术的病例中，再次手术时7%～76%的病例在原位发现遗漏的腺体，24%～53%的病例在异位发现遗漏腺体[14-16]。

由于外科医师的经验不足和初次诊断不

正确造成初次手术对多腺体病变切除不完全是 P-HPT 的另一个常见原因[14-16]。事实上，甲状旁腺增生导致 4 枚腺体都病变的患者占 HPT 患者中的 5%～15%，P-HPT 或者 R-HPT 的患者中 14%～70% 超过 1 枚腺体受累[11, 14]。

在家族史不明确或非对称性的甲状旁腺受累的病例中，家族性原发性甲状旁腺功能亢进症（MEN1、MEN2 和其他家族性类型）很容易被误诊。特别是 MEN1 患者，4 枚腺体的受累不一定完全同步，因此探查时能够发现正常形态的腺体。如果术前没有诊断出 MEN1，十之八九，由于没有探查 4 枚腺体或者遗漏了额外的腺体，手术治疗是不恰当的（图 13-1）。

此外，对于多腺体病变，术前定位阴性和误导性的快速甲状旁腺素测定结果都会导致 P-HPT 的风险增加。

一个罕见但是更具迷惑性的造成疾病持续的原因是同时性的双甲状旁腺腺瘤，其占原发性甲状旁腺功能亢进症病例中的 2%～10%[13]。尽管有精确的术前定位技术的使用和像快速 PTH 测定等术中辅助技术

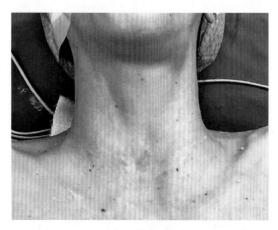

图 13-1 MEN1 相关的持续性原发性甲状旁腺功能亢进症患者，由于诊断错误和手术不充分，3 次失败的手术导致颈部留有多个瘢痕

的应用，两个肿瘤也是很难预测的[17-18]。

最后，更少见的是，由于额外数目的异位肿瘤导致探查失败，这对于熟练和有经验的外科医师也是一个真正的挑战[19]。

相反，R-HPT 代表一个更复杂和有争议的情况，因为它通常发生于初次手术成功后的多腺体病变的患者，原因是次全甲状旁腺切除术后残余组织的再生长或全甲状旁腺切除未能切除额外数目的受累腺体。少见的原因包括在遗传综合征中自体移植组织的再生长。

在特殊情况下，R-HPT 是源于异时性的甲状旁腺双腺瘤，局部或远处甲状旁腺癌的复发及由于在首次手术肿物被膜破裂后甲状旁腺细胞扩散引起的一种甲状旁腺腺瘤病[1-14]。

对于 P-HPT 和 R-HPT，决定手术适应证及计划再次手术前，根据对家族史、首次手术前影像和手术记录的复习，仔细分析复发的病因，是至关重要的。

此外，应该常规进行包括喉镜下的声带评估及术前精确影像学定位在内的仔细的术前评估，来帮助外科医师最小化再次手术的范围和并发症的发病率。

影像学研究对再次手术有很重要的作用。需要紧急探查的情况非常罕见，所以应该避免盲目的探查。影像学检查的目的是获得一个充分的图像以指导外科医师[20]。

第 9 章中将详细讨论可获得的图像及其准确性。

适 应 证

有严重的症状进展或者血钙水平显著增高的情况需要进行再次手术是共识。对无症状型复发或持续的甲状旁腺功能亢进症，还

没有专门的数据比较手术治疗和保守治疗的疗效。因此，根据某些作者的观点[21]，对这些病例采用 2009 年第三次国际研讨会上达成的治疗无症状型原发性甲状旁腺功能亢进症的指南是合理的[22]（C 级推荐）。与此同时，对轻度高钙血症和定位阴性的无症状型持续或复发 HPT，可以先选择"等待与观察"，或者应用双膦酸盐或西那卡塞药物治疗。事实上，在一些情况下，应考虑到手术相关的风险要比疾病本身的影响更严重。最后，有严重伴随疾病的患者可能不能耐受手术过程，甚至最近的一篇文献表明[23] 肥胖及 ASA 3 级与再手术独立相关。

手 术 技 术

由于纤维瘢痕导致颈部解剖结构扭曲，颈部再次探查技术上存在困难。此外，在补救手术的情况下，引起甲状旁腺功能亢进症的甲状旁腺组织可能异位，因而可能更难找到。由于所有这些原因，再手术患者的治愈率低，同时包括喉返神经和正常甲状旁腺组织在内的颈部精细结构损伤的风险增加。事实上，在这些患者中，有报道永久的喉返神经麻痹及永久的甲状旁腺功能减退症的发生率分别达到 10% 和 20%[24]。更重要的是，已经证实再手术患者的再住院率显著增加[23]。

专家们一致认为，HPT 治疗中最小化并发症率及最大化治愈率的最重要的因素是外科医师的经验[25, 26]。尽管关于补救手术没有数据能表明手术病例数与预后的关系，但是关于首次手术的结果报道表明应该建议把这些具有挑战性的再次手术病例推荐给经验丰富的外科医师。外科医师对颈部解剖的清晰认识和对胚胎发育中甲状旁腺的迁移、

原位及异位甲状旁腺的位置的深入理解是至关重要的[20]。

综上所述，精心设计的手术过程、充分利用其他辅助技术，对于再手术的成功是非常重要的[27]。

颈 部 入 路

因为功能亢进的甲状旁腺组织常常位于颈部，对于持续或复发病例，往往能够通过颈部入路切除肿物[28]。以下两种方法可用于颈部暴露：标准的中间"前门"入路和后外侧"后门"入路（图 13-2）。再次手术患者颈部带状肌与下层甲状腺及气管融合。因此，使用"前门"入路术者将面临初次手术探查的同一手术层面，而使用另一种方法，则能够避开瘢痕区域。

中间入路可以方便地直接接近任何靠近甲状腺下极或位于甲状腺胸腺韧带的腺体，而且必要时可以进行双侧颈部探查。然而，因为术野扭曲和纤维化瘢痕导致的解剖结构严重粘连，中间入路可能具有挑战性。

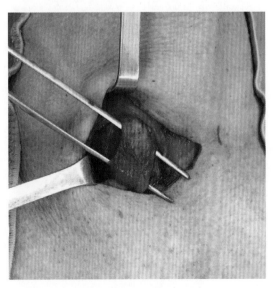

图 13-2　再次甲状旁腺切除术的"后门"入路

相反，后外侧入路使用相同的颈前皮肤切口，但颈阔肌下的解剖在胸锁乳突肌和带状肌之间平面进行以回避瘢痕，并能更直接地到达喉返神经和后位甲状旁腺（食管上／旁腺体）[24, 28]。显而易见，手术暴露方式的选择主要依赖于术前定位结果和初次手术的范围。一名有经验的外科医师最终可能决定在需要时同时选择这两种入路。抛开手术入路，外科医师可以决定实施靶向手术或系统性的双侧颈部探查。

1. 甲状旁腺靶向切除术

靶向手术的主要优点是限制手术探查和减少并发症风险，应该仅在单一明确定位的高功能的组织存在时采用。这些情况包括：初次手术未发现的腺瘤；伴随或异时双腺瘤；次全甲状旁腺切除术后残余甲状旁腺的再生；全甲状旁腺切除术后额外增生组织的复发；甲状旁腺癌的局部复发。应避免应用于定位不明确异常腺体和可疑多腺体病变的患者。

使用靶向手术可以根据患者特点和外科医师偏好，对于筛选的患者采用局部麻醉或全身麻醉进行微创甲状旁腺切除术。微创手术禁忌证在一定程度上与术者的经验和对该技术的熟悉度相关。但是，大体积的甲状旁腺腺瘤和可疑甲状旁腺癌仍为绝对禁忌。

谈及微创方法，开放微创甲状旁腺切除术（OMIP，见第11章）和内镜辅助甲状旁腺切除术（MIVAP，第12章详述）则不得不提。

2. 双侧颈部探查

可疑多腺体受累时，手术着眼于切除剩余腺体的同时也应考虑存在额外和异位腺体的可能。典型的情况是家族性甲状旁腺增生的病例，不充分的初次手术导致持续性甲状旁腺功能亢进症。在这种情况下，最好的方法是传统的 Kocher 颈部切开和系统性的双侧颈部探查。对于家族性病例，为了减少复发的风险也应同时进行双侧颈部胸腺切除术。如果不能肯定保留了有活力的甲状旁腺残余组织，应该考虑冻存甲状旁腺组织以用于将来再植，或同时进行异位自体移植，如移植于前臂。事实上，永久甲状旁腺功能低下伴随严重低钙血症是甲状旁腺再手术后危及生命的并发症。

3. 其他切除方式

甲状旁腺癌导致的持续或反复 HPT，再次手术是唯一有效的治疗方法，虽然最终罕有治愈[29, 30]。在这种情况下，往往必须整块切除。

尽管可以依赖术前影像学检查和手术技巧，但部分患者的再次手术探查仍需要花很大努力。在这些情况下，可以考虑应用辅助技术，包括广泛的双侧颈部探查、颈部胸腺切除术、食管后和颈动脉鞘探查、甲状旁腺迷失侧甲状腺腺叶盲切或选择性颈内静脉取样 PTH 测定。

在特殊情况下，尽管术前细致的研究和术中广泛的颈部清扫，功能亢进的甲状旁腺组织仍可能无法发现。当除1枚腺体外其他甲状旁腺都确定在原位时，迷失腺体同侧的异位甲状旁腺组织可通过结扎动脉停止其血液供应。只有在当所有其他操作（还包括切除患侧甲状腺腺叶）失败时才考虑选择性甲状旁腺断流[20]。

颈 外 入 路

绝大多数纵隔甲状旁腺腺瘤可通过能同时进入前、后纵隔的颈部入路切除，很少需要部分或完全正中胸骨切开[31]。前下纵隔内腺体可能通过前纵隔切开。内镜辅助胸腔镜手术，适合于位于主动脉-肺动脉窗的病灶，相对于经典的开胸手术，其创伤小，患者更舒适，可能是首选方法[20, 32, 33]。此外，内分泌外科医师应具有探查纵隔所需要的技能，必要时可以联合胸外科医师进行多学科联合手术。

手术辅助技术

1. 放射性引导

伽马探针检测 ^{99m}Tc-甲氧基异丁基异腈（MIBI）可用于引导再手术的颈部清扫[34]。然而，因为正常组织，尤其血管来源的背景信号产生干扰，这项技术没有获得大量肯定[35]。而且它给出的有限信息可经术前很好的 MIBI 扫描提供。

2. 术中快速 PTH 检测

术中快速 PTH（ioPTH）测定的应用使补救手术可以达到 94%～96% 的治愈率，已被多数中心使用[36-38]。它使外科医师可以确认去除的腺体是异常 PTH 分泌的唯一来源而终止手术，停止不必要的和有潜在损伤的额外探查。这种方法使再手术患者真正获益，降低了更广泛探查可能带来伤害的风险。这种术中辅助替代了术中冰冻，节省时间和成本。此外，在遇到困难的探查时，可以通过双侧颈静脉取样发现同侧的 PTH 梯度来指导解剖分离。然而，一些作者对 PTH 检测在家族性和其他种类的多腺体病变患者手术中的效用提出异议，尤其是在补救探查时[15, 39, 40]。基于这些原因，笔者和其他作者建议延迟 20 分钟或更晚取血，执行更严格的判断治愈的标准[35, 41, 42]。

3. 术中神经监测

为了减少再手术时喉返神经的损伤，推荐使用实时术中喉返神经功能肌电图监测（图 13-3、图 13-4）。然而不幸的是，与未行监测相比，这种技术并没有明确降低喉返神经损伤率[43]。

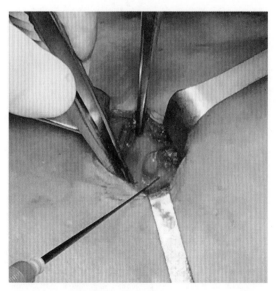

图 13-3　微创聚集和术中神经监测技术在 1 例甲状旁腺次全切除术后左上残余腺体的再生长而复发的甲状旁腺功能亢进症患者术中的应用

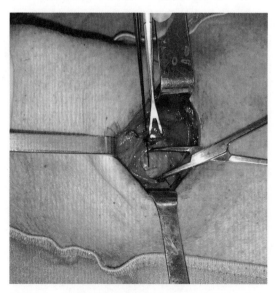

图 13-4　外侧入路再次甲状旁腺切除术中神经监测刺激右侧迷走神经

参考文献

[1] Bartsch DK, Rothmund M (2009) Reoperative surgery for primary hyperparathyroidism. Br J Surg 96: 699–701.

[2] Hasse C, Sitter H, Brune M et al (2002) Quality of life and patient satisfaction after reoperation for primary hyperparathyroidism: analysis of long-term results. World J Surg 26: 1029–1036.

[3] Sebag F, Hubbard JG, Maweia S et al (2003) Negative preoperative localization studies are highly predictive of multiglandular disease in sporadic primary hyperparathyroidism. Surgery 134: 1038–1041.

[4] Duh QY, Arnaud CD, Levin KE et al (1986) Parathyroid hormone: before and after parathyroidectomy. Surgery 100: 1021–1031.

[5] Lundgren E, Rastad J, Riedefelt P et al (1992) Long-term effects of parathyroid operation on serum calcium and parathyroid hormone values in sporadic primary hyperparathyroidism. Surgery 112: 1123–1129.

[6] Bergenfelz A, Valdemarsson S, Tibblia S (1996) Persistent elevated serum levels of intact parathyroid hormone after operation for sporadic parathyroid adenoma: evidence of detrimental effects of severe parathyroid disease. Surgery 119: 624–633.

[7] Mandal AK, Udelsman R (1998) Secondary hyperparathyroidism is an expected consequence of parathyroidectomy for primary hyperparathyroidism: a prospective study. Surgery 124: 1021–1027.

[8] Dhillon KS, Cohan P, Darwin C et al (2004) Elevated serum parathyroid hormone concentration in eucalcemic patients after parathyroidectomy for primary hyperparathyroidism and its relationship to vitamin-D profile. Metabolism 53: 1101–1106.

[9] Carsello CB, Yen TWF, Wang TTS (2012) Persistent elevation in serum parathyroid hormone levels in normocalcemic patients after parathyroidectomy: does it matter? Surgery 152: 575–583.

[10] Sosa JA, Power NR, Levine MA et al (1998) Profile of a clinical practice: thresholds for surgery and surgical outcomes for patients with primary hyperparathyroidism: a national survey of endocrine surgeons. J Clin Endocrinol Metab 83: 2658–2665.

[11] Mariette C, Pelissier L, Combemale F et al (1998) Reoperation for persistent or recurrent primary hyperparathyroidism. Langenbecks Arch Surg 383: 174–179.

[12] Wells SA Jr, Debenedetti MK, Doherty GM (2002) Recurrent or persistent hyperparathytroidism. J Bone Miner Res 17(S2): 158–162.

[13] Tezelman S, Shen W, Siperstein AF et al (1995) Persistent or recurrent hyperparathyroidism in patients with double adenomas. Surgery 118: 1115–1122.

[14] Arnalsteen L, Quievreux JL, Huglo D et al (2004) Reoperation for persistent and recurrent primary hyperparathyroidism. Seventy-seven cases among 1888 operated patients. Ann Chir 129: 224–231.

[15] Thompson GB, Grant CS, Perrier ND et al (1999) Reoperative parathyroid surgery in the era of Sestamibi scanning and intraoperative parathyroid hormone monitoring. Arch Surg 134: 699–704.

[16] Gough I (2006) Reoperative parathyroid surgery: the importance of ectopic location and multigland disease. ANZ J Surg 76: 1048–1050.

[17] Haciyanli M, Lal G, Morita E et al (2003) Accuracy of preoperative localization studies and intraoperative parathyroid hormone assay in patients with primary hyperparathyroidism and double adenoma. J Am Coll Surg 197: 739–746.

[18] Gauger PG, Agarwal G, England BG et al (2001) Intraoperative parathyroid hormone monitoring fails to detect double parathyroid adenomas: a 2-institution experience. Surgery 130: 1005–1010.

[19] Henry JF, Defecheraux T, Raffaelli M et al (2000) Supernumerary ectopic hyperfunctioning parathyroid glands: a potential pitfall in surgery for primary hyperparathyroidism. Ann Chir 125: 247–252.

[20] Udelsman R (2011) Approach to the patient with persistent or recurrent primary hyperparathyroidism. J Clin Endocrinol Metab 96: 2950–2958.

[21] Prescott JD, Udelsman R (2009) Remedial operation for primary hyperparathyroidism. World J Surg 33: 2324–2334.

[22] Bilezikian JP, Khan AA, Potts JT Jr (2009) Guidelines for the management of asymptomatic primary hyperparathyroidism: summary statement from the Third international Workshop. J Clin Endocrinol Metab 94: 335–339.

[23] Kuo LE, Wachtel H, Fraker D et al (2014) Reoperative parathyroidectomy: who is at risk and what is the risk? J Surg Res 191: 256–261.

[24] Henry JF (2010) Reoperation for primary hyperparathyroidism: tips and tricks. Langenbecks Arch Surg 395: 103–109.

[25] Stavrakis AI, Ituarte PH, Ko CY et al (2007) Surgeon volume as a predictor of outcomes in inpatient and outpatient endocrine surgery. Surgery 142: 887–899.

[26] Chen H, Wang TS, Yen TWF et al (2010) Operative failures after parathyroidectomy for hyperparathyroidism: the influence of surgical volume. Ann Surg 252: 691–695.

[27] Mihai R, Barczynski M, Iacobone M et al (2009) Surgical strategy for sporadic primary hyperparathyroidism an evidence-based approach to surgical strategy, patient selection, surgical access, reoperations. Langenbecks Arch Surg 394: 785–798.

[28] Wang TS, Udelsman R (2007) Remedial surgery for primary hyperparathyroidism. Adv Surg 41: 1–15.

[29] Iacobone M, Ruffolo C, Lumachi F et al (2005) Results of iterative surgery for persistent and recurrent parathyroid carcinoma. Langenbecks Arch Surg 390: 385–390.

[30] Kebebew E, Arici C, Duh QY et al (2001) Localization and reoperation results for persistent and recurrent parathyroid

carcinoma. Arch Surg 136: 878−885.

[31] Gold JS, Donovan PI, Udelsman R (2006) Partial median sternotomy: an attractive approach to mediastinal parathyroid disease. World J Surg 30: 1234−1239.

[32] Alesina PF, Moka D, Mahlstedt J et al (2008) Thoracoscopic removal of mediastinal hyperfunctioning parathyroid glands: personal experience and review of literature. World J Surg 32: 224−231.

[33] Cupisti K, Dotzenrath C, Simon D et al (2002) Therapy of suspected intrathoracic parathyroid adenomas. Experiences using open transthoracic approach and video-assisted thoracoscopic surgery. Langenbecks Arch Surg 386: 488−493.

[34] Norman J, Denham D (1998) Minimally invasive radioguided parathyroidectomy in the reoperative neck. Surgery 124: 1088−1092.

[35] Jaskowiak NT, Sugg SL, Helke J et al (2002) Pitfalls of intraoperative quick parathyroid hormone monitoring and gamma probe localization in surgery for primary hyperparathyroidism. Arch Surg 137: 659−668.

[36] Udelsman R, Donovan PI (2006) Remedial parathyroid surgery: changing trends in 130 consecutive cases. Ann Surg 244: 471−479.

[37] Irvin GL 3rd, Molinari AS, Figueroa C et al (1999) Improved success rate in reoperative parathyroidectomy with intraoperative

PTH assay. Ann Surg 229: 874−879.

[38] Chen H, Mack E, Starling JR (2005) A comprehensive evaluation of perioperative adjuncts during minimally invasive parathyroidectomy: which is the most reliable? Ann Surg 242: 375−380.

[39] Tonelli F, Spini SS, Tommasi M et al (2000) Intraoperative parathormone measurement in patients with multiple endocrine neoplasia type 1 syndrome and hyperparathyroidism. World J Surg 24: 556−563.

[40] Clerici T, Brandle M, Lange J et al (2004) Impact of intraoperative parathyroid hormone monitoring in the prediction of multiglandular parathyroid disease. World J Surg 28: 187−192.

[41] Di Stasio E, Carrozza C, Lombardi CP et al (2007) Parthyroidectomy monitored by intraoperative PTH: the relevance of the 20 min end-point. Clin Biochem 40: 595−603.

[42] Lombardi CP, Raffaelli M, Traini E et al (2008) Intraoperative PTH monitoring during parathyroidectomy: the need for stricter criteria to detect multiglandular disease. Langenbecks Arch Surg 393: 639−645.

[43] Yarbrough DE, Thompson GB, Kasperbauer JL et al (2004) Intraoperative electromyographic monitoring of the recurrent laryngeal nerve in reoperative thyroid and parathyroid surgery. Surgery 136: 1107−1115.

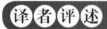

译者评述

　　由于存在多腺体病变，考虑到甲状旁腺的胚胎发育的特点，甲状旁腺的再手术是每一位做甲状旁腺手术的外科医师都会遇到的，但是实施初次手术的外科医师的经验不足是造成持续性甲状旁腺功能亢进症的主要原因。甲状腺和甲状旁腺外科的专业化有助于降低甲状旁腺的再手术率。再手术前进行充分的影像学评估至关重要，手术中规范应用喉返神经监护和快速 PTH 测定有助于减少神经损伤风险和保障手术成功。

第14章

原发性甲状旁腺功能亢进症相关的遗传性综合征

Genetic Syndromes Associated with Primary Hyperparathyroidism

Maria L. Brandi, Francesco Tonelli

蔡晓燕 陈 曦 樊友本 译

导 言

原发性甲状旁腺功能亢进症（pHPT）多由于单发的甲状旁腺腺瘤（约80%）所引起，较少由于多发的腺瘤或甲状旁腺增生（20%）引起，而后者大部分属于家族性 pHPT。最近几十年，在各种遗传类型的 pHPT 患者中鉴定出了特定基因的突变[1]。相对于散发性甲状旁腺功能亢进症，所有家族性 pHPT 都具有常染色体显性遗传特征，并且发生于儿童或青年。其中一些具有遗传综合征的背景，其他一些为非综合征。这些类型包括多发性内分泌肿瘤（MEN）1型、2A 型和4型，家族性低尿钙性高钙血症（FHH），常染色体显性温和型甲状旁腺功能亢进症（ADMH），新生儿重症甲状旁腺功能亢进症（NSHPT），甲状旁腺功能亢进症 – 颌骨肿瘤综合征（HPT – JT），家族性孤立性原发性甲状旁腺功能亢进症（FIHPT）（表14 – 1、表14 – 2）。准确快速的基因诊断对于制订基因突变携带者的适当监测和实施正确的手术治疗是非常关键的。基因突变的研究对鉴别这些没有突变基因的家庭成员同样有用（理论上为50%的后代），并能避免不必要的生化、影像学和实验室的检查。对于那些原发性甲状旁腺功能亢进症患者做突变基因分析还是有争议的。现行指南建议以下情况需要突变分析：小于45岁的 pHPT；存在其他内分泌肿瘤的任何年龄

表14 – 1 原发性遗传性甲状旁腺功能亢进症

综合征型	非综合征型
MEN1	FIHPT
MEN2	FHH
MEN4	NSHPT
HPT – JT	ADMH

注：ADMH，常染色体显性温和型甲状旁腺功能亢进症；FHH，家族性低尿钙性高钙血症；FIHPT，家族性孤立性原发性甲状旁腺功能亢进症；HPT – JT，甲状旁腺功能亢进症 – 颌骨肿瘤综合征；MEN，多发性内分泌肿瘤；NSHPT，新生儿重症甲状旁腺功能亢进症。

表 14-2　在遗传性综合征中原发性甲状旁腺功能亢进症的特点

	在成人中基因携带者的比例	发病年龄	甲状旁腺病理学	甲状旁腺癌	相关肿瘤	突变基因
MEN1	90%	25～30	多发性腺瘤	非常少	多发	*MEN1*
MEN2A	～30%	34	多发性腺瘤	非常少	多发	*RET*
MEN4	～80%	～50	多发性腺瘤	？	多发	*CDKN*
FHH	100%	出生时	正常或温和型甲状旁腺功能亢进症	没有	没有	*CaSR*
NSHPT	100%	出生时	增生	没有	没有	*CaSR*
HPT–JT	80%	32	单个或多个囊性肿瘤	15%	多发	*HRPT2*
FIHPT	？	？	单个或多个肿瘤	？	？	未知

注：FHH，家族性低尿钙性高钙血症；FIHPT，家族性孤立性原发性甲状旁腺功能亢进症；HPT–JT，甲状旁腺功能亢进症–颌骨肿瘤综合征；MEN，多发性内分泌肿瘤；NSHPT，新生儿重症甲状旁腺功能亢进症。

表 14-3　原发性甲状旁腺功能亢进症相关的遗传综合征

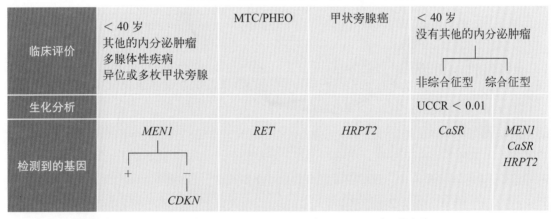

注：MTC，甲状腺髓样癌；PHEO，嗜铬细胞瘤（pheochromocytoma）；UCCR，尿钙 / 肌酐比。

患者；任何年龄的甲状旁腺多发腺体性疾病患者；任何年龄的甲状旁腺癌患者。在表 14-3 中，是一个基于临床、生化和病理数据的突变分析方法的选择流程图。如果涉及 pHPT 遗传基因突变，应该提供所有一级亲属的遗传分析 [2, 3]。

相反，散发性 pHPT 患者切除了所有的高功能组织（肿瘤或增生），可以确定性地治愈高钙血症，其持续状态或复发非常罕见。理论上只有当所有的甲状旁腺组织（无

论是功能亢进还是正常）切除后，家族性的 pHPT 才可能手术治愈。因为所有的甲状旁腺细胞都存在着基因突变，可引起复发。然而甲状旁腺的参与是渐进性的，这意味着大多数的 HPT 可以通过甲状旁腺局限切除或次全切除术来解决，手术的主要目的是达到尽可能长时间的正常血钙，避免永久性甲状旁腺功能减退症 [4]。通常在双侧颈部探查所有的甲状旁腺，并协助做出最恰当的治疗决定。相对散发性 HPT，术前评估定位甲

状旁腺病变和选择手术类型，可能并不是特别重要，因为即使做了所有的影像学检查，也只能检测到 68% 的增大甲状旁腺 [5]。然而，考虑到在这些类型的 HPT 中，额外或异位的甲状旁腺发生率高，术前无创定位在至少 7% 的患者中是有用的 [5]。定位检查限于超声检查和 ^{99m}Tc – 甲氧基异丁基异腈扫描，其中前者能够检测出大多数纵隔外的异位甲状旁腺，后者可以识别纵隔或高位未降的甲状旁腺。更复杂的术前评价（利用一个或多个以下的研究：四维 CT 扫描，磁共振成像，PET 扫描，静脉采样甲状旁腺素剂量检测，造影，细针穿刺活检）成为对遗传性 PTH 的复发监测的强制性措施。因为此时进行靶向手术可降低喉返神经或其他颈部、纵隔神经、血管结构损伤的风险 [4]。

多发性内分泌肿瘤综合征

多发性内分泌肿瘤（MEN）综合征是罕见的疾病，其特征是由至少 2 种不同的内分泌器官和其他非内分泌肿瘤（疾病）进行不同组合而成。目前为止，所描述的 MEN 有：1 型（在 30 000 例新生儿中约有 1 例）常出现各种组合的甲状旁腺腺瘤，肠胰来源的神经内分泌肿瘤和垂体腺瘤；2 型（在 20 000 例新生儿中有 1 例）主要表现为甲状腺髓样癌（MTC）和嗜铬细胞瘤；4 型（至今文献记载不超过 10 例患者）显示一种病理特征相似于 MEN1（表 14 – 2）。MEN2 包括 3 个临床亚型：MEN2A（约 90 %）；MEN2B，也定义为 MEN3（约 5%）；家族性甲状腺髓样癌（FMTC）。原发性甲状旁腺功能亢进症只有在 MEN2A 中发现 [6]。

"多发性"的定义，既指受累的内分泌组织多个肿瘤的存在（其在靶器官可同时或异时出现），又指肿瘤在不同的内分泌器官的发生（如 MEN1 综合征中的甲状旁腺和胰岛肿瘤，或 MEN2A 中的甲状腺髓样癌和嗜铬细胞瘤）。

目前有 2 种不同类型的 MEN，为散发性和家族性（比较常见）。典型的散发性 MEN 是单个患者（通常为"先证者"），其至少存在两个最常见的 MEN 相关内分泌肿瘤。家族性 MEN 包含了 MEN 患者的一级亲属，或表现出至少一个特征性的内分泌肿瘤，或检测有相应基因突变。

不同肿瘤的外显率在很大程度上是不同的：MEN1 最常见的肿瘤是甲状旁腺腺瘤，其次是胰腺的神经内分泌肿瘤，而在 MEN2A 中，甲状腺髓样癌在几乎所有携带 RET 基因突变的受试者中被发现，但甲状旁腺肿瘤非常罕见 [6]。

与非遗传性内分泌肿瘤不同的是，MEN 肿瘤的出现通常比散发性患者至少年轻 20～30 岁。但垂体肿瘤例外，散发性 MEN 和 MEN1 相关的垂体肿瘤的发病年龄相当 [7, 8]。大多数肿瘤都有内分泌组织增生性的改变，诊断时是良性的，可以没有恶变或可能过好几年才恶变。长的时间间隔可以治疗肿瘤，或者通过药物控制内分泌症状和（或）肿瘤的生长，或通过手术切除靶器官。重要的是，在未治疗干预的情况下，恶性胰岛细胞瘤和胸腺类癌是 MEN1 年轻患者的主要死因 [9]。

MEN1 型原发性甲状旁腺功能亢进症

MEN1 是一种由于 MEN1 基因胚系突变的常染色体显性遗传综合征。MEN1 基因是一种位于染色体 11 上的抑癌基因。它由 10 个外显子与 1 830 个碱基编码区编码 610

个氨基酸的 menin 蛋白质。MEN1 型原发性甲状旁腺功能亢进症是最常见的家族性原因引起的 pHPT，占 pHPT 的 2%～4%。超过 1 000 种不同的生殖细胞和体细胞的 *MEN1* 基因突变和 20 个多态性已被确定，肿瘤易感性来源于生殖细胞的失活 [6, 10]。

　　MEN1 综合征中最常见和首发的内分泌系统表现是原发性甲状旁腺功能亢进症。发病年龄比散发病例提早 20～30 岁（最常见的发病年龄是 25 岁左右），患病率男女相似。HPT 的外显率很高，在 50 岁时达到 100%[6]。患者可长期保持无症状状态，但可以观察到随着骨质量的逐步减少，骨骼骨折可能性增加，特别是对于 35 岁以上的妇女 [11]。高钙尿症可引起肾钙化、肾结石和肾功能不全。高钙血症可能增加神经内分泌肿瘤分泌的肠胰激素，特别是十二指肠胃泌素瘤分泌的胃泌素，诱发或加剧 Zollinger-Ellison 综合征。MEN1 型胃泌素瘤和甲状旁腺功能亢进症的关联是更为致命的 pHPT 类型 [12]。

　　由于此病在 5 岁时就会进展，建议对基因突变携带者在儿童早期即开始至少每年 1 次的生化筛查（血清钙、甲状旁腺素、嗜铬粒蛋白、泌乳素、胰岛素样生长因子-1 和胃肠激素），并必须持续终身，因为疾病在某些人中发展得很晚（70～80 岁）[13]。

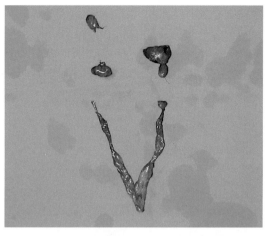

图 14-1　为 MEN1 综合征中原发性甲状旁腺功能亢进症行甲状旁腺全切除加胸腺切除术的手术标本。不同甲状旁腺的大小不同是显而易见的

　　即使所有的甲状旁腺都受到影响，但在诊断时观察到甲状旁腺增大程度有差异。1 枚或多枚甲状旁腺可以是正常形状和体积，有时甚至是正常的组织结构 [14-16]（图 14-1）。与散发性腺瘤的卵圆形不同的是，有时甲状旁腺有特征性的分叶状形态（图 14-2）。如果没有正确地认识到原发性甲状旁腺功能亢进症是 MEN1 综合征的一部分，被误以为是散发性的单个或双个甲状旁腺腺瘤，就有可能得不到足够的治疗。这种类型的 pHPT 特有的特征是额外甲状旁腺的存在（高达 30% 的患者）及异位的甲状旁腺位于

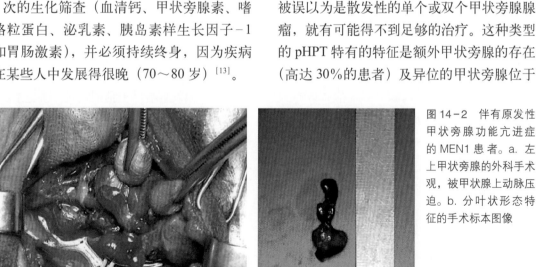

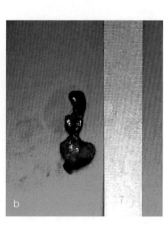

图 14-2　伴有原发性甲状旁腺功能亢进症的 MEN1 患者。a. 左上甲状旁腺的外科手术观，被甲状腺上动脉压迫。b. 分叶状形态特征的手术标本图像

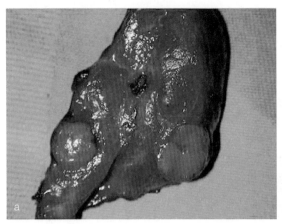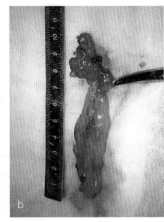

图 14-3 a. 1 例甲状腺内存在甲状旁腺腺瘤的 MEN1 患者。b. 胸腺内存在甲状旁腺腺瘤的 MEN1 患者

胸腺、前纵隔，或更少情况下位于甲状腺或颈动脉鞘内（图 14-3）。最常见的异位甲状旁腺位置是胸腺，比例为 4.9%～30%[17~19]。此外，有报道在气管、食管和颈动脉的脂肪组织内也有甲状旁腺细胞巢的存在，这可以标明在甲状旁腺全切除术后原发性甲状旁腺功能亢进症复发的潜在原因[20]。甲状旁腺恶性肿瘤是非常罕见的。在 Mayo 诊所对数据库的 348 例 MEN1 患者进行分析，甲状旁腺癌的发生率仅为 0.28%[21]。然而，在过去的 20 年，在 50 岁左右的 MEN1 综合征患者中已观察到 11 例甲状旁腺癌男女比例相当。MEN1 综合征中甲状旁腺癌很少出现重度高钙血症，少数病例出现转移或局部浸润[21]。在大多数甲状旁腺癌中，诊断仅仅基于组织学特征的基础，必须努力认识到在大部分内分泌肿瘤中评估的局限性。

1. 手术方式的选择

首选的治疗是手术切除甲状旁腺，但对于适当的手术时机和甲状旁腺切除的数量没有达成共识。症状的严重程度、生化检查结果的变化（血钙、尿钙、PTH）、肾结石和骨密度（BMD）的减少有助于手术时机的选择。甲状旁腺切除术可以充分治疗甲状旁腺功能亢进症，避免其持久性或早期复发，

但在一般情况下应避免甲状旁腺功能减退症。众所周知，甲状旁腺功能减退症非常难控制，比温和型的 HPT 更加严重。手术方式选择如下：增大的甲状旁腺切除术、甲状旁腺次全切除术（sPTx：$3\frac{1}{2}$ 或 3 枚甲状旁腺切除术）、单侧甲状旁腺切除术（双侧的腺体位于同侧颈部相关联的胸腺角），或甲状旁腺全切除术（tPTx）联合甲状旁腺自体碎片在非优势手臂前臂肌肉或皮下组织的移植（图 14-3）。在甲状旁腺切除术时应同时切除胸腺，可发现异位甲状旁腺，尤其在男性患者中，可防止胸腺类癌生长。然而，颈部胸腺切除术无法切除位于纵隔深部的胸腺，而且预防胸腺类癌的作用并不肯定[22-24]。有数项报道（均在男性）在 MEN1 型原发性甲状旁腺功能亢进症行胸腺切除时提示为侵袭性胸腺类癌。纵隔胸腺组织的保留可能存在着发展为腺癌的风险。通过胸骨切开术或胸腔镜从纵隔切除所有的胸腺是一种更好的方法。

许多手术方案的选择仍存在争议。在发表的文献中比较一致的病例列表显示，只切除增大的旁腺（通常为 1 枚或 2 枚）或小于甲状旁腺次全切除术（＜ sPTx）的术式使患甲状旁腺功能亢进症复发率增高。12 项研究

的 meta 分析比较患者小于甲状旁腺次全切除术与甲状旁腺次全切除或全切除的复发风险，发现小于甲状旁腺次全切除术复发风险更高。然而，甲状旁腺手术范围小于次全切除术式可影响基因型患者的手术结果。在荷兰 MEN1 数据库的一项回顾性研究显示，外

显子 2、9 和 10 有无义或移码突变的患者的复发率明显降低[26]。如果这些观察结果能被另外的研究证实的话，基因分型将个体化应用于 MEN1 患者的甲状旁腺切除术[27]。

一项对 sPTx 与 tPTx（表 14-4、表 14-5）的 meta 分析评估表明，sPTx 与 tPTx

表 14-4 在甲状旁腺功能亢进症 MEN1 患者中行甲状旁腺次全切除术的结果

作 者	年份	时 期	患者（数量）	平均随访时间（年）	持续性HPT（%）	复发性HPT（%）	永久性hypoPT（%）
Edis 等 [28]	1979	1959～1976	55	3.9	13	0	35
Prinz 等 [29]	1981	1955～1976	12	9.5	33	0	25
Van Heerden 等 [30]	1983	1960～1983	45	n.a.	6.6	6.6	13
Goretzki 等 [31]	1991	1986～1990	18	n.a.	11	0	0
Hellman 等 [32]	1992	1982～1991	11	11.9	0	27.3	27.3
Kraimps 等 [17]	1992	1966～1988	14	8	14	36	10
O'Riordain 等 [15]	1993	1970～1991	54	10	0	16.4*	8
Janson 等 [33]	1994	1971～1992	4	9.9	0	25	0
Thompson 等 [34]	1994	1972～1992	14	20	7	7	0
Grant 等 [35]	1994	1980～1993	15	4.7	0	13.3	0
Nilsson 等 [36]	1994	1971～1992	2	9	0	0	0
Hellman 等 [37]	1998	1969～1996	9	7.3	22	44	0
Goudet 等 [9]	2001	1986～1997	73	n.a.	n.a.	n.a.	n.a.
Dotzenrath 等 [38]	2001	1986～1998	25	10	n.a.	8*	12
Amalsteen 等 [18]	2002	1992～2001	66	10	n.a.	33*	12.7
Elaraj 等 [39]	2003	1960～2002	63	10	n.a.	51*	26
Hubbard 等 [40]	2006	1974～2002	21	5	0	5	10
Norton 等 [12]	2008	1970～2005	41	7.9	12	44	10
Wadmann 等 [41]	2010	1987～2009	11	9.8	0	18	45.5
Balsalobre 等 [42]	2010	1980～2008	69	6.2	0	13	4.3
Pieterman 等 [26]	2012	1990～2009	23	4.3	n.a.	17	39
Nilubol 等 [43]	2013	1997～2011	47	n.a.	7.7	20	11.5
Lairmore 等 [44]	2014	1996～2012	17	7.5	6	24	12

注：* 精算估计。MEN1，多发性内分泌肿瘤 1 型；hypoPT，甲状旁腺功能减退症；n.a.，不适用。

表 14-5　在甲状旁腺功能亢进症 MEN1 患者中行甲状旁腺全切除术的结果

作　者	年份	时　期	患者 （数量）	平均随访 时间 （年数）	持续性 HPT （%）	复发性 HPT （%）	永久性 hypoPT （%）
Wells 等 [45]	1980	1973~1980	36	7	3	30	5.6
Malmaeus 等 [46]	1986	1961~1985	18	6.5	0	0	26
Hellman 等 [32]	1992	1982~1991	23	6.1	0	22	30
Janson 等 [33]	1994	1971~1992	6	9.9	0	0	0
Dralle 等 [47]	1994	1976~1992	4	6.3	0	0	50
Nilsson 等 [36]	1994	1971~1992	6	9	0	0	0
Hellmann 等 [37]	1998	1969~1996	15	10.2	0	20	47
Elaraj 等 [39]	2003	1960~2002	16	10	n.a.	16*	46
Hubbard 等 [40]	2006	1974~2002	4	14	0	50	25
Norton 等 [12]	2008	1970~2005	9	9.9	0	55	22
Tonelli 等 [16]	2007	1990~2006	45	6.5	0	11	22
Waldmann 等 [41]	2010	1987~2009	23	9.8	4	4	21.7
Pietermann 等 [26]	2012	1990~2009	32	4.3	n.a.	19	66
Montenegro 等 [19]	2012	1987~2011	75	n.a.	8	6.7	40
Lairmore 等 [44]	2014	1996~2012	15	7.5	0	13	7

注：* 精算估计。MEN1，多发性内分泌肿瘤 1 型；hypoPT，甲状旁腺功能减退症；n.a.，不适用。

比较有相同的 HPT 复发风险，但永久性甲状旁腺功能减退症风险较低。

与 tPTx 和甲状旁腺组织移植比较，sPTx 伴随着较高比例的持续性和复发性 HPT，但暂时性或永久性甲状旁腺功能减退症比例低。手术过程中，通过手术后期 PTH 值测量来评估甲状旁腺切除术的彻底性，手术结束后，植入新鲜的甲状旁腺组织，tPTx 和甲状旁腺组织移植术可以获得最好的治疗效果。这一策略使持续性 HPT 的发生率大大降低，10 年后 HPT 复发率只有 10%，但在 22% 的患者中可以见到永久性甲状旁腺功能减退症 [16]。

甲状旁腺自体移植是指将 2~3 枚（约 1 mm）基本正常的甲状旁腺切成小块后，放置在肌纤维间或皮下组织内。没有比较研究来确定最好的位置或最佳小片的数目。最常用的方法是把 20~25 片埋在前臂肌肉内 [17, 44]。

最近，有一项比较甲状旁腺次全切除术和全切除术的随机试验，试图找出一种最合适的外科手术方式 [44]。1966~2012 年的 32 例患者随机分组，平均随访时间为 7.5 + 5.7 年，sPTx 的 HPT 复发率为 24%，而 tPTx 的复发率为 13%。永久性甲状旁腺功能减退症发生率在 sPTx 组为 12%，在 tPTx 组为 7%，二次颈部手术的发生率在 sPTx 组中更高（24% vs. 7%）。但因为病例数少，这些差异没有统计学意义，研究的说服力有限。

甲状旁腺切除后的复发率为 0～55%，发生复发的时间变化很大，从几个月到超过 10 年[17]。为了减少或避免永久性甲状旁腺功能减退症的风险，最近对于年轻患者，如果术前定位（^{99m}Tc-甲氧基异丁基异腈扫描）、超声检查和 4D-CT 一致发现一侧腺体存在 1～2 枚增大的甲状旁腺，建议实施侵袭性小的手术[48]。手术是通过一个小的侧颈切口进入颈中央、带状肌外缘的椎前筋膜前面的间隙，切除同侧的甲状旁腺和胸腺。10 例患者均未复发，无甲状旁腺功能减退症。但这些患者的平均随访时间仅为 19 个月。

复发风险是：手术类型（小于 sPTx 是伴随着明显高比例的持续性和复发性 HPT）；年轻；基因型（至少对行小于 sPTx 患者是如此）[26, 44]。

永久性甲状旁腺功能减退症发生率与手术类型有关，与 sPTx 相比，tPTx 具有更高的风险。然而，即使行小于 sPTx 患者也有同样的甲状旁腺功能减退症的风险，概率为 0～45%。甲状旁腺功能减退症的原因是由于残留在原位的甲状旁腺组织太小或血供不良而不能充分发挥功能。需要超低温冷冻保存甲状旁腺组织至最终自体移植。如果是复发后再手术，永久性甲状旁腺功能减退症的风险更高，从 22% 增加到 50%[16]。甚至手术后随访间隔时间也影响永久性甲状旁腺功能减退症的发生率：随着随访时间增长，需要补充钙剂的患者的比例降低[19]。

复发性 HPT，宜对残余甲状旁腺腺体（可能为多枚）进行准确定位后施以靶向的甲状旁腺切除术，减少探测分离范围，因而减少瘢痕颈部喉返神经的损伤风险。

考虑到永久性甲状旁腺功能减退症的风险，建议冷冻保存一些甲状旁腺组织碎片，以便后续移植。然而，与新鲜组织比较，冻存的组织不容易存活和生长。

2. 术中甲状旁腺素检测

术中甲状旁腺素（ioPTH）快速检测已成为一种引导甲状旁腺外科手术重要的诊断工具。当满足迈阿密标准时，散发性腺瘤的手术治疗的准确率达到约 98%[49]。同样在确诊多结节性 HPT 中也有很高的价值：术中甲状旁腺素动力学检测通常不同于单一散发性腺瘤中观察到的术后循环中的 PTH 值逐步下降结果，而是急剧下降。近年来，术中甲状旁腺素检测的经验表明，显示手术成功的方法和标准不尽相同。有些作者更倾向于做 1 个皮肤切口前的基础样本，及切除最后 1 枚甲状旁腺后 10 分钟样本的检测[43]，而其他作者更倾向于在手术期间取几个 PTH 值，直至取出最后 1 枚甲状旁腺后 1 小时进行样本检测[16, 50]。第一种方法可以导致假阴性结果，由于甲状旁腺的手术中可引起甲状旁腺素分泌增加。第二种方法成本太高。ioPTH 未能识别哪些患者会发展为持续性 HPT，这种情况并不罕见，因为占主导地位的优势腺体能够抑制其他甲状旁腺的功能，引起假阳性结果[51]。

ioPTH 重要作用是确定去除所有有功能的甲状旁腺组织，使最终确定额外腺体的研究终止。如果选择 tPTx + AT 手术，可移植入新鲜的甲状旁腺碎片[16, 18, 50]。甲状旁腺全切除术最佳预测标准是切除甲状旁腺 20 分钟后获得一个接近可检出临界的值，也可以检测不到值（6 pg/ml，ICMA 法）[16]。遵循这一标准，在 48 例 MEN1 患者中没有假阳性结果。

3. 手术失败

MEN1 不成功的手术结果比散发性甲状

旁腺功能亢进症更常见，只有 1 枚或 2 枚甲状旁腺切除时疾病持续和复发的比例很高，通常由于偶发的单个或双个腺瘤使 HPT 一直存在。常有报道，持续性 HPT 在施行 sPTx 比 tPTx 加自体移植后多见。这可能与接受 sPTx 手术的 MEN1 患者被保存的甲状旁腺组织功能过剩相关。相反，类似的 HPT 复发率在两种手术操作中被观察到。至少有 1 枚直径超过 1 cm 的增大甲状旁腺通常会引起复发。位置可以在行 sPTx 病例残留的甲状旁腺组织或在行 sPTx、tPTx 后额外的腺体。然而，复发最常见的原因是 tPTx + AT 的移植物（图 14-4）。移植物依赖性复发区别于颈部复发，可通过双侧贵要静脉来源的 PTH 和 Casanova 试验[52, 53]鉴别。以下因素似乎与复发风险相关：① 没有诊断 MEN1 综合征而对 HPT 治疗不足[17]。② 外科医师的经验不足[37]。③ 发病持续时间短的 HPT：推迟手术可能有利于甲状旁腺的增大及其在术中鉴别。同样的原因，年轻的患者也会影响成功率。④ 未行胸腺切除术，胸腺是异位或额外甲状旁腺最常见的位置。⑤ 未使用 ioPTH。⑥ 更长的随访时间。

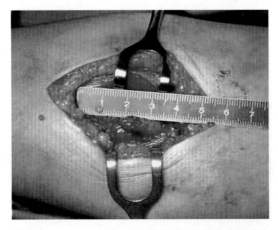

图 14-4　MEN1 患者 8 年前进行的甲状旁腺全切除术和前臂自体移植，是由于过度生长的移植组织（18、8、5 mm）引起的复发性原发性甲状旁腺功能亢进症

这是最重要的造成复发的原因[9, 15, 37, 42]。

尽管甲状旁腺增生病是复发的原因，但在 MEN1 患者中从未被发现。

4. 治疗持续性／复发性 HPT

一些治疗方案必须考虑：手术、经皮无水乙醇消融（PEA）或钙敏感受体激动剂。

再手术伴随着大量的并发症：暂时性或永久性喉返神经损伤、出血和颈部或纵隔血管损伤。因此，只有当复发是有症状的、具有高尿钙丢失和显著骨量减少才考虑手术。手术必须对以前手术的报告信息仔细核查、清晰地明确残余甲状旁腺位置后进行。最好有至少 2 项阳性一致的术前检查[27]。

首选的外科手术方式是甲状旁腺全切除术加自体移植。在大多数的患者中手术切除病变腺体是有效的，但是观察到的永久性甲状旁腺功能减退症的比例高于首次手术[16]（表 14-6）。ioPTH 在复发的 HPT 患者的颈部二次手术中是非常有用的，一旦循环的 PTH 正常或比基础值减少 50%，手术即可结束[43, 54]。

一种有效的替代手术的治疗方法是经皮无水乙醇消融（PEA）。这种技术包括由超声检查对增大甲状旁腺的鉴别和经皮注射无水乙醇至腺体。注入乙醇体积平均为 0.3 ml。一半的患者破坏甲状旁腺，需要超过 1 次以上的注射。Singh Ospina 等对 MEN1 患者的复发性 HPT 行 PEA 的结果进行报道[55]，37 例患者经治疗后 73% 血钙正常。14 例患者仍然有高钙血症，6 例患者低钙血症。然而，平均正常血钙持续时间为 24 个月，随访期间，7 例患者尽管做过 PEA，仍需要手术干预。这种治疗方法在操作过程中伴随着 5% 的暂时性声音嘶哑。

西那卡塞是 II 型钙敏感受体激动剂，能够与钙敏感受体（CaSR）结合并增加细

表 14-6　MEN1 综合征患者的复发性甲状旁腺功能亢进症再次手术的结果

作　者	年份	患者（数量）	复发部位	平均随访时间（年数）	新发复发（%）	确定治愈（%）	永久性 hypoPT（%）
Kraimps 等 [17]	1992	11	颈纵隔	n.a.	64	27	n.a.
O'Riordain 等 [15]	1993	22	颈部	10*	30	70	9
Hellman 等 [37]	1998	24	颈部	8.3	42	50	12
Kivlen 等 [54]	2001	73	颈纵隔	5	29	91	16
		9	手臂移植物			58	0
Hubbard 等 [40]	2006	2	颈部	n.a.	0	100	50
		1	手臂移植物	n.a.	0	100	0
Tonelli 等 [16]	2007	6	颈部	6.4	0	100	50
		4	手臂移植物	6.4	0	75	0
Waldman 等 [41]	2010	17	颈部	7～10	29	100	17
Balsalobre 等 [42]	2010	9	颈部	10	n.a.	77	8
		2	手臂移植物	8.3	0	100	n.a.

注：* 精算估计。MEN1，多发性内分泌肿瘤 1 型；hypoPT，甲状旁腺功能减退症；n.a.，不适用。

胞外钙的灵敏度，因此可降低循环中 PTH 的水平 [56]。西那卡塞在 2004 年北美洲和 2005 年欧洲（在北美和澳大利亚的贸易名称为 Sensipar，在欧洲为 Mimpara）获得 FDA 批准，治疗肾病终末期的继发性 HPT 和既往甲状旁腺切除术后失败的原发性甲状旁腺功能亢进症患者 [57]。首次报道在 MEN1 患者复发性 HPT 中使用西那卡塞，在 1 年的治疗中血清钙和 PTH 水平降低，没有受累甲状旁腺大小的改变和副作用 [57]。在过去的 5 年中，对不经外科手术、持续性或复发性 HPT 的 MEN1 型 HPT 患者进行了对照研究，治疗时间通常是 1 年。这些研究表明，游离和血清总钙有明显下降，高钙血

症的症状消失、腰椎的骨密度值改善，而 PTH 值下降缓慢，在多数患者中仍保持升高趋势。这种药物的耐受性很好，副作用轻微。因此，西那卡塞可能是种有效的治疗方法，但其长期疗效需要进一步研究 [58, 61]。

MEN2

甲状腺髓样癌

甲状腺髓样癌（MTC）发生在所有 MEN2 患者中，通常是综合征的首发表现。MTC 发展为多发性、双侧的肿瘤，随着时间的推移，首先转移至颈部和纵隔淋巴结，然后至肝、肺、骨。肿瘤进展变化多样，从

几个月到几年。*RET* 原癌基因突变的位置与 MTC 的早期或晚期发展密切相关。在 MEN2A 中，最经常观察到的是在细胞外半胱氨酸丰富的域突变。通常 5 岁后的 MTC 在密码子 611、618、620 或 634 发生突变，或 10 岁后密码子 609、768、790、791、804 或 891 发生突变[6]。相反，MEN2B 在 *RET* 基因细胞内酪氨酸激酶受体域突变，并导致早期（出生后几个月）和侵袭性的 MTC，在肿瘤生长前可以观察到滤泡旁 C 细胞的增生。癌前病变或微小的 MCT 存在时，基础或刺激的降钙素水平可以是正常的。因此，一种用于指示最佳的预防性甲状腺切除术时机的方法（即 MTC 发生之前）是考虑到 *RET* 突变的类型[62, 63]。任何 *RET* 基因外显子 11 的 634 位密码子突变导致了嗜铬细胞瘤和 HPT 发病率的增加[64, 65]。

嗜铬细胞瘤

嗜铬细胞瘤（PHEO）发生在大约 50% 的 MEN2A 和 MEN2B 患者中。在大约 20% 的病例中，这是综合征中首发的临床表现，但在至少另外 30% 的患者中同时伴发 MTC[6]。肿瘤多发，常常是双侧，几乎总是良性。PHEO 会造成严重高血压和心律失常，主要是由于儿茶酚胺过度分泌导致的，在遇到应急情况时（手术、分娩、受冷等）可造成致命的并发症（心房颤动、脑出血）。在 MTC 最终行甲状腺切除术前必须排除 PHEO 的存在，通过化验证实患者血浆游离肾上腺素或 24 小时尿肾上腺素水平正常。可以进行腹腔镜手术切除嗜铬细胞瘤，应保留部分肾上腺皮质。患者需要用 α- 和 β- 肾上腺素能受体阻滞剂药物进行术前准备，对不可切除的病例也可以长期使用。

原发性甲状旁腺功能亢进症

与 MEN1 患者相反，MEN2 患者不容易发展为原发性甲状旁腺功能亢进症。它发生在大约 25% 的 MEN2A 中，但在 MEN2B 中只是个别现象[6]。据报道，原发性甲状旁腺功能亢进症更常见于 MEN2A 患者中，即使经过长时间的随访（MCT 甲状腺全切除术 15 年后），也不会在其他类型中见到。这可能可以用遗传基础来解释，因为一些报道支持 *RET* 基因在密码子 634 突变和甲状旁腺功能亢进症的相关性[64, 65]，但也有事实证明，通过切除部分甲状旁腺组织的甲状腺切除术可以减少 HPT 发展的风险。一个更进一步的假说是，甲状腺全切除术消除了一个以 C 细胞分泌的降钙素为代表的甲状旁腺肿瘤的刺激因子[66, 67]。

与 MEN2A 相关的原发性甲状旁腺功能亢进症的诊断的平均中位年龄为 38 岁，范围是 7～71 岁。好几位作者已经注意到了女性的性别优势[15, 63, 68]。

大多数的患者是无症状的，诊断是由 MTC 或嗜铬细胞瘤需要手术时，术前血清 PTH 和血钙水平升高，或生化情况未改变，在甲状腺切除术时发现病变的甲状旁腺而做出的。其余 15%～20% 患者中，pHPT 在甲状腺全切除术后很多年才被发现[6]。当在小儿实施预防性甲状腺全切除术时，甲状旁腺通常有一个正常的大小和外观。然而，即使早在 5 岁的时候，在甲状腺手术中也可以见到增大的甲状旁腺[69]。至少 50% 的患者中有 2 枚或 2 枚以上的甲状旁腺的增大。在这种类型的原发性甲状旁腺功能亢进症中，可发现异位（胸腺内或前纵隔报道达到 43 % 的病例）或额外的腺体（达到 8.6%）[68]。组织学上，腺瘤和增生在甲状旁腺功能亢进症患者中均可以存在。甲状旁腺癌是非常罕见的。文献报道共 3 例，均为男性，约 50 岁左右；所有 3 例都存在包膜或血管侵犯和淋巴结或远处转移 [70]。

外科治疗

这种类型的 pHPT 的治疗经验很少，一般是基于多中心的临床总结，要获得一个足够长时间有明确回复的随访可能性非常小。一般推荐的治疗方法是在外科手术中仅切除发现的增大的甲状旁腺。局限的甲状旁腺切除术结果显示，HPT 病例中 21% 复发，平均随访时间为 3.5～11.4 年（表 14-7）。如果 MEN2A 型 HPT 真的是一种低复发率的温和类型，那么在足够长时间的随访后这显然是有利的结果，或者有利的结果取决于至少部分残留的甲状旁腺的意外切除或血供丧失。事实上，颈中央区淋巴结清扫术（包括切除胸腺）是 MCT 施行甲状腺全切除术的一部分，可能导致至少下位甲状旁腺的损伤或血供破坏。这一不良事件在行颈部手术的 MEN2A 患者发生永久性甲状旁腺功能减退症后得到证实 [63]。采用 sPTx 或 tPTx 的经验比较少；就 HPT 的复发和甲状旁腺功能减退症而言，其结果似乎与保守的术式相当。

另一种选择是在 MTC 手术治疗时行预防性甲状旁腺切除术。没有证据表明这一手术类型是合理的。然而，一些外科医师认为，切除甲状腺手术时，切除甲状旁腺（在手术结束时前臂进行 20 个小片的甲状旁腺组织的自体移植）可以使淋巴结清扫术更简单准确，避免原位保留的甲状旁腺体损伤 [73, 74]。在这个手术后，移植的甲状旁腺可以很好地发挥功能 [75]。总之，对 MEN2A 型 HPT 而言，由于严重的高钙血症或所有的甲状旁腺都累及的情况非常少见，采用比 MEN1 型 HPT 更保守的手术方式通常是需要的。

MEN4

在 5%～10% MEN1 综合征中未发现 MEN1 基因突变的事实敦促了其他假定基因的研究。其中 1 个基因就是 CDKN1B 基因，它是可以编码 196 个氨基酸的细胞周期蛋白依赖性激酶抑制剂（CK1）p27，在 1 个自然形成的能产生甲状旁腺腺瘤、胰岛细胞增生、甲状腺 C 细胞增生症、嗜铬细胞

表 14-7 在 MEN2A 型甲状旁腺功能亢进症患者中行手术治疗的结果 *

	甲状旁腺切除术		
	不足部分切除	部分切除	全切＋自体移植
	86 例	49 例	30 例
持续性 HPT	5.8%	8.1%	3.3%
复发性 HPT	15.1%	10.2%	6.6%
复发性 HPT ＋持续性 HPT	20.9%	18.3%	16.0%
永久性甲状旁腺功能减退症	17.4%	30.0%	13.6%

注：* 引自 O'Riordan 等 [15]，Raue F 等 [71]，Herfarth 等 [68]，Kraimps 等 [72]，Dotzerath 等 [38]。平均随访年数：3.5～11.4 年。改编自 Tonelli F 等（2009）Endocrine J 56；827-841。

瘤和副神经节瘤（一种定义为 MENX 的综合征）的大鼠模型中得到确认[76]。几年后，在与 MEN1 患者表现类似的一些患者中发现了一些相同的基因突变[77]。到目前为止，与 MEN1 患者相比，所报道的 MEN4 患者，内分泌紊乱的发病年龄相对较晚。绝大多数临床表现发生于女性更年期。不过，与 MEN1 类似，PHPT 是首先发生并且是最具有代表性的内分泌疾病。通常，1 枚或 2 枚甲状旁腺引起 HPT。然而，最近发现，所有的甲状旁腺可以受影响，缓慢但具进展性[77]。很难说哪种手术治疗是最好的。大多数的 MEN4 患者行单一甲状旁腺切除，但这种保守的方法是否能伴随着长期的正常血钙并不清楚。需要观察更多的患者，并随访很多年后才能得知一个保守甲状旁腺切除术后 HPT 的复发风险。

甲状旁腺功能亢进症-颌骨肿瘤综合征（HPT-JT）

HPT-JT 是最不常见的家族性 pHPT。首次报道于 1958 年[78]。该疾病是由于 HRPT2 基因突变引起的，此基因是一种抑癌基因，在 2002 年被定位于染色体 1。HRPT2 基因编码 531 个氨基酸的蛋白质，称为 parafibromin 蛋白，涉及细胞生长，大多数基因突变导致这种蛋白的功能丧失。该综合征的特征是 pHPT、上颌骨骨化性纤维瘤、肾母细胞瘤、肾乳头状癌、多囊肾疾病、子宫肿瘤。子宫肿瘤包括良性肿瘤（平滑肌瘤、子宫内膜增生、子宫腺肌病或广泛的子宫内膜异位症）或恶性肿瘤（腺肉瘤），引起子宫出血，行早期子宫切除术（平均年龄为 35 岁）[79]。上颌骨肿瘤包括了无明显异型性和核分裂增多的梭形成纤维细胞增殖，

产生骨小梁和骨质样区。它们不同于纤维囊性骨炎，可见巨大的破骨细胞出现，并在 HPT 治愈后也不会消退[80]。该综合征的外显率是不完全的，并且表达多变。不能清楚地发现其表型与基因型的相关性。近年来，除 HRPT2 基因之外的肿瘤抑制基因，比如 TROVE2、GLRX2、B3GALT2 和 UCHL5，在受影响的家系中已发现其突变[81]。其突变对综合征的不同表现的作用必须在未来的研究中更好地进行。

原发性甲状旁腺功能亢进症是综合征首发的临床表现，常发生在青春期后期，主要是男性患病。最年轻患者表现为 HPT，是 1 例 7 岁的孩子。因此，建议受影响的家庭进行每 5 年 1 次的遗传筛选，其次是每 6 个月 1 次的生化检查、每年 1 次的肾彩超检查和妇科检查、每 5 年 1 次的全景牙科 X 线检查[82, 83]。近年来，HPT-JT 的遗传特性已经接受大家族的研究，并发现一般只有单一的甲状旁腺参与，而多发性结节较罕见。受影响的甲状旁腺可以显示为宏观或微观方面的囊性表现，在免疫组织化学染色后发现 parafibromin 缺失。10%～15% 的原发性甲状旁腺功能亢进症的患者为甲状旁腺癌。这种高患病率的恶性肿瘤是这种类型的家族性 pHPT 特有的特征。当 HPT 的主要原因是癌时，大部分情况下会并发严重的高钙血症。因此，HPT-JT 显示了比其他类型的家族性 pHPT 更具侵袭性的特征[83]。

与术前临床、生化或影像学表现相比，对于癌的怀疑更基于术中情况。甲状旁腺癌体积大、白色、与周围组织粘连、硬度高。甲状旁腺癌与非典型腺瘤的鉴别并不容易，非典型腺瘤相当大，附着在周围的结构，没有直接侵犯，并包含分隔或囊肿，不可能由术中组织学检查来鉴别[84]。明确或怀疑甲

状旁腺癌的治疗包括：肿瘤与同侧甲状腺叶切除术的整块切除术和粘连软组织切除术，建议行中央区淋巴结清扫[84]。Metha 等报道甲状旁腺癌患者手术后的总体中位生存期是 8.9 年[83]，这些患者中有一半死于转移性疾病。

预防性甲状旁腺全切除是不适当的，但为了防止甲状旁腺癌，必须考虑及时的手术治疗，通过监测生化指标，当血钙和 PTH 增高时，就必须手术。手术方式是有争议的：由于甲状旁腺癌细胞播散和种植的风险，不建议用 tPTx 加自体移植。一些作者[79, 85, 86] 倾向使用 sPTx（如果第 4 枚甲状旁腺部分保留的话，这类手术的甲状旁腺癌细胞播散的风险同样存在），而其他作者[87, 89] 认为选择性切除肿大的甲状旁腺是治疗的首选，因为 HPT 的复发率低、无病生存期长，可避免永久性甲状旁腺功能减退症风险。然而，双侧颈部探查评估所有的甲状旁腺与选择性甲状腺旁腺切除术同样有必要，因为术前定位检查对病变甲状旁腺的评价准确性低。ioPTH 用于指示治愈是有用的：从基础水平下降大于 75% 的阳性预测值可达到 100%[83]。

FHH、ADMH 和 NSHPT

FHH 在 1972 年第一次被描述[90]。这是一种良性的引起低钙尿症、轻度高钙血症、轻度高镁血症、循环 PTH 值[91] 轻度增加的罕见情况。FHH 是遗传异质性疾病。超过 60% 的病例存在着最常见的变异（FHH1），主要是由于 CaSR 基因胞外结构域失活突变引起。CaSR 是一种 G 蛋白偶联受体，含有 5 个钙结合位点、7 个跨膜结构域和 1 个细胞内结构域[92]。CaSR 能够

感受循环钙浓度的变化，当它活化时可抑制 PTH 的分泌，增加肾小管钙排泄。FHH 患者是 CaSR 杂合子突变。200 种以上的该基因突变已被确定，普遍集中在受体的细胞外结构域钙结合的 VFTD 裂[93]。FHH 其他突变主要是由于失去功能的突变，编码 G-alpha 的亚基 11 的 GNA11（FHH2 5%），或编码适配器蛋白 2，sigma 1 亚基的 AP2S1 基因突变，其在细胞膜的成分细胞内吞作用中起着核心作用（FHH3 20%）[94]。

FHH 患者通常不会因为出现症状而被诊断，而是由于不相关的原因进行生化分析时发现。FHH 的特点是轻度升高的血清钙浓度、中度低磷血症、轻度高镁血症、极低尿钙排泄和正常或轻度增加的 PTH 值。FHH 与骨质疏松或肾脏并发症无明显相关，由于过度活化的甲状旁腺功能，从骨动员的钙因肾小管功能增加而吸收。然而，长期的高钙血症并发症状态可以观察到软骨钙化、早期血管钙化、胰腺炎[91, 95, 96]。甲状旁腺出现轻微的弥漫性增大，尚无甲状旁腺癌的报道。FHH 患者的一个特殊的甲状旁腺组织学改变是淋巴组织的增生，如果存在，可以认为是 FHH[97]。然而，在大多数情况下，与无症状型 HPT 的鉴别诊断是非常困难的，可能只有通过 CaSR 突变的遗传分析进行鉴别。尿钙 / 肌酐比值对诊断也很有用，如果比值 < 0.01，则提示 FHH[98]。

诊断 FHH 是非常重要的，因为这些患者不能从手术中获益，手术不能纠正钙依赖性 PTH 分泌的异常，并伴有持续性高钙血症或永久性甲状旁腺功能减退症的风险[99]。

由于 CaSR 突变引起的（或影响的）有症状型 pHPT 非常罕见。Carling 等在 2000 年报道了这种情况[100]。在一个显示常染色体显性遗传综合征的瑞典大家庭中，表现

为高钙血症、低磷血症、异常高血清 PTH、高镁血症、高钙尿症和肾结石。这些患者表现出 FHH 的特征（在年龄很小时发病，表现为轻至中度高钙血症）和原发性甲状旁腺功能亢进症（高钙尿症、异常高的血清 PTH、高钙/肌酐清除率比值）。所有或大多数的甲状旁腺组织学上表现为主细胞增生可形成结节样特征，类似于腺瘤。与通常正常预期相比，甲状旁腺位置变异更为常见（约 30%）[101]。这种失调称为常染色体显性温和型甲状旁腺功能亢进症（ADMH），发现和 CaSR 细胞质区域的种系失活突变相关。并不完全清楚这是否是一个简单的因果关系，是 ADMH 存在着甲状旁腺腺瘤样转变还是这种特异性的 CaSR 基因突变的结果。研究这些甲状旁腺杂合子丢失（LOH）时，发现至少有 1 个染色体臂等位基因丢失率增加。丢失的模式与观察到的偶发性甲状旁腺腺瘤不同，主要丢失的是染色体 7q 和 12q[102]。在这些患者中，手术指南为：只切除增大的甲状旁腺会伴随着频繁的高钙血症持续或复发；同时，只留下 10～20 mg 的受影响较小的腺体的 sPTx 或 tPTx 和自体移植可缓解高钙血症，使综合征长期缓解，降低永久性甲状旁腺功能减退症发生率[101]。

可以观察到其他 CaSR 突变引起的有症状型 pHPT。突变可以在受体的细胞外或跨膜区域。在某些患者中，CaSR 的功能缺失需要一种纯合子状态。这些突变，尤其是纯合子状态，干扰正常情况下抑制细胞增殖的丝裂原激活蛋白激酶级联反应，因此会促进甲状旁腺细胞增殖，导致严重的高钙血症[103]。

另外有一种罕见的临床情况：由于 CaSR 基因失活的纯合子或复杂的杂合子突变引起的新生儿严重的高钙血症，作为一种单独的

（1947 年）[104] 和家族性的（1965 年）[105] 形式被描述。目前认为，这是一种 FHH 患者近亲结合和常染色体隐性遗传方式传递的后果。NSHPT 患儿在出生时或前 6 个月的生活中有严重的高钙血症和血清 PTH 升高，伴随着低分级排泄的尿钙、骨质脱钙、肌张力低下、肠动力障碍和生长停滞。及时诊断和紧急治疗预防毁灭性的神经发育障碍是必要的。药物治疗包括静脉输液、利尿剂、降钙素和双膦酸盐，抑制破骨细胞的骨吸收。在最近几年，静脉注射帕米膦酸二钠显示对减轻高钙血症有效[106]。NSHPT 患者的甲状旁腺细胞培养显示对 2 型拟钙剂有放大的钙反应[107]。因此，当其他药物失败时，可尝试西那卡塞的挽救治疗。这样看来，高剂量西那卡塞给药组 [0.4 mg/（kg·d），分 3 次口服] 可以作为单药治疗，维持长期效果，可以避免手术，保持可接受水平的血钙与 PTH 值[108]。因此，有越来越多的证据表明，至少在一些新生儿中，药物治疗可以控制高钙血症，减少手术的必要性，或者推迟手术到出生几周后。当药物治疗失败后，甲状旁腺手术成为挽救生命的干预手段。手术的时机从几天到几个月不等，主要取决于对患儿的健康影响和骨骼脱钙程度。例如，由于骨折，胸部会变得脆弱，需要插管和人工通气。手术必须除去所有的甲状旁腺，不能残留甲状旁腺的片段，或移植甲状旁腺组织[109]。儿童易发展为长期低钙血症，主要是由于骨饥饿综合征，故在术后几天内需要静脉输注钙，之后，可口服补充钙和骨化三醇，保持正常血钙。

FIHPT

FIHPT 是一种罕见的遗传性疾病（所

观察到患病家庭不超过 100 家），除外其他功能亢进内分泌肿瘤后，具有单个或多个甲状旁腺结节。因此，FIHPT 的诊断需要排除以原发性甲状旁腺功能亢进症为表现的其他家族性综合征[110]。在大多数家庭中，对 FIHPT 的遗传障碍尚未完全阐明，对 10 个 FIHPT 家族研究中发现，其在 2p13.3～p14 染色体位点，但基因尚未鉴定出来[111]。然而，基因突变在此综合征中具有低的外显率，FIHPT 也可能代表其他家族性 pHPT 的不完整表达型。在一些家庭中，*MEN1*、*CaSR* 或 *HRPT2* 基因突变已被确定[13]。

这些基因突变的相对比例尚未阐明。FIHPT 可以保持无症状，在无关原因的检查中被诊断，或有症状，也造成严重的高钙血症。发病年龄通常在 20～25 岁。手术切除增大的甲状旁腺是治疗的选择。Carneiro 等[112] 建议做有限的甲状旁腺切除术。然而，他们的经验没有被遗传筛查的患者所支持。遗传特性对推动外科医师做正确的外科手术是必要的[86]。

结　论

一些提示家族性 pHPT 的临床特征应该考虑为基因检测的适应证。一个基于临床、生化及病理资料数据的流程图是合理的，而不是检测与这个内分泌失调相关的所有假定基因。发现遗传性 pHPT 是非常重要的，无论是采用正确术式治愈 pHPT，还是迅速诊断、预防、治愈属于该综合征的其他相关内分泌疾病。年龄不到 45 岁的 pHPT 患者应研究其是否为家族性：在明显散发性 pHPT 患者中可发现 10% 的遗传性综合征和非综合征的 HPT。手术仍然是除了 FHH 外家族性 HPT 首选的治疗方法。在这种形式下，手术伴随着持续性高钙血症。大多数的时间，甲状旁腺次全切除或全切除术是首选的手术方式，因为它可使疾病持续或复发比例很低，可维持长时间的正常血钙状态。然而，必须考虑甲状旁腺功能减退症的风险，尽可能避免。在 ioPTH 指导下量身定制的手术有助于实现此目标。

参考文献

[1] Marx SJ, Simonds WF, Agarwal SK et al (2002) Hyperparathyroidism in hereditary syndromes: special expression and special managements. J Bone Mineral Res 17(Suppl 2): 37–43.

[2] Eastell R, Brandi ML, Costa AG et al (2014) Diagnosis of asymptomatic primary hyperparathyroidism: Proceedings of the Fourth International Workshop. J Clin Endocrinol Metab 99: 3570–3579.

[3] Falchetti A, Marini F, Giusti F et al (2009) DNA-based test: when and why to apply it to primary hyperparathyroidism clinical phenotypes. J Intern Med 266: 69–83.

[4] Bilezikian JP, Brandi ML, Eastell R et al (2014) Guidelines for the management of asymptomatic primary hyperparathyroidism: summary statement from the Fourth International Workshop. J Clin Endocrinol Metab 99: 3561–3569.

[5] Nilubol N, Weinstein L, Simonds WF et al (2012) Preoperative localizing studies for initial parathyroidectomy in MEN1 syndrome: is there any benefit? World J Surg 36: 1368–1374.

[6] Brandi ML, Gagel RF, Angeli A et al (2001) Guidelines for diagnosis and therapy of MEN type 1 and type 2. J Clin Endocrinol Metab 6: 5658–5671.

[7] Skogseid BS, Eriksson B, Lundqvist G et al (1991) Multiple endocrine neoplasia type 1: a 10-year prospective screening study in four kindreds. J Clin Endocrinol Metab 73: 281–287.

[8] Marx S, Spiegel AM, Skarulis MC et al (1998) Multiple endocrine neoplasia type 1: clinical and genetic topics. Ann Int Med 129: 484–494.

[9] Goudet P, Cougard P, Verges B et al (2001) Hyperparathyroidism in multiple endocrine neoplasia type 1: surgical trends and results of a 256-patien series from Groupe d'Etude des Nèoplasies Endocriniennes Multiples Study Group. World J Surg 25: 886–890.

[10] Lemos MC, Thakker RV (2008) Multiple endocrine neoplasia type 1 (MEN 1): analysis of 1336 mutations reported in the first decade following identification of the

gene. Hum Mutat 29: 22–32.

[11] Burgess JR, David R, Greenaway TM et al (1999) Osteoporosis multiple endocrine neoplasia type 1. Arch Surg 134: 1119–1123.

[12] Norton JA, Venzon DJ, Berna MJ et al (2008) Prospective study of surgery for primary hyperparathyroidism in multiple endocrine neoplasia-type 1 and Zollinger-Ellison syndrome. Ann Surg 247: 501–510.

[13] Thakker RV, Newey PJ, Walls GV et al (2012) Clinical practice guidelines for multiple endocrine neoplasia type 1 (MEN1). J Clin Endocrinol Metab 97: 2990–3011.

[14] Marx SJ, Menczel J, Campbell G et al (1991) Heterogenous size of the parathyroid glands in familial multiple endocrine neoplasia type 1. Clin Endocrinol (Oxf) 35: 521–526.

[15] O'Riordain DS, O'Brien T, Grant CS et al (1993) Surgical management of primary hyperparathyroidism in multiple endocrine neoplasia types 1 and 2. Surgery 114: 1031–1037.

[16] Tonelli F, Marcucci T, Fratini G et al (2007) Is total parathyroidectomy the treatment of choice for hyperparathyroidism in multiple endocrine neoplasia type1? Ann Surg 246: 1075–1082.

[17] Kraimps JL, Quan-Yang D, Demeure M et al (1992) Hyperparathyroidism in multiple endocrine neoplasia syndrome. Surgery 112: 1080–1088.

[18] Arnalsteen LC, Alesina PF, Quireux JL et al (2002) Long-term results of less than total parathyroidectomy for hyperparathyroidism in multiple endocrine neoplasia type 1. Surgery 132: 1119–1125.

[19] Montenegro FL, Lourenco DM Jr, Tavares MR et al (2012) Total parathyroidectomy in a large cohort of cases with hyperparathyroidism associated with multiple endocrine neoplasia type 1: experience from a single academic center. Clinics 67: 131–139.

[20] Wang CA (1976) The anatomic basis of parathyroid surgery. Ann Surg 183: 271–275.

[21] Singh Ospina N, Sebo TJ, Thompson GB et al (2015) Prevalence of parathyroid carcinoma in 348 patients with multiple endocrine neoplasia type 1. Case report and review of the literature. Clin Endocrinol (Oxf) [Epub ahead of print] doi: 10.1111/cen.12714.

[22] Gibril F, Chen Y, Schrump DS et al (2003) Prospective study of thymic carcinoids in patients with multiple endocrine neoplasia type I. J Clin Endocrinol Metab 88: 1066–1081.

[23] Burgess JR, Giles N, Shepherd JJ (2001) Malignant thymic carcinoid is not prevented by transcervical thymectomy in multiple endocrine neoplasia type I. Clin Endocrinol 55: 689–693.

[24] Powel AC, Alexander HR, Pingpank JF et al (2008) The utility of routine transcervical thymectomy for multiple endocrine neoplasia type 1-related hyperparathyroidism. Surgery 144: 874–884.

[25] Schreinemakers JM, Pietreman CR, Scholten A et al (2011) The optimal surgical treatment for primary hyperparathyroidism in MEN1 patients: a systematic review. World J Surg 35: 1993–2005.

[26] Pieterman CR, van Hulsteijn LT, den Heijer M et al (2012) Primary hyperparathyroidism in MEN1 patients. A cohort study with longterm follow-up on preferred surgical procedure and the relation with genotype. Ann Surg 255: 1171–1178.

[27] Udelsman R, Akestrom G, Biagini c et al (2014) The surgical management of asymptomatic primary hyperparathyroidism: proceedings of the Fourth International Workshop. J Clin Endocrinol Metab 99: 3595–3606.

[28] Edis AJ, Van Heerden JA, Scholz DA (1979) Results of sub-total parathyroidectomy for primary chief cell hyperplasia. Surgery 86: 462–469.

[29] Prinz RA, Gamvros OP, Sellu D et al (1981) Subtotal parathyroidectomy for primary chief cell hyperplasia of the multiple endocrine neoplasia type 1 syndrome. Surgery 193: 26–29.

[30] Van Heerden JA, Kent RB, Sizemore GW et al (1983) Primary hyperparathyroidism in patients with multiple endocrine neoplasia syndromes. Surgical experience. Arch Surg 118: 533–536.

[31] Goretzi PE, Dotzenrath C, Roeher HD et al (1991) Management of primary hyperparathyroidism caused by multiglandular disease. World J Surg 15: 693–697.

[32] Hellman P, Skogseid B, Juhlin C et al (1992) Findings and long-term results of parathyroid surgery in multiple endocrine neoplasia type 1. World J Surg 16: 718–725.

[33] Janson S, Tisell LE (1994) Total parathyroidectomy and parathyroid transplantation into subcutaneous fat tissue in the treatment of hyperparathyroidism in multiple endocrine neoplasia type 1. Acta Chir Austriaca 26(Suppl 112): 23–26.

[34] Thompson NW, Sandelin K (1994) Technical considerations in the surgical management of primary hyperparathyroidism caused by multiple gland disease (hyperplasia). Acta Chir Austriaca 26(Suppl 112): 16–19.

[35] Grant CS, Weaver A (1994) Treatment of primary parathyroid hyperplasia: representative experience at Mayo Clinic. Acta Chirur Austriaca 26(Suppl 112): 41–44.

[36] Nilsson O, Ahlman H, Tisell LE (1994) Autotransplantation of parathyroid tissue into subcutaneous fat in the treatment of hyperparathyroidism in MEN-1. Abstracts of the Fifth International Workshop on multiple endocrine neoplasia. Stockholm Archipelago, Sweden, 29 June–2 July 1994.

[37] Hellman P, Skogseid B, Oberg K et al (1998) Primary and reoperative parathyroid operations in hyperparathyroidism of multiple endocrine neoplasia type 1. Surgery 124: 993–999.

[38] Dotzenrath C, Cupisti K, Goretzki PE et al (2001) Long-term biochemical results after operative tretment of primary hyperparathyroidism associated with multiple endocrine neoplasia types I and IIa: is more or less extended operation essential? Eur J Surg 167: 173–178.

[39] Elaraj DM, Skarulis MC, Libutti SK et al (2003) Results of initial operation for hyperparathyroidism in patients with multiple endocrine neoplasia type 1. Surgery 134: 858–865.

[40] Hubbard JGH, Sebag F, Maweja S et al (2006) Subtotal

parathyroidectomy as an adequate treatment for primary hyperparathyroidism in multiple endocrine neoplasia type 1. Arch Surg 141: 235–239.

[41] Waldmann J, Lopez CL, Langer P et al (2010) Surgery for multiple endocrine neoplasia type 1-associated primary hyperparathyroidism. Br J Surg 97: 1528–1534.

[42] Balsalobre Salmeron MD, Rodriguez Gonzalez JM, Fornos JS et al (2010) Causes and treatment of recurrent hyperparathyroidism after subtotal parathyroidectomy in the presence of multiple endocrine neoplasia 1. World J Surg 34: 1325–1331.

[43] Nilubol N, Weisbrod AB, Weinstein LS et al (2013) Utility of intraoperative parathyroid monitoring in patients with multiple endocrine neoplasia type 1-associated primary hyperparathyroidism undergoing initial parathyroidectomy. World J Surg 37: 1966–1972.

[44] Lairmore TC, Govednik CM, Quinn CE et al (2014) A randomized, prospective trial of operative treatments for hyperparathyroidism in patients with multiple endocrine neoplasia type 1. Surgery 156: 1326–1335.

[45] Wells SA Jr, Farndon JR, Dale JK et al (1980) Long term evaluation of patients with primary parathyroid hyperplasia managed by total parathyroidectomy and heterotopic autotransplantation. Ann Surg 192: 451–458.

[46] Malmaeus J, Benson L, Johansson H et al (1986) Parathyroid surgery in the multiple endocrine neoplasia type 1 syndrome: choice of surgical procedure. World J Surg 10: 668–672.

[47] Dralle H, Sheuemann GFW (1994) How to handle the parathyroid glands in multiple endocrine neoplasia type 1 (MEN1) and type 2 (MEN2)? Surgical approach to uniglandular vs multiglandular disease in hereditary primary hyperparathyroidism. Acta Chir Austriaca 26(Suppl 112): 35–38.

[48] Versnick M, Popadich A, Sidhu S et al (2013) Minimally invasive parathyroidectomy provides a conservative surgical option for multiple endocrine neoplasia typ1-primary hyperparathyroidism. Surgery 154: 101–105.

[49] Carneiro PD, Slorzano CC, Irvin GL (2006) Consequences of targeted parathyroidectomy guided by localization studies without intraoperative parathyroid hormone monitoring. J Am Coll Surg 202: 715–722.

[50] Proye C. Chirurgie de l'hyperparathyroidie des néoplasies endocriniennes multiples de type 1 et des autres hyperparathyroidies génétiquememnt déterminées (2001) Med Hyg 59: 1660–1673.

[51] Yavuz S, Simonds WF, Weinstein SL et al (2012) Sleeping parathyroid tumor: rapid hyperfunction after removal of the dominant tumor. J Clin Endocrinol Metab 97: 1834–1841.

[52] Casanova D, Sarfati E, De Francisco A et al (1991) Secondary hyperparathyroidism: diagnosis of site of recurrence. World J Surg 15: 546–549.

[53] Knudsen L, Brandi L, Daugaard H et al (1996) Five to 10 years after total parathyroidectomy and autotransplantation of parathyroid tissue: evaluation of parathyroid function by use of ischaemic blockade manouvre. Scand J Clin Lsb

Invest 56: 47–51.

[54] Kivlen MH, Bartlett DL, Libutti SK et al (2001) Reoperation for hyperparathyroidism in multiple endocrine neoplasia type 1. Surgery 130: 991–998.

[55] Singh Ospina N, Thompson GB, Lee RA et al (2015) Safety and efficacy of percutaneous parathyroid ethanol ablation in patients with recurrent primary hyperparathyroidism and multiple endocrine neoplasia type 1. J Clin Endocrinol Metab 100 E87–E90.

[56] Nemeth EF, Steffey ME, Hammerland LG et al (1998) Calcimimetic with potent and selective activity on the parathyroid calcium receptor. Proc Natl Acad Sci USA 95: 4040–4045.

[57] Lindberg JS, Moe SM, Goodman WG et al (2003) The calcimimetic AMG073 reduces parathyroid hormone and calcium x phosphorus in secondary hyperparathyroidism. Kidney Int 63: 248–254.

[58] Falchetti A, Cilotti A, Vagelli L et al (2008) A patient with MEN1-associated hyperparathyroidism, responsive to Cinacalcet. Nat Clin Pract Endocrinol Metab 4: 351–357.

[59] Moyes VJ, Monson JP, Chew SL et al (2010) Clinical use of Cinacalcet in MEN1 hyperparathyroidism. Int J Endocrinol 2010: 906163 doi: 10.1155/2010/906163.

[60] Filopanti M, Verga U, Ermetici F et al (2012) MEN1-related hyperparathyroidism: response of cinacalcet and its relationship with the calcium-sensing receptor gene variant Arg990Gly. Eur J Endocrinol 167: 157–164.

[61] Giusti F, Cianferotti L, Gronchi G et al Cinacalcet therapy in patients affected by primary hyperparathyroidism associated to Multiple Endocrine Neoplasia type 1 (MEN1). Endocrine [Epub ahead of print] doi: 10.1007/s12020–015–0696–5.

[62] Kloos RT, Eng C, Evans DB et al (2009) Medullary cancer: management guidelines of the American Thyroid Association. Thyroid 19: 565–612.

[63] Raue F, Buhr H, Dralle H et al (2006) Long-term outcome in 46 gene carriers of hereditary medullary carcinoma after prophylactic thyroidectomy: impact of individual RET genotype: Eur J Endocrinol 155: 229–236.

[64] Mulligan LM, Eng C, Healey CS et al (1994) Specific mutations of the RET proto-oncogene are related to disease phenotype in MEN2A and FMTC. Nat Genet 6: 70–74.

[65] Schfuffenecker I, Virally-Monod M, Brohet R et al (1998) Risk and penetrance of primary hyperparathyroidism in multiple endocrine neoplasia type 2A families with mutations at codon 634 of the RET proto-oncogene. Groupe d'etude des tumeurs à calcitonine. J Clin Endocrinol Metab 83: 487–491.

[66] Gagel RB, Tashjian AHJ, Cummings T et al (1988) The clinical outcome of prospective screening for multiple endocrine neoplasia type 2A: an 18-age year experience. New Engl J Med 318: 478–484.

[67] Mallette LE (1994) Management of hyperparathyroidism in the multiple endocrine neoplasia syndromes and other familial endocrinopathies. Endocrinol Metab Clin North Am 23: 19–36.

[68] Herfarth KKF, Bartsch D, Doherty JM et al (1996) Surgical

management of hyperparathyroidism in patients with multiple endocrine neoplasia type 2A. Surgery 120: 966–974.

[69] Marcucci T, Fratini G, Nesi G et al (2006) Hyperplasia of parathyroid gland in a five-year old child Clin Cases Min Bone Metab 3: 188–191.

[70] Posada-Gonzalez M, Gomez-Ramirez J, Luque-Ramirez M et al (2014) Nonfunctional metastatic parathyroid carcinoma in the setting of multiple endocrine neoplasia type 2A syndrome. Surg Res Practice 2014: 731481 doi: 10.1155/2014/731481.

[71] Raue F, Kraimps JL, Dralle H et al (1995) Primary hyperparathyroidism in multiple endocrine neoplasia type 2A. J Inter Med 238: 369–373.

[72] Kraimps JL, Denizot A, Carnaille B et al (1996) Primary hyperparathyroidism in multiple endocrine neoplasia type IIa: retrospective French multicentric study. World J Surg 20: 808–813.

[73] Wells SA, Chi DD, Toshima K et al (1994) Predictive DNA testing and prophylactic thyroidectomy in patients at risk for multiple endocrine neoplasia type 2a. Ann Surg 220: 237–250.

[74] Moley JF (1996) Invited commentary of ref. 74. World J Surg 20: 820–821.

[75] Decker RA, Geiger JD, Cox CE et al (1996) Prophylactic surgery for multiple endocrine neoplasia type IIa after genetic diagnosis: is parathyroid transplantation indicated? World J Surg 20: 814–820.

[76] Pellegata NS, Quintanilla-Martinez L, Siggelkow H et al (2006) Germ-line mutations in p27(kip1) cause a multiple endocrine neoplasia syndrome in rats and human. Proc Nat Acad Sci USA 103: 15558–15563.

[77] Tonelli F, Giudici F, Giusti F et al (2014) A heterozygous frameshift mutation in exon 1 of CDK1B gene in a patient affected by MEN4 syndrome. Europ J Endocrinol 171: K7–K17.

[78] Jackson CE (1958) Hereditary hyperparathyroidism associated with recurrent pancreatitis. Ann Intern Med 49: 829–836.

[79] Bradley KJ, Hobbs MR, Buley ID et al (2005) Uterine tumours are a phenotypic manifestation of the hyperparathyroidism-jaw tumour syndrome. J Intern Med 257: 18–26.

[80] Parfitt J, Harris M, Wright JM et al (2015) Tumor suppressor gene mutation in a patient with a history of hyperparathyroidism-jaw tumor syndrome and healed generalized osteitis fibrosa cystica: a case report and genetic pathophysiology review. J Oral Maxillofac Surg 73: 194.e1–9.

[81] Cascòn A, Huarte-Mendicoa CV, Javier Leandro-Garcia L et al (2011) Detection of the first gross CDC73 germline deletion in an HPT-JT syndrome familiy. Genes Chromosome Cancer 50: 922–929.

[82] Pichardo-Lowden AR, Manni A, Saunders BD et al (2011) Familial hyperparathyroidism due to a germline mutation of the CDC73 gene: implications for management and age-appropriate testing of relatives at risk. Endocr Pract 17: 602–609.

[83] Metha A, Patel D, Rosenberg A et al (2014) Hyperparathyroidism-

jaw tumor syndrome: results of operative management. Surgery 156: 1315–1325.

[84] Quinn CE, Healy J, Lebastchi AH et al (2015) Modern experience with aggressive parathyroid tumors in a high-volume New England referral center. J Am Coll Surg 220: 1054–1062.

[85] Barry MK, van Heerden JA, Grant CS et al (1997) Is familial hyperparathyroidism a unique disease? Surgery 122: 1028–1033.

[86] Carling T, Udelsman R (2005) Parathyroid surgery in familial hyperparathyroid disorders. J Intern Med 257: 27–37.

[87] Huang SM, Duh QY, Shaver J et al (1997) Familial hyperparathyroidism without multiple endocrine neoplasia. World J Surg 21: 22–28.

[88] Iacobone M, Masi G, Barzon L et al (2009) Hyperpareathyroidism-jaw tumor syndrome: a report of three large kindred. Langenbecks Arch Surg 394: 817–825.

[89] Sarquis MS, Silveira LG, Pimenta FJ et al (2008) Familial hyperparathyroidism: surgical outcome after 30 years of follow-up in three families with germline HRPT2 mutations. Surgery 146: 630–640.

[90] Foley TP Jr, Harrison HC, Arnaud CD et al (1972) Familial benign hypercalcemia. J Pediatr 81: 1060–1067.

[91] Marx SJ (1980) Familial hypocalciuric hypercalcemia. New Engl J Med 303: 810–811.

[92] Chattopadhyay N, Brown EM (2006) Role of calcium-sensing receptor in mineral ion metabolism and inherited disorders of calcium sensing. Molecular Gen Metabol 89: 189–202.

[93] Hannan FM, Nesbit MA, Zhang C et al (2012) Identification of 70 calcium-sensing receptor mutations in hyper- and hypo-calcemic patients: evidence for clustering of extracellular domain mutations at calcium-binding sites. Hum Mol Genet 368: 2476–2486.

[94] Nesbit MA, Hannan FM, Howles SA et al (2013) Mutations in AP2S1 cause familial hypocalciuric hypercalcemia type 3. Nat Genet 45: 93–97.

[95] Heath H (1989) Familial benign (hypocalciuric) hypercalcemia. A troublesome mimic of mild primary hyperparathyroidism. Endocrinol Metab Clin North Am 18: 723–740.

[96] Volpe A, Guerriero A, Marchetta A et al (2009) Familial hypocalciuric hypercalcemia revealed by chondrocalcinosis. Joint Bone Spine 76: 708–710.

[97] Fukumoto S, Chikatsu N, Okazaki R et al (2001) Inactivating mutations of calcium-sensing receptor results in parathyroid lipohyperplasia. Diagn Mol Pathol 10: 242–247.

[98] Christensen SE, Nissen PH, Vestergaard P et al (2008) Discriminative power of three indices of renal calcium excretion for the distinction between familial hypocalciuric hypercalcaemia and primary hyperparathyroidism: a follow-up study on methods. Clin Endocrinol (Oxf) 69: 713–720.

[99] Marx SJ, Stock JL, Attie MF et al (1980) Familial hypocalciuric hypercalcemia: recognition among patients referred after unsuccessful parathyroid exploration. Ann Intern Med 92: 351–356.

[100] Carling T, Szabo E, Bai M et al (2000) Familial hypercalcemia and hypercalciuria caused by a novel mutation in the cytoplasmic tail of the calcium receptor. J Clin Endocrinol Metab 85: 2042–2047.

[101] Szabo E, Hellman P, Lundgreen E et al (2002) Parathyroidectomy in familial hypercalcemia with clinical characteristics of primary hyperparathyroidism and familial hypocalciuric hypercalcemia. Surgery 131: 257–263.

[102] Szabo E, Carling T, Hessman O et al (2002) Loss of heterozygosity in parathyroid glands of familial hypercalcemia with hypercalciuria and point mutation in calcium receptor. J Clin Endocrinol Metab 87: 3961–3965.

[103] Hannan FM, Nesbit MA, Christi PT et al (2010) A homozygous inactivating calcium-sensing receptor mutation, Pro339Thr, is associated with isolated primary hyperparathyroidism: correlation between location of mutations and severity of hypercalcaemia. Clin Endocrinol (Oxf) 73: 715–722.

[104] Pratt EL, Geren BB, Neuhaser EB (1947) Hypercalcemia and idiopathic hyperplasia of parathyroid glands in infant. J Pediatr 30: 388–399.

[105] Hillman DA, Scriver CR, Pedvis S et al (1964) Neonatal familial primary hyperparathyroidism New Engl J Med 270: 483–490.

[106] Fox L, Sadowsky J, Pringle KP et al (2007) Neonatal hyperparathyroidism and pamidronate therapy in an extremely premature infant. Pediatrics 120: 1350–1354.

[107] Brown EM (2010) Clinical utility of calcimimetics targeting the extracellular calcium-sensing receptor (CaSR). Biochem Pharmacol 80: 297–307.

[108] Gannon AW, Monk HM, Levine MA (2014) Cinacalcet monotherapy in neonatal severe hyperparathyroidism: a case study and review. J Clin Endocrinol Metab 99: 7–11.

[109] Alagaratnam S, Brain C, Spoudeas H et al (2014) Surgical treatment of children with hyperparathyroidism: single center experience. J Ped Surg 49: 1539–1543.

[110] Simmonds WF, James-Newton LA, Agarwal SK et al (2002) Familial isolated hyperparathyroidism: clinical and genetic characteristic in 36 kindreds. Medicine 2002; 81: 1–26.

[111] Warner IV, Nyholf DR, Busfield F et al (2006) Familial isolated hyperparathyroidism is linked to a 1.7 Mb region on chromosome 2p13.3–14. J Med Genet 43: e12.

[112] Carneiro DM, Irvin GL, Inabnet WB (2002) Limited versus radical parathyroidectomy in familial isolated primary hyperparathyroidism. Surgery 132: 1050–1055.

译者评述

　　遗传性疾病相关的甲状旁腺功能亢进症少见，但诊断复杂、治疗不易。其中多发性内分泌肿瘤 1 型和 2 型在临床工作中时可遇到，只要熟悉其症状、体征，多可在详细询问病史及家族史、仔细查体和全面检查后做出临床诊断，并可通过相关基因片段测序确诊。发现先证者后，开展家系调查，以发现其他患者或携带者。基因诊断后，应组织 MDT，全面评估其多个脏器病变状况及恶变风险，制订有步骤的治疗及随访方案。患者往往需要接受不同器官的多次手术，即使仅针对甲状旁腺，亦可能需要分期手术，所以手术时机的选择和手术方式的制订尤为重要，而且在初次手术中应充分预估下次治疗的可能，并提供足够的便利。在没有有效的基因治疗手段之前，对该类患者的处理原则是积极治疗危及或可能危及生命的恶性肿瘤，稳妥处理合并功能异常的良性增生性疾病，以期长期维持患者较好的生活质量。

第15章

甲状旁腺癌

Parathyroid Carcinoma

Gennaro Favia, Maurizio Iacobone

黄　韬　译

导　言

甲状旁腺癌是一种十分少见的内分泌恶性肿瘤，约占原发性甲状旁腺功能亢进症（HPT）的 1%～5%[1, 2]，在日本和意大利的人群中发病率较高[1, 3]。一般情况下，良性 HPT 女性发病率是男性的 3 倍以上，而甲状旁腺癌男女发病率相当[4]，患病年龄平均为 45～50 岁[4]，比良性 HPT 早 10 年[5]。

基因检测

甲状旁腺癌的发病机制尚不清楚。一般认为与以下因素相关：颈部放射史、长期低血钙的慢性刺激等；近期研究发现一些甲状旁腺癌的相关基因改变[6]。与甲状旁腺癌相关的基因改变通常参与以下信号或调控通路，如与细胞周期调控相关的基因：视网膜母细胞瘤基因（retinoblastoma, Rb）、乳腺癌易感基因 BRCA2、p53、细胞周期蛋白 D1（cyclin D1）/甲状旁腺腺瘤基因（PRAD1）等[4]，但这些基因的具体作用机制尚不清楚。近些年，已有一个实验模型进行了验证。事实上，虽然甲状旁腺癌是一种散发性肿瘤，但有研究发现其与甲状旁腺功能亢进症－颌骨肿瘤（HPT－JT，OMIM#145 001）综合征的遗传变异相关。HPT－JT 综合征是一种不完全外显、表达不固定的常染色体显性遗传性疾病，与多种甲状旁腺肿瘤相关，这类人群中以下疾病的发病率比普通人群高：如甲状旁腺癌和未分化腺瘤（10%～25% 的发病率），下颌骨和（或）上颌骨骨化性纤维瘤（5%～30%），子宫良、恶性肿瘤（60%），以及不同的肾脏病变（5%～15%）[6, 7]。

HPT－JT 综合征是由于位于染色体上 1q25～31 的肿瘤抑制基因 CDC73（以前称为 HRPT2）的突变引起的，该基因编码一种被称为 parafibromin 的蛋白，该蛋白有抑制细胞增殖的作用[8]。parafibromin 是一种核蛋白[9]，参与了细胞周期调节、转录延长、RNA 翻译通路以及组蛋白的甲基化等过程；它通过阻断细胞周期蛋白 cyclin D1 的表达，导致细胞周期停滞，从而抑制细胞增殖[10]。

在 HPT－JT 综合征的患者中，*CDC73* 的失活突变（通常是移码、缺失、插入、重复突变）导致异常的半合子状态，染色体缺失后失去杂合性或者余下基因的进一步失活突变导致双侧等位基因的失活，从而引起过早的编码终止或者产出的 parafibromin 蛋白缩短，无活性或易降解[6]，这些机制已经被免疫组化和功能研究所证实，同时parafibromin 蛋白的表达减少也是散发性甲状旁腺癌的重要的一步[7, 11]，因为在所有的 HPT－JT 患者和 30％的散发性甲状旁腺癌的患者中都发现了这种蛋白。而且，由于遗传外显率可能不同，一些看起来是散发性甲状旁腺癌的患者可能合并有 HPT－JT 综合征。所以，每一例被认为是散发性甲状旁腺癌的患者都应该进行胚系 *CDC73* 基因突变的检测。

临 床 表 现

大部分甲状旁腺癌都为功能性肿瘤，且局部侵袭性弱，因此最常见的临床症状和体征是与甲状旁腺素（PTH）相关的高钙血症，以及后续出现的肿瘤压迫的临床症状[4]。一般情况下甲状旁腺癌的甲状旁腺功能亢进症与良性甲状旁腺肿瘤的症状相似，但通常较良性 PTH 症状严重[4]。

高钙血症可以导致疲劳、精神萎靡、虚弱、体重减轻和贫血。还可能出现抑郁、嗜睡、意识模糊和昏迷等。80％的患者有多尿、烦渴、肾结石及肾功能降低等症状。90％的患者会发生骨损伤（弥漫性骨质疏松、病理性骨折及骨痛）[4]。40％以上的患者中，放射学检查会发现骨膜下骨吸收、"椒盐"颅骨和囊性纤维性骨炎。消化系统

症状，如恶心、呕吐、上腹痛、消化性溃疡、复发性重症胰腺炎和便秘等也很常见。无功能的甲状旁腺癌非常少见（约占所有恶性甲状旁腺肿瘤的 2％），通常指仅出现局部生长和侵袭的症状和体征，如颈部肿块、声嘶、吞咽困难等症状[12]。甲状旁腺癌体检通常不易发现阳性体征，但是声带麻痹、可触及的颈部肿块可能提示恶性甲状旁腺肿瘤。这种体征可能出现在 15％～70％的病例中[1, 2, 4]，但是近年来，由于诊断早，出现此类体征的可能性降低[2]。

诊 断

甲状旁腺癌的诊断较为困难，术前和术中可能都只是怀疑，只有术后组织学检查可以确诊。在一些模棱两可的病例中，分子标志物的普通病理检查也不能确定，只有在术后延长随访发现远处转移时才能确诊[1]。

甲状旁腺癌术前不能确诊，只能怀疑[4]。临床可疑症状是男性患者出现 HPT 合并严重肾脏、骨骼肌、神经系统症状，并可在颈部触及包块[4, 5, 13]。PTH 是正常值的 3～10倍，血钙超过 3.6 mmol/L；有时甚至出现高钙危象[14]。甲状旁腺癌通常比良性肿瘤大，术前可以通过影像学检查［超声（US）、CT、磁共振（MRI）及 ^{99m}Tc－甲氧基异丁基异腈（MIBI）］进行评估。

超声检查可以提供肿块及肿块与周围相邻结构的关系等信息。较大的低回声软组织肿块，边界不清，有时甚至可以看到局部侵犯和淋巴结转移。MIBI 扫描，如同良性 HPT 的诊断，也可用于评估甲状旁腺癌，如图 15－1。而 CT 和 MRI 对于评估肿块向周围组织侵犯及淋巴结肿大的细节方面占优势；对于诊断复发和转移的甲状旁腺癌

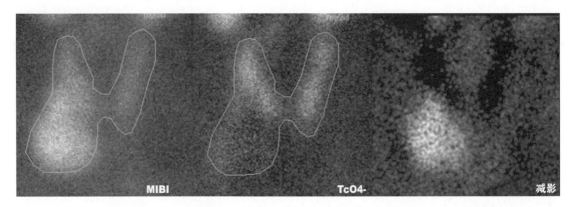

图 15-1　MIBI 扫描（Tc 和减影图像）：右侧下极增大的甲状旁腺，术后病理学证实为甲状旁腺癌 [16]

更敏感，尤其是病灶在纵隔、肺、肝、骨等部位时 [15]。尽管 US、CT、MRI 比较敏感，这 3 种检查的一个局限性就是不能区分复发和非肿瘤性包块（淋巴结、瘢痕），而 MIBI 扫描在诊断复发和转移疾病中的敏感性和特异性更高 [15]。

而氟脱氧葡萄糖正电子发射计算机断层扫描术（FDG-PET）在甲状旁腺癌的诊断中的作用仍有争议，因为甲状旁腺癌仅是轻度代谢活性增强，而且溶骨性病变在 FDG-PET 为高代谢，容易与骨转移相混淆。即使是传统的核素骨扫描，在鉴别棕色瘤和转移瘤等骨代谢增高的疾病时，误诊率也增高，在这些情况下，全身 MIBI 扫描可以将棕色瘤与骨转移瘤相鉴别。在复发的甲状旁腺癌中，当非侵入性影像学不能诊断病灶时，推荐选择性静脉抽血测量 PTH [15]。怀疑甲状旁腺癌时不推荐细针穿刺细胞学检查，因为穿刺细胞学诊断良、恶性病灶不准确，而且会增加肿瘤种植转移的风险 [17]。

当术中出现肿瘤直径＞ 3 cm、不规则、质硬、灰白色、周围有灰白色致密纤维包膜、与周围组织粘连或者发现局部淋巴结转移（图 15-2）[12] 等征象时，即为可疑甲状旁腺癌。但当甲状旁腺腺瘤出现退化性病变时，与甲状旁腺恶性肿瘤的表现相似 [5]。只有当出现淋巴结转移时，术中冰冻快速检测才有用。

通常术后病理学检测才能明确诊断，在一些缺少明确的病理特征的肿瘤中，诊断仍不能确认，在这些情况下，只有术后长期随访，出现远处转移或淋巴结转移时才能确诊。

最广泛使用的诊断甲状旁腺癌的组织病理学标准是由 Schantz 和 Castleman 在 1973

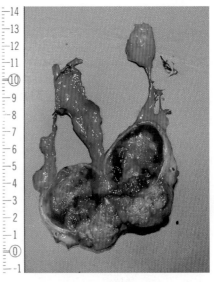

图 15-2　手术切除标本：甲状旁腺癌；同时伴有坏死和退行性变（该标本为纵行切开标本）[16]

年提出的[18]：存在统一的由厚而致密的纤维骨小梁分隔开的小叶状主细胞排列，延伸并分离腺体；肿瘤细胞中具有非典型的有丝分裂，血管或包膜侵犯（图 15-3）。

甲状旁腺癌的上皮细胞比正常细胞大。80%的甲状旁腺癌中有有丝分裂。高有丝分裂率（每高倍视野下每 50 个细胞有 > 5 个细胞在进行有丝分裂）和非典型有丝分裂提示恶性程度较高，巨细胞和（或）局部坏死也可能出现[5, 14]。尽管如此，非恶性肿块的退行性病变与甲状旁腺癌的病理特征仍相似。然而，就目前的组织病理学标准而言，只有包膜和周围组织侵犯（出现于 60%的病例中）、血管侵犯（10%～15%）、神经周围间隙侵犯（很少出现）等病理学特征与肿瘤的复发和转移密切相关，可以被认为是恶性肿瘤的特征。

如果出现血管和神经周围间隙的侵犯，真正的甲状旁腺癌需要与甲状旁腺腺瘤病（术中甲状旁腺包膜破裂或甲状旁腺良性病灶不完全切除后的甲状旁腺组织的移植）、非典型甲状旁腺腺瘤相鉴别。

实际上，仅使用组织学方法并不能诊断所有的甲状旁腺肿瘤，因为有一部分甲状旁腺肿瘤与现有的组织病理学提示复发和（极少）转移的标准并不相符[6]，仅有一部分组织病理学提示为恶性的肿瘤出现复发或转移。

由于以上这些原因，一些其他的诊断技术（流式细胞术检测 DNA，Ki67，Rb、p27 免疫组化染色）被用来辅助诊断。近期，parafibromin 蛋白的染色丢失由于其敏感性（68%～96%）和特异性（99%）高而较广泛地用于诊断；而腺瘤性结肠息肉基因及蛋白基因产物 9.5（PGP 9.5）可能也有诊断作用[8]。

内、外科治疗

甲状旁腺癌有向周围组织侵犯和局部淋巴结转移（30%的病例）的倾向；也可能血行转移至肺、肝和骨等[4]。尽管由于它

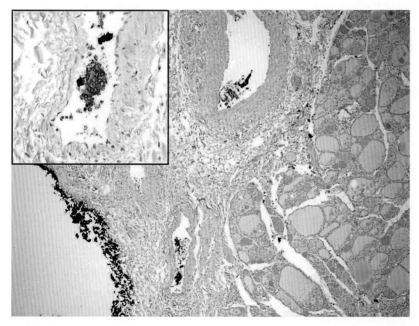

图 15-3　甲状旁腺癌组织标本的显微图像。甲状腺腺体周围软组织中可见血管受侵（嗜铬颗粒，放大 50 倍）。插入图：特别显示血管受侵（嗜铬颗粒，放大 40 倍）[16]

的恶性程度低，疾病的进程通常缓慢而渐进，累计 5 年和 10 年生存率分别为 86% 和 49% [2]，但是这种疾病的预后多变。

影响预后最主要的因素就是肿瘤的完整切除，所以最有效的治疗方法就是手术 [4, 12]。但是由于患者多死于不能控制的高钙血症等代谢并发症，而不是肿瘤本身，所以内科治疗多针对高钙血症，而且，严重的高钙血症应该在术前纠正，因为高钙血症会增加手术麻醉诱导时出现心律失常的风险。

高钙血症的患者应该紧急并积极地增加患者的液体储存（这种患者通常处于比较严重的脱水状态）。给予髓襻利尿剂（呋塞米）来增加患者钙的经肾脏排泄。双膦酸盐（一种通过并入骨基质来抑制破骨细胞介导的骨吸收的药物）虽然非常有效，但是随着时间的推移，效果可能降低 [4]。帕米膦酸二钠 30～90 mg/d，2～4 小时内输完，有效果，至少短时内是有效果的：反应可持续 1～3 周，而且治疗可重复。使用双膦酸盐可能的并发症是下颌骨缺血性坏死和急性肾功能衰竭。

最近有一些治疗 PTH 相关的高钙血症的新药（钙敏感受体调节剂）。西那卡塞（cinacalcet）是一种有效的钙敏感受体的变构调节剂，调节 PTH 的分泌。它结合于甲状旁腺细胞表面的钙受体上，增加受体对于细胞外的钙离子的敏感性，从而降低血清中的 PTH 和钙浓度。西那卡塞是口服药（30～60 mg），耐受良好，但是并不能改变甲状旁腺癌的疾病进程，因此不能替代可切除的甲状旁腺癌中手术的作用。这种药物还可以减轻全身广泛转移或肾功能不全的患者高钙血症的症状。

因此，对于此种疾病的金标准治疗仍是根治性手术，包括初次手术时原发灶的完整

切除 [12, 19-21]，与肿瘤相连的同侧甲状腺腺叶切除，以及其他一些细微的操作，从而达到完整切除，切缘阴性（图 15-4）。由于肿瘤的种植可能会导致复发，所以要避免肿瘤包膜破裂和新生物的溢出 [1, 12]。建议同时进行同侧正常的甲状旁腺的切除，为了避免周围的 PTH 分泌。周围的 PTH 的分泌可能是复发的混杂因素之一 [1]。这种方法也可以减少 HPT-JT 相关性甲状旁腺癌的异时性多腺的风险，这种甲状旁腺癌占所有散发性甲状旁腺癌的 1/3 [11]。术前患者的声带运动情况是非常有用的。在没有明显的浸润迹象时，要仔细剖离，注意保留喉返神经。相反，如果喉返神经已经被侵犯，则需要切除。

治疗性颈淋巴结清扫术推荐用于有淋巴结转移证据的患者 [12]；由于预防性颈淋巴结清扫术不会改善患者的预后，还有可能增加患者的死亡风险，对于没有证据提示患者有淋巴结转移的患者是否需要进行颈淋巴结

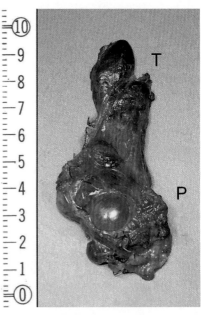

图 15-4　手术切除标本：甲状旁腺癌完整切除。甲状旁腺癌（P）连同同侧的甲状腺腺叶（T）一起完整切除，避免肿瘤播散种植

预防性清扫仍存在争议。

不推荐进行预防性颈侧区淋巴结清扫。仅进行单纯甲状旁腺切除术的患者预后较差[2]；而切除不完全的患者，复发风险（80%）很高。一旦疾病复发，完全治愈的可能性就非常小了[1-4]。

有效的手术术后通常会出现严重的低钙血症，这是由于"骨饥饿综合征"导致的，需要补充充足的钙和维生素D。

术后早期就由组织学检查诊断为甲状旁腺癌的患者，治疗具有更大的争议。对于血钙和PTH正常的患者大部分选择随访[3]，术后仍有高钙血症的患者建议进行再次手术探查[4]，但尽管如此，初次手术后仍然会有复发[4]，这些情况下，可进行再次手术[1, 4, 15]。再次手术前的所有患者都需要进行适当的定位检查，如果非侵入性检查无阳性体征，选择性静脉抽血测PTH可能会有效。颈部、纵隔的复发，包括区域淋巴结

和相关结构复发的患者，再次手术时切除的切缘尽可能宽[4]。可能需要多次手术，因为这提供了一种有价值的姑息治疗，但是由手术导致的死亡也需要被考虑到[15]。远处转移灶也需要被切除[3, 15]，即使切除对治愈疾病几乎没有帮助。这种姑息性切除对于内科治疗高钙血症有益处。

在疾病持续或复发时，可以辅助内科治疗，在所有治疗高钙血症的药物中，西那卡塞是其中最有效的药物。最近还有一种免疫治疗，即使用人和牛的PTH多肽和树突状细胞的混合物进行治疗。

放疗和化疗的效果不尽如人意。尽管一些研究报道指出当放疗与手术结合治疗时会降低复发风险，增加无病生存时间，但放疗仍被认为是一种无效的治疗[23]。一些化疗方案也被尝试过（氮芥、长春新碱、环磷酰胺和放线菌素D、阿霉素、环磷酰胺和5-氟尿嘧啶），但是并没有效果[19]。

参考文献

[1] Iacobone M, Lumachi F, Favia G (2004) Up-to-date on parathyroid carcinoma. Analysis of an experience of 19 cases. J Surg Oncol 88: 223–229.

[2] Hundahl SA, Fleming ID, Fremgen AM et al (1999) Two hundred eighty-six cases of parathyroid carcinoma treated in the U.S. between 1985–1995: a National Cancer Data Base Report. The American College of Surgeons Commission on Cancer and the American Cancer Society. Cancer 86: 538–544.

[3] Fujimoto Y, Obara T (1987) How to recognize and treat parathyroid carcinoma. Surg Clin North Am 67: 343–357.

[4] Shane E (2001) Parathyroid carcinoma. J Clin Endocrinol Metab 86: 485–493.

[5] Johnson SJ (2010) Changing clinicopathological practice in parathyroid disease. Histopathology 56: 835–851.

[6] Carpten JD, Robbins CM, Villablanca A et al (2002) HRPT2, encoding parafibromin, is mutated in hyperparathyroidism-jaw tumor syndrome. Nat Genet 32: 676–680.

[7] Masi G, Barzon L, Iacobone M et al (2008) Clinical, genetic, and histopathologic investigation of CDC73-related familial hyperparathyroidism. Endocr Relat Cancer 15: 1115–1126.

[8] Juhlin CC, Nilsson IL, Johansson K et al (2010) Parafibromin

and APC as screening markers for malignant potential in atypical parathyroid adenomas. Endocr Pathol 21: 166–177.

[9] Porzionato A, Macchi V, Barzon L et al (2006) Immunohistochemical assessment of parafibromin in mouse and human tissues. J Anat 209: 817–827.

[10] Woodard GE, Lin L, Zhang JH et al (2005) Parafibromin, product of the hyperparathyroidism-jaw tumor syndrome gene HRPT2, regulates cyclin D1/PRAD1 expression. Oncogene 24: 1272–1276.

[11] Iacobone M, Barzon L, Porzionato A et al (2007) Parafibromin expression, single-gland involvement, and limited parathyroidectomy in familial isolated hyperparathyroidism. Surgery 142: 984–991.

[12] Enomoto K, Uchino S, Ito A et al (2010) The surgical strategy and the molecular analysis of patients with parathyroid cancer. World J Surg 34: 2604–2610.

[13] Talat N, Schulte KM (2010) Clinical presentation, staging and long-term evolution of parathyroid cancer. Ann Surg Oncol 17: 2156–2174.

[14] Lumachi F, Ermani M, Marino F et al (2006) PCNA-LII, Ki-67 immunostaining, p53 activity and histopathological

variables in predicting the clinical outcome in patients with parathyroid carcinoma. Anticancer Res 26: 1305–1308.

[15] Iacobone M, Ruffolo C, Lumachi F et al (2005) Results of iterative surgery for persistent and recurrent parathyroid carcinoma. Langenbecks Arch Surg 390: 385–390.

[16] Iacobone M, Henry J-F (2012) Parathyroid Cancer. In: Licata AA, Lerna E (eds) Diseases of the parathyroid glands. Springer-Verlag, New York.

[17] Spinelli C, Bonadio AG, Berti P et al (2000) Cutaneous spreading of parathyroid carcinoma after fine needle aspiration cytology. J Endocrinol Invest 23: 255–257.

[18] Schantz A, Castleman B (1973) Parathyroid carcinoma. A study of 70 cases. Cancer 31: 600–605.

[19] Wei CH, Harari A (2012) Parathyroid carcinoma: update and guidelines for management. Curr Treat Options Oncol 13: 11–23.

[20] Al-Kurd A, Mekel M, Mazeh H (2014) Parathyroid carcinoma. Surg Oncol 23: 107–114.

[21] Callender GG, Udelsman R (2014) Surgery for primary hyperparathyroidism. Cancer 120: 3602–3616.

[22] Betea D, Bradwell AR, Harvey TC et al (2004) Hormonal and biochemical normalization and tumor shrinkage induced by anti-parathyroid hormone immunotherapy in a patient with metastatic parathyroid carcinoma. J Clin Endocrinol Metab 89: 3413–3420.

[23] Munson ND, Foote RL, Northcutt RC et al (2003) Parathyroid carcinoma: is there a role for adjuvant radiation therapy? Cancer 98: 2378–2384.

译者评述

　　甲状旁腺癌虽然是一种非常少见的恶性肿瘤，但由于其局部复发、远处转移，以及可导致的严重的高钙血症，不仅危及患者生命，对患者的生活质量也造成较大影响，因此需要临床医师高度重视。而无论是术前的影像学检查、术前的细针穿刺细胞学，还是术中的冰冻组织学检查，都难以确诊，而病灶及其周围组织的完整切除，又是治愈该疾病的最有效办法，因此，对于术前影像学检查高度可疑、术中又发现肿瘤直径＞3 cm、不规则、质硬、灰白色、周围有灰白色致密纤维包膜、与周围组织粘连或者伴有局部淋巴结转移的病例，即使术中快速检测也无法确诊的病灶，建议将可疑病灶连同同侧的甲状腺腺叶整块切除，尽量减少肿瘤的残留及种植播散的风险。此外，术后的长期随访监测也十分重要。

第16章
甲状旁腺切除术后低钙血症

Hypocalcemia After Parathyroidectomy

Matteo A. Cannizzaro, Massimiliano Veroux

侯　蕾　贺青卿　范子义　周　鹏译

导　言

甲状旁腺切除术是原发性甲状旁腺功能亢进症的唯一标准术式，该术式在伴发继发性甲状旁腺功能亢进症的晚期肾病患者或肾移植后积极治疗但依然存在甲状旁腺功能亢进症的患者的治疗中起重要作用。

术后低钙血症是甲状旁腺切除术后的重要并发症。甲状旁腺切除术后低钙血症的发病概率因原发性甲状旁腺疾病的轻重而异，大部分情况下是短暂的，发病概率在 $10\% \sim 46\%$ [1-6]；相比较而言，顽固性肾性甲状旁腺功能亢进症，其术后低钙血症高达 $95\% \sim 98\%$ [1, 2, 5]。尽管甲状旁腺切除术后一过性低钙血症是常见并发症，但术后永久性低钙血症的发生率据报道仅为 $0 \sim 0.6\%$ [6-8]。女性、老龄及甲状旁腺术后保留较少甲状旁腺组织的患者发生术后永久性低钙血症的风险增加 [9]。

甲状旁腺切除术后短暂性低钙血症有许多假说，如术中液体输入后尿钙效应及萎缩的腺体减少 PTH 分泌 [3]。手术性探查及甲状旁腺剥离对甲状旁腺血运的损伤及因手术导致的继发性缺血是其中重要的原因，例如甲状腺手术中甲状旁腺的意外损伤。对甲状旁腺组织进行的探查手术或对 $3 \sim 4$ 枚甲状旁腺的意外伤害都会导致术后低钙血症的发生率增高及明确的甲状旁腺功能减退症 [10, 11]。最近的一项前瞻性随机试验，通过对原发性甲状旁腺功能亢进症进行单侧及双侧颈部探查的对照 [12]，发现进行双侧颈部探查的患者低钙血症的发生率增加，且较单侧颈部探查术的术后血钙水平明显更低。

残存的甲状旁腺体积在甲状旁腺切除术后的低钙血症中起重要作用。理论上，术中切除的甲状旁腺组织越多，术后发生甲状旁腺功能减退症及低钙血症的风险越高。甲状旁腺全切除同时行或不行甲状旁腺自体移植较甲状旁腺次全切除术更容易发生术后低钙血症，这种情况在继发性甲状旁腺功能亢进症中更为明显 [7, 8]。术前 PTH 值较高的患者也更容易发生术后低钙血症 [1-3, 5, 6]。

骨饥饿综合征（将在下文中详细讨论）是指腺瘤样腺体持续分泌 PTH 的因素去除，

大范围骨钙重吸收及骨骼矿化，导致继发性低钙血症，是甲状旁腺切除术后发生疾病的另一种重要病因。

实验室检查

原发性甲状旁腺功能亢进症的患者行甲状旁腺切除术，在成功切除功能亢进的腺体后血钙水平迅速降低。甲状旁腺切除术后 2～4 天血钙水平最低，而且血钙水平的降低与功能亢进的甲状旁腺腺体的大小及病理学诊断无关[13-15]。

术后低钙血症定义为血钙水平 < 8.0 mg/dl（< 2.0 mmol/L）[1-16]。血钙水平的迅速降低意味着手术成功，整体治愈率大于 95%[1-7]。

一直以来，研究人员一直试图明确甲状旁腺切除术后导致较高低钙血症风险的术前影响因素。这将为甲状旁腺术后评估确诊发生低钙血症为低危风险的患者减少费用消耗，使其成为门诊患者或减少住院时间。但最近的研究结果有冲突。

一直以来，相关研究认为升高的血浆碱性磷酸酶水平与低钙血症的程度有一定的关联性[16]，但大规模患者的回顾分析[1, 3]没有发现患者的年龄、性别、种族、术前血钙水平、PTH、磷、碱性磷酸盐水平或切除甲状旁腺重量与甲状旁腺切除术后低钙血症的临床经过有明显的联系。然而，在进行甲状旁腺次全切除的原发性甲状旁腺功能亢进症的患者中，对增生性甲状旁腺的患者与有 1～2 枚腺瘤的患者的术后发生低钙血症的情况做比较，其血钙水平明显更低[1]。

Hamouda 等[2] 将 70 例行甲状旁腺全切除的晚期肾病患者进行对照发现，年龄、术前血钙水平和碱性磷酸酶水平及白蛋白与早期的术后低钙血症的发生呈正相关关系。

Ellul 等[4] 发现术前血钙水平与术后血钙水平有很强的关联性，与术前磷水平无关，但这种关联性不能预测术后发生低钙血症的症状。

Chia 等[12] 进行的一项有意义的研究发现，$1，25 - (OH)_2 - D_3$ 不能预测术后血钙水平，而术后 8 小时 PTH 水平大于或等于 15 pg/ml 发生术后低钙血症的风险明显减低。

临 床 评 估

低钙血症的临床表现极度多样化，主要取决于 PTH 水平的降低程度及低钙血症的初始发作（急性或慢性低钙血症）。低钙血症的一些症状于表 16-1 已经列举，尽管甲状旁腺切除术后发生低钙血症的概率高达 98%，但是仅有 15%～51% 的低钙血症患者会有临床症状[1-3]。大部分有症状的患者表现为口周或指端麻木[1-3]，仅 7% 的患者表现为 Chvostek 征：高调喘鸣、癫痫发作、心律失常或手足抽搐，且上述表现并不常见[1-3]。有症状型低钙血症患者或

表 16-1　甲状旁腺切除术后低钙血症临床表现

绝对禁忌证	相对禁忌证
心血管	充血性心力衰竭 心电图提示 QT 间期延长 心肌病
神经肌肉失调	Chvostek 征和 Trusseau 征 感觉异常 肌肉痉挛和感觉异常 喉肌和气管痉挛 手足抽搐 癫痫发作 震颤
神经性症状	精神神经症 人格障碍

Chvostek 征的患者较无症状型患者术后平均血钙水平更低 [1, 3]。

甲状旁腺切除术后骨饥饿综合征

骨饥饿综合征（hungry bone syndrome, HBS）定义为严重的甲状旁腺功能亢进症患者在行甲状旁腺切除术后发生时间更长（术后低钙血症时间大于 4 天）、更为严重（血钙水平 < 8 mg/dl 或 2.1 mmol/L）的低钙血症。骨饥饿综合征通常表现为骨骼的相关症状，是因为术前有较高的骨转化、囊性纤维性骨炎及棕色瘤等骨骼病变 [13]。

HBS 的发生因研究的不同有很大的变异，据报道发生率在 13%～87% [13, 18, 19]，但在严重的甲状旁腺功能亢进症的病例中会急剧升高，如晚期肾病患者或进行肾移植的受体患者，甲状旁腺切除术后发生 HBS 并发症的患者高达 95% [1, 13, 18, 20-23]。

骨骼表面是骨骼持续重塑过程的场所，受损的骨质被破骨细胞重吸收移除，同时被成骨细胞重塑的新骨取代。破骨细胞吸收骨质，而成骨细胞延迟形成骨质，在这个过程当中，骨骼吸收与延迟的骨骼形成会发生骨总量的多样性。这种延迟在原发性甲状旁腺功能亢进症的患者中显著增加，导致骨矿盐流失及高钙血症 [13, 24, 25]。成功的甲状旁腺切除术使新的骨骼重塑场所减少，激活骨骼增加对钙的利用，骨重吸收即刻受限，且持续性骨形成，这个过程将导致持续低水平的血钙、磷酸盐及镁，有时该过程将被延长。

HBS 发生严重的低钙血症，临床表现从轻微的症状如乏力、口周麻木，到 Chvostek 征，到有生命危险的症状如心律失常、全身痉挛抽搐甚至病理性骨折 [1-3, 13]，最后如果低钙血症没有得到及时处理，会导致昏迷，甚至死亡。

先前已经提到，发生 HBS 的危险因素的数据相互冲突。就年龄而言，老龄可能会是发生 HBS 的危险因素 [16, 26]，因为这部分手术患者维生素 D 缺乏及饮食摄入钙减少，但其他研究证实手术时年龄偏小也是发生 HBS 的危险因素，尤其是晚期的肾病患者 [1, 18, 21]。尽管数据存在矛盾 [18, 27]，但发生 HBS 的患者，相对于甲状旁腺切除术后无并发症的患者，其切除的腺体体积及重量更大，术前血钙、PTH 及碱性磷酸酶水平更高 [13, 16]。有意义的是，据报道，因甲状旁腺功能亢进症所致的影像学骨病表现，如棕色瘤、多发性骨折、囊性纤维性骨炎，是 HBS 发生的重要危险因素，其 HBS 的发生率达 25%～90% [13, 23]。

正如预料，甲状旁腺切除术后最初的 3～4 天，血钙与血磷水平迅速下降，在 HBS 患者中，血钙、血磷水平在第 4 天后仍持续下降 [15]，术后 3 周仍可检测到较低的钙离子水平，提示术后 3 周长期密切监测的重要性 [21]。

HBS 短期治疗的目的在于补充循环系统中钙的缺失，长期治疗的目的在于使骨转换正常并使骨骼重新矿化。

严重低钙血症且伴发抽搐、全身或喉肌痉挛的患者应当积极地静脉注射钙剂。务必使用心电监测避免因快速矫正低钙血症带来的心律失常。相对而言，无症状型或仅有轻微症状（口周麻木、感觉异常）型低钙血症患者可以口服钙剂和维生素 D。在可选择的各种口服制剂中，碳酸钙应当作为首选，因为含有最高成分的钙剂（40%），且可以与饮食中的磷相结合并抑制磷的吸收 [11, 17]。低镁血症可以通过静脉输入硫酸镁或口服氧化镁进行治疗，因为只有低镁血症被矫正后才能矫正低钙血症[11, 15, 17]。

所有的患者都应当补充维生素 D，因为维生素 D 缺乏会增加术后低钙血症和 HBS 的风险[11, 28, 29]。

双膦酸盐因可以抑制破骨细胞对骨的重吸收并增加骨的矿化[30]被广泛应用于骨质疏松及骨代谢障碍的治疗中。在这个前提下，应用双膦酸盐可减少 HBS 的严重性及持续时间，但因其减少破骨导致的骨重吸收将加重术后低钙血症[30]。尽管有小规模研究证实双膦酸盐的应用有意义[31, 32]，但术前应用双膦酸盐的各组数据有冲突，且没有甲状旁腺功能亢进症的患者术前应用双膦酸盐的随机试验。

参考文献

[1] Mittendorf EA, Merlino JL, McHenry CR (2004) Post-parathyroidectomy hypocalcemia: incidence risk factors, and management. Am Surg 70: 114–120.

[2] Hamouda B, Ben Dhia N, Aloui S et al (2013) Predictors of early post-operative hypocalcemia after parathyroidectomy for secondary hyperparathyroidism. Saudi J Kidney Dis Transpl 24: 1165–1169.

[3] Strickland PL, Recabaren J (2002) Are preoperative serum calcium, parathyroid hormone, and adenoma weight predictive of postoperative hypocalcemia? Am Surg 68: 1080–1082.

[4] Ellul D, Townsley RB, Clark LJ (2013) Does the pre-operative serum phosphate level predict early hypocalcemia following parathyroidectomy for primary hyperparathyroidism? Surgeon 11: 125–129.

[5] Jäger MD, Emmanouilidis N, Jackobs S et al (2014) Presence of small parathyroid glands in renal transplant patients supports less-than-total parathyroidectomy to treat hypercalcemic hyperparathyroidism. Surgery 155: 22–32.

[6] Rajaei MH, Oltmann SC, Schneider DF et al (2015) Outcomes after subtotal parathyroidectomy for primary hyperparathyroidism due to hyperplasia: significance of whole vs. partial gland remnant. Ann Surg Oncol 22: 966–971.

[7] Yen TWF, Wang TS (2011) Subtotal parathyroidectomy for primary hyperparathyroidism. Endocr Pract 17: 7–12.

[8] Carty SE (2004) Prevention and management of complications in parathyroid surgery. Otolaryngol Clin North Am 37: 897–907.

[9] Yen TWF, Wang TS (2011) Subtotal parathyroidectomy for primary hyperparathyroidism. Endocr Pract 17: 7–12.

[10] Praženica P, O'Keeffe L, Holý R (2015) Dissection and identification of parathyroid glands during thyroidectomy: Association with hypocalcemia. Head Neck 37: 393–399.

[11] Lorente-Poch L, Sancho JJ, Ruiz S et al (2015) Importance of in situ preservation of parathyroid glands during total thyroidectomy. Br J Surg 102: 359–367.

[12] Bergenfelz A, Lindblom P, Tibblin S et al (2002) Unilateral versus bilateral neck exploration for primary hyperparathyroidism: a prospective randomized controlled trial. Ann Surg 236: 543–551.

[13] Witteveen JE, van Thiel S, Romijn JA et al (2013) Hungry bone syndrome: still a challenge in the post-operative management of primary hyperparathyroidism: a systematic review of the literature. Eur J Endocrinol 168: R45–R53.

[14] Chia SH, Weisman RA, Tieu D et al (2006) Prospective study of perioperative factors predicting hypocalcemia after thyroid and parathyroid surgery. Arch Otolaryngol 132: 41–45.

[15] Westerdahl J, Lindblom P, Valdermarsson S et al (2000) Risk factors for postoperative hypocalcemia after surgery for primary hyperparathyroidism. Arch Surg 135: 142–147.

[16] Brasier AR, Nussbaum SR (1998) Hungry bone syndrome: clinical and biochemical predictors of its occurrence after parathyroid surgery. Am J Med 84: 654–660.

[17] Pallotti F, Seregni E, Ferrari L et al (2003) Diagnostic and therapeutic aspects of iatrogenic hypoparathyroidism. Tumori 89: 547–549.

[18] Latus J, Roesel M, Fritz P et al (2013) Incidence of and risk factors for hungry bone syndrome in 84 patients with secondary hyperparathyroidism. Int J Nephrol Renovasc Dis 6: 131–137.

[19] Agarwal G, Mishra SK, Kar DK et al (2002) Recovery patter of patients with osteitis fibrosa cystica in primary hyperparathyroidism after successful parathyroidectomy. Surgery 132: 1075–1083.

[20] Locatelli F, Cannata Andja JB, Drüeke TB et al (2002) Management of disturbance of calcium and phosphate metabolism in chronic renal insufficiency with emphasis on the control of hyperphosphatemia. Nephrol Dial Transplant 17: 723–731.

[21] Viaene L, Evenepoel P, Bammens B et al (2008) Calcium requirements after parathyroidectomy in patients with refractory secondary hyperparathyroidism. Nephron Clin Pract 110: c80–c85.

[22] Torer N, Torun D, Torer N et al (2009) Predictors of early postoperative hypocalcemia in hemodialysis patients with secondary hyperparathyroidism. Transplant Proc 41: 3642–3646.

[23] Lofrè R, López Gómez JM, Menárguez J et al (2003) Parathyroidectomy: whom and when. Kidney Int Suppl 85:

S97−100.

[24] Mosekilde L (2008) Primary hyperparathyroidism and the skeleton. Clin Endocrinol (Oxf) 69: 1−19.

[25] Ma YL, Cain RL, Halladay DL et al (2001) Catabolic effects of continuous human PTH (1−38) in vivo is associated with sustained stimulation of RANKL and inhibition of osteoprotegerin and gene-associated bone formation. Endocrinology 142: 4047−4405.

[26] Erbil Y, Barbaros U, Temel B et al (2009) Impact of age, vitamin D(3) level and incidental parathyroidectomy on postoperative hypocalcemia after total or near total thyroidectomy. Am J Surg 197: 439−446.

[27] Lee IT, Sheu WH, Tu ST et al (2006) Bisphosphonate pretreatment attenuates hungry bone syndrome postoperatively in subjects with primary hyperparathyroidism. J Bone Min Metab 24: 255−258.

[28] Bollerslev J, Marcocci C, Sosa M et al (2011) Current evidence for recommendation of surgery, medical treatment and vitamin D repletion in mild primary hyperparathyroidism. Eur J Endocrinol 165: 851−864.

[29] Adamson BB, Gallacher SJ, Byars J et al (1993) Mineralisation defects with pamidronate therapy for Paget's disease. Lancet 342: 1459−1460.

[30] Silverberg SJ (2007) Vitamin D deficiency and primary hyperparathyroidism. J Bone Min Res 22: V100−V104.

[31] Malabu Uh, Founda MA (2007) Primary hyperparathyroidism in Saudi Arabia: a review of 46 cases. Med J Malaysia 62: 394−397.

[32] Corsello SM, Paragliola RM, Locantore P et al (2010) Post-surgery severe hypocalcemia in primary hyperparathyroidism preoperatively treated with zoledronic acid. Hormones 9: 338−342.

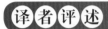

译者评述

甲状旁腺功能亢进症，尤其是继发性甲状旁腺功能亢进症，其手术指征、手术方式、术后处理存在巨大差异，与各中心的临床数据及临床经验有关。随着临床普查、医学影像学的发展，尤其是4D-CT 的临床应用，我们可以发现体积更小的甲状旁腺；而对于甲状旁腺功能亢进症越来越多的早期诊断、早期干预，诸如严重的骨骼畸形将越来越少，患者的生活质量将大大提高。

第17章
透析前及经透析成人继发性甲状旁腺功能亢进症

Secondary Hyperparathyrodism in Adult Predialysis and Dialysis Patients

Luigi Biancone, Gianluca Leonardi, Massimo Gai, Giuseppe P.Segoloni

王圣明　王家东 译

导　言

根据"改善全球肾脏病预后组织（KDIGO）"临床指南的建议[1]，与肾脏功能衰退相关的体内钙-磷平衡影响所致的矿物质失衡及出现的临床症状，之前被认为是"肾性骨营养不良症"，现在更准确地被重命名为"慢性肾脏病-矿物质和骨异常（CKD-MBD）"。

在此种涉及多器官病理生理的情况下，继发性甲状旁腺功能亢进症至少在某些方面仍起着主导作用，同时它的治疗难点也是临床一大挑战。

在继发性甲状旁腺功能亢进症自然病程的第一阶段，一些激素失调引发适应机制来尽可能地维持体内钙-磷平衡。之后，随着肾功能损害的逐渐加剧，机体不适应也随之加剧，同时在多器官显现出更为严重的损害。

如果未经正确处理，病理综合反应链的第一环将最终引起甲状旁腺增生，与此同时导致多种形式的骨质代谢循环、骨外钙化异常，加剧磷潴留。

简要病理概述

正常人体内的钙-磷平衡是连续涉及肾脏、骨、肠和甲状旁腺内的多个反馈循环的相互作用的结果。在正常饮食摄入的前提下，这一系列复杂的机制中最重要的因素是：

（1）依赖肾小管分泌和肠吸收的血浆磷离子浓度。

（2）依赖肠吸收的钙离子浓度。

（3）依赖主要在肾脏组织中表达的 $1-\alpha-$ 羟化酶的骨化三醇活性。骨化三醇通过位于甲状旁腺的维生素 D 受体（VDRs）可以抑制甲状旁腺素（PTH）的产生。

（4）纤维原细胞生长因子 23（FGF-23）是一种由骨细胞和破骨细胞分泌的循环肽，通过降低肠吸收和肾吸收在维持正常血清磷离子浓度水平中起着重要作用。FGF-23 在结合 FGF 受体和它的共受体 Klotho 后施加其作用。FGF 受体主要在肾脏和甲状旁腺腺体中表达。FGF-23 也抑制甲状旁腺的 PTH 分泌，通过抑制 $25-OH-D$ 的 $1-\alpha-$ 羟化酶来降低骨化三醇浓度。

（5）PTH 抑制了磷的再吸收，可能将钙从骨中析出，也可通过刺激 $25-OH-D$ 的 $1-\alpha-$ 羟化酶来增加骨化三醇的合成。

（6）钙敏感受体（CaSR）是一种 G 蛋白偶联受体，位于甲状旁腺腺体表面，同时是基于血清钙水平 PTH 分泌的主要调控者。

（7）VDR 是一种属于类固醇/甲状腺素受体家族的受体，阻挡了 PTH 基因的启动子区域进行转录。

继发性甲状旁腺功能亢进症（sHPT）的发病机制

磷潴留可降低血清中游离钙的浓度以及抑制骨化三醇的合成（通过抑制 $1-\alpha-$ 羟化酶）和从骨细胞中刺激 FGF-23 的分泌。

FGF-23 升高是 CKD-MBD 的早期事件，也可被实验室检出异常[2]。FGF-23 增加促进了泌尿系统磷的分泌，以保持血清浓度维持在正常范围，同时降低了骨化三醇的合成。

当肾小球滤过率（GFR）降到每 $1.73\ m^2$ 体表面积 < 70 ml/min 时，由 FGF-23 驱动的骨化三醇的下降会更早发生，并且会随着肾脏实质的逐渐丧失而加重。

FGF-23 通过其受体/Klotho 来抑制 PTH 的分泌，但这种抑制效应会随着甲状旁腺上表达的 FGF/Klotho 受体在降低而逐渐消退。低骨化三醇水平伴随着 VDRs 的下降，并导致低钙血症，对于甲状旁腺功能亢进症至关重要。

当 GFR 下降至每 $1.73\ m^2$ 体表面积 < 60 ml/min 时，PTH 浓度开始上升。作为结果，肾小管内磷重吸收的阈值会逐步下降，可低至滤过负荷的 15%[3]，并且低钙血症的趋势会被增加的骨吸收率与被 PTH 刺激的骨化三醇合成所抵消。

在这个阶段，这些多因子不平衡的净结果大多被适应，使得血清内钙水平保持在正常范围内，磷浓度下降，GFR 约为每 $1.73\ m^2$ 体表面积 20 ml/min。

然而，随着 CKD 的进展，这个复合性不平衡不可阻止地转为涉及诸如骨、甲状旁腺、血管、骨外组织和心脏等多个靶点的不适应。

因低于最低阈值时 PTH 对降低肾小管重吸收的无效，血清中的磷会因骨释放的 PTH-磷的增加而进一步增多。

FGF-23 持续上升至 10 000 RU/ml（NV 30～70 RU/ml）[4]。由于磷酸盐浓度升高、FGF-23 浓度逐渐升高、肾实质病变加重、骨化三醇合成逐步降低的情况加剧，低骨化三醇水平增加，通过直接和间接的机制可增加 PTH 的分泌。

此外，VDR 降低在 PTH 分泌增加中也起着重要作用。FGF-23 的 PTH 抑制效应被伴随的骨化三醇合成降低与增生的甲状旁腺腺体表面的 FGF/Klotho 受体表达降低逐步阻碍。

CaSRs 的数量在增生的甲状旁腺细胞中降低，这可能解释了为什么 PTH 即使在正常或较高钙浓度时也会出现不正常的分泌。CKD 向终末期肾脏疾病（ESRD）的发展使得这些异常越发严重。

这种持续的甲状旁腺腺体刺激与和PTH不平衡（如FGF-23、CaSRs、VDRs）所致相关的反馈调节系统引起多种损伤的最终结果是甲状旁腺细胞的增殖。最初形式是多克隆的弥漫性增生，之后是单克隆的结节增生[5]。

对于那些有长期透析史，尤其是未被充分或成功治疗的患者，其甲状旁腺组织结构上的改变可能是全方面PTH分泌失控的前兆，同时具有伴随持续性或三发性甲状旁腺功能亢进症而需要行甲状旁腺切除术的风险。

临 床 特 点

对继发性甲状旁腺功能亢进症（sHPT）的诊断主要基于临床特征与矿物质代谢的异常（低血钙浓度与高PTH浓度）。

CKD-MDB的主要生化异常是磷潴留、钙浓度降低、骨化三醇浓度降低、FGF-23水平升高与PTH逐步升高。透析后期的结果与治疗模式研究将高血磷（PO_4^{3+} > 6.1 mg/dl）、高血钙（Ca^{2+} > 10 mg/dl）与高PTH（> 600 pg/ml）作为3个全因死亡率与心血管原因死亡率的独立风险因素，同时高磷血症也是影响死亡率的主要因素[6]。

最重要的临床特征体现在骨异常与血管钙化。瘙痒症与眼部钙化（红眼综合征）也常发生。

骨营养不良最经典和常见的形式是囊性纤维性骨炎。囊性纤维性骨炎主要由高骨质转化率引起，且伴有血循环中的PTH高水平与有缺陷的矿化。患者常无明显症状，故此病患者也被称作"安静的瘤子"。

在CKD的末期，症状会愈发明显，这些症状包括：虚弱、骨和肌肉疼痛、骨折与骨变形、缺血性坏死。骨折的风险增加[7]。

相反，无力型骨病的现有疗法主要是含钙的磷酸盐结合剂与维生素D类似物，以PTH抑制而引发，由低骨转化率所体现。在透析与CKD的末期，骨对PTH有抵抗且PTH受体数量是低调节的。目前美国肾脏病与透析患者生存质量指导指南（KDOQI）建议，在透析期间，将PTH维持在比正常值高的水平上，防止对骨转化的完全抑制，同时预防无力型骨病。在这样的前提下，骨折与钙化转移的概率增加[8]。

较为罕见的骨软化症是一种由低骨质转化率及维生素D缺乏病所引发的骨异常。骨软化症的特征为非矿化骨体积的增加。

混合性骨营养不良非常常见，高骨转化率与低骨转化率都会发生。大多数患者患有混合性骨营养不良，尽管他们中的大多数有明显的骨病变。

这类骨疾病可能存在种族差异。欧罗巴人种有更低的低骨转化率倾向，而尼格罗人种似乎有更高的皮质骨疏松度，更有可能患有高骨转化率疾病[9]。

sHPT与血管钙化增加了CKD患者的心血管原因死亡率。心血管疾病死亡率与增加的磷、钙、PTH与FGF-23水平增加相关。

谈及CKD的心血管疾病死亡，目前讨论的关键问题是FGF-23是否是磷诱发的心血管损伤的明确反映或FGF-23是否定位并损伤心血管结构[10]。FGF-23与CKD患者的左心室质量指数、受损的射血分数、反常重塑间显示出明显的临床相关性；同时，FGF-23直接作用的假说在使用非特异性FGF受体阻断剂的小鼠实验模型中被进一步证实[11]。

在肾衰竭中的血管钙化

钙化几乎是 ESRD 患者涉及全身的病理过程。这可以导致一系列包括额外骨软质钙化、实质器官钙化、钙性尿毒症小动脉病变（"钙化防御"）、血管与瓣膜钙化在内的异常变化。

血管钙化在患者群体的额外的心血管相关死亡率与发病率中起重要作用[12]。这一般涉及血管壁上一个特定区域，比如内膜或血管中层。内膜钙化是一种典型的动脉粥样硬化斑块，有着为人熟知的风险因素（年龄、血脂异常、吸烟史、高血压、糖尿病）。血管中层钙化，也叫作血管中层硬化或 Mönckeberg 硬化，通常在老化的腿部外周动脉中出现，同时在有肾脏疾病的人群中严重加剧。所以，在慢性肾脏病中，钙化的主要形式是血管中层钙化，至少在相对年轻的患者中是这样。血管中层钙化导致血管壁缓冲功能丧失，诱发高收缩压，导致左心室肥大、冠状动脉灌注压改变与下肢缺血[13]。患者年龄和透析持续时间与升高的血管钙化风险相关。

最近的证据表明，尿毒症型小动脉钙化病变是一个类似骨生成的细胞介导的主动过程，而非钙与磷在错乱的矿物质代谢背景下的被动沉积。迄今为止，数种与骨相关的蛋白（骨桥蛋白、骨涎蛋白、碱性磷酸酶、骨粘连蛋白与 I 型胶原蛋白）已经从 ESRD 或钙性尿毒症小动脉病变患者中取得的血管与骨外钙化处组织切片上找到。其他蛋白 [比如骨保护素、甲胎蛋白、MGP（基质骨钙蛋白）] 可能起到了保护因子的作用[14, 15]。有意思的是，MGP 是一种维生素 K 依赖的血管中层钙化抑制剂，其合成和功效可被华法令阻凝剂所阻碍[16]。

人们已经发展了多种非侵入性的手段，通过 X 光与超声成像来探查和评估血管钙化。价值最高的两种手段是 CT 和多层螺旋 CT。这两种技术都能被用来计算半定量的钙化积分，一种特别用来评估冠状动脉的积分。另一种探查动脉钙化的间接手段是通过超声量化脉搏波传导速度（PWV）。

尿毒症型小动脉钙化病变（CUA），通常也称钙化防御，是一种具有消耗性且有潜在致死风险的失调，有文献显示，经随访，每年每 100 例患者中有 1.3%～4.5% 的发病率[17]。CUA 涉及多种临床表现，主要是皮肤坏死的小动脉血管中层钙化。CUA 损伤开始表现为疼痛的伴有紫色斑点的皮下结节，类似于网状青斑，这些作为缺血性坏死的后果可以造成溃疡与焦痂。CUA 的损伤通常作用于有着更高脂肪含量的身体部位（胸、腹、股、臀、肩）。继发性感染也很常见，可以引发败血症，这也是患病人群致死的主要原因。病理组织学研究表明 CUA 是发生在直径最长达 600 μm 的小动脉与细血管的血管中层钙化，包括内膜增生、炎症、血管内纤维变性、血栓及组织坏死。对 CUA 的治疗包括需要涉及理想的创伤管理、抗感染的抗生素应用、对生化异常的纠正、避免皮肤与皮下创伤、静脉内硫代硫酸钠的使用在内的跨学科方法[18]。零星数据表明强化血液透析方案（7 天，每天 4 小时透析，随后每周 5～6 次透析）也是一种多介入性的 CUA 治疗手段[19]。

药 物 治 疗

对于透析前及经透析的成年病例，针对继发性甲状旁腺功能亢进症的治疗主要在于降低血清磷水平、维持正常血钙水平、治疗异常的 PTH 水平。

美国肾脏病与透析患者生存质量指导指南（KDOQI）建议，将透析患者的血磷水平维持在 3.5～5.5 mg/dl 内 [20]。这一立场之后被美国肾脏病与透析患者生存质量指导委员会修改，提供了一个维持血磷水平值更低的建议，将所有 ESRD 患者的血磷水平维持在正常范围内（2.5～4.5 mg/dl）[21]。

针对磷离子过高的措施包括对食物中磷摄入的干预、磷结合剂的处方、透析中磷的移除。

单纯通过限制食物内蛋白质摄入来精确控制磷摄入，使其降低至 600～800 mg/d，这样的方法具有挑战性，因为不同来源的蛋白质（尤其是肉、鱼、牛奶、奶酪、意大利面与面包）中磷的含量差异极大，加工过的食物中添加剂常有高含量的极易吸收的非有机磷 [22]。如今，味道佳、高质量的低蛋白质配餐已被广泛应用，在降低蛋白质摄入的同时可防止饮食中热量过低。摄入标准低蛋白质饮食可以降低慢性肾脏病患者的血清磷水平与血清 FGF-23 水平 [23]。摄入低蛋白质饮食的目的不仅是为了低血清磷水平，也是为了纠正其他代谢异常，包括酸中毒与氮摄入。

在对慢性肾脏病患者的营养学研究中表明，蛋白质摄入可以安全、轻易地降至每天 0.6 g/kg（通过低蛋白质饮食），但一定要维持足够的热量摄入（在理想体重状态下 35 kcal/kg），同时保证至少 60% 摄入的蛋白质有高生物学价值或有足够含量的必需氨基酸 [24]。在慢性肾脏病的早期阶段，如为极低蛋白质饮食（每天 0.3 g/kg），则必须补充必需氨基酸的片剂，并用这些氨基酸的拟酮剂。

不是所有患有慢性肾脏病的患者都愿意并能坚持低蛋白质饮食。因此紧密随访与营养学咨询十分必要：安全数据 [25] 表明，在监控下饮食中的磷限制并不影响正常营养。

在肾脏病群体中，建议使用磷结合剂来治疗高磷血盐 [21]。目前或曾经被使用过的磷结合剂在表 17-1 中列出。

多项研究显示所有目前被用作磷结合剂的药剂都对降低血磷水平有效。所有这些药剂应与食物一起配发来结合消化道内的磷。氢氧化铝（常用的抗胃酸药剂）是一种强效、低费用的磷结合剂，但涉及骨、血液和神经毒性，故在 20 世纪 90 年代建议通常优先考虑使用钙盐（碳酸盐或醋酸盐）[26]。铝毒性最严重的案例发生在透析液被铝污

表 17-1　磷结合剂

药　　　名	形　　　式	是否含钙	费用高昂
氢氧化铝（不推荐）	液体，胶囊，药片	否	否
醋酸钙	胶囊，药片	是	否
碳酸钙	液体，胶囊，药片，咀嚼片胶	是	否
碳酸镁／柠檬酸钙	药片	低含量	否
司维拉姆-盐酸	药片	否	是
碳酸司维拉姆	药片，粉末	否	是
碳酸镧	药片，粉末	否	是

染的患者身上，铝基的磷结合剂只是次要因素。此外，铝基的磷结合剂的安全剂量目前未知。因为更多磷结合剂的替代品目前都可以应用，所以应避免长期铝基的磷结合剂使用。

大剂量使用含钙的磷结合剂会导致之后钙超负荷的风险，因为其具有正向激活钙平衡的潜能，因此人们开始使用诸如司维拉姆 - 盐酸、碳酸司维拉姆、碳酸镧等的新型无钙的磷结合剂。一些论著比较了司维拉姆与钙基盐的使用，表明其可以减弱 3～5 期 [27] 与 5D 期 [28, 29] 慢性肾脏病患者动脉钙化的进程。然而最近其他的随机试验并未发现如此结果，且发现相较于使用醋酸钙的患者，使用司维拉姆 - 盐酸的患者有着相似或更高的血管钙化进展度 [30, 31]。

最近有些研究者报道了在相关行透析的患者中，相较于应用碳酸钙，使用司维拉姆的患者存在全因与心血管原因死亡率的降低 [32]。指南建议在出现动脉钙化、无力型骨病或血清 PTH 持续低水平的情况下，限制钙基磷结合剂的使用。

为了控制高磷血症，可以更多移除磷的透析疗程可能是无法耐受磷结合剂或不愿意摄入足量此类药剂的患者的替代方式。

相较于接受每周 3 次、每次 4 小时的标准血液透析的患者，其接受夜间延长时间的血液透析或日间（每周 6 次）血液透析，这样有助于血磷水平的显著下降。

作为维生素 D 缺乏病的结果，患有肾脏病的人群通常表现有低血钙水平。指南 [21] 建议根据血清白蛋白水平调整的总血清钙水平应该通过非用餐时间给予维生素 D 固醇来调节，使钙盐维持在一个正常范围（2.10～2.37 mmol/L）内。在血液透析患者中，血清钙水平可通过透析液中的钙调整。

在呈现持续或反复的高血钙的情况下，强烈建议控制钙基的磷结合剂和（或）骨化三醇，或使用拟维生素 D 药品。

"改善全球肾脏病预后组织（KDIGO）"指南建议将第 3～5 期慢性肾脏病患者的 PTH 水平控制在正常范围内，将 5D 期慢性肾脏病患者的 PTH 水平控制在 2～9 倍于正常值的范围内 [21]。活化的维生素受体 D 激活剂（VDRA）是一种通过表现在甲状旁腺体上的直接机制和通过增加血清钙水平的间接机制来达到这样 PTH 目标值的经典疗法。骨化三醇 $[1, 25 - (OH)_2 - D_3]$ 是传统通过口服摄入或在透析过程中静脉摄入的自然的 VDRA，用以控制肾脏病患者的 PTH。经典的副作用包括由增加的肠吸收导致的高钙血症与高磷血症。近年来，4 种分别名为 alfacalcidol，doxercalciferol，paricalcitol 和 oxacalcitriol 的拟维生素 D 被应用于肾脏病领域。

paricalcitol（帕立骨化醇）由侧链修饰衍生而来，引起表现在甲状旁腺腺体上的 VDRs 选择性活化，对肠通道上的 VDRs 影响较小 [33]。paricalcitol 通过口服或在透析结束时静脉注入给药，在抑制第 2～5 期慢性肾脏病患者的 PTH 数值上有着显著的效果 [34]。西那卡塞，临床上唯一可用的拟钙剂，模拟细胞外钙水平的上升，由结合细胞外钙离子与 CaSR（甲状旁腺中的钙敏感受体，在 1993 年被克隆 [35]）引发的信号来增加细胞内钙离子水平，降低 PTH 释放；西那卡塞不增加钙与磷的肠吸收。

在继发性甲状旁腺功能亢进症患者中，西那卡塞只在透析人群中运用。初始剂量为每天 30 mg 口服，随着滴度测定升至每天 180 mg 的最大剂量值。由于低钙血症为其主要不良事件，此药常与拟维生素 D 剂和钙补充剂一起使用。需要每周监测血清水平。恶心与呕吐也是其他文献在研究中最常被报道的不良事件[36-38]。

呈现出与 VDR 激活相关的多效性作用的证据正在改变肾脏病学家对于维生素 D 固醇的使用。无论 PTH 水平怎样，当慢性肾脏病患者和透析患者体内循环的 25-OH-D 低于 30 ng/ml 时，钙化醇（维生素 D_2）、维生素 D_3 与骨化二醇（营养性维生素 D）目前被用以补充低水平的 25-OH-D。

对于营养性维生素 D 缺乏的补充可以是预防性的，可推迟继发性甲状旁腺功能亢进症进一步发生与发展。

肾移植后的甲状旁腺功能亢进症

由于肾移植可以纠正大多数患者的尿代谢与内分泌不平衡，这是 CKD 患者的理想治疗方案。

尽管近几十年来，肾移植在患者移植存活率及生活质量上已经取得了惊人的效果，但一些移植后的临床问题仍待更好的解决方案。

在这些临床问题中，甲状旁腺功能亢进症是最让人烦恼的，因为其不仅影响移植成功率，还影响被移植患者的发病率和致死率。

作为肾移植成功的结果之一，大多数移植受体恢复了生产 1，25-$(OH)_2$-D_3 的能力，恢复了正常血清磷与钙的水平，这些患者也不会再发生继发性甲状旁腺功能亢进症。但这个理想的结果并不在所有患者身上发生，有很大比例的受移植的患者发展出了所谓的"持续性甲状旁腺功能亢进症"。

有长期甲状旁腺功能亢进症病史的患者，尤其是未在透析期间得到充分治疗或

在甲状旁腺上呈现腺体增生和腺瘤的患者，有发展成持续性甲状旁腺功能亢进症的高危风险。

事实上，腺瘤细胞有着低密度的 VDRs[39]、CaSR[40] 和 FGF/Klotho 受体[41]，这些都是支持甲状旁腺病理状态持续性存在的因素。当移植后 GFR 水平低于预期的理想情况，通常 < 60 ml/min 时（1 个与诱发 CKD 患者中骨与矿物质代谢异常的吻合的数值），移植后的情况可能进一步复杂化。未达到理想情况的骨化三醇合成与被皮质类固醇诱发的肠吸收下降可能在激活这些情况中有着重要作用。因此，根据不同研究，PTH 水平在部分患者中保持在升高 20%～50% [42, 43]。

即使在移植多年后，这种被定义为持续性甲状旁腺功能亢进症的形式还可以转化为"三发性甲状旁腺功能亢进症"（此词首先由 Goar 在 1963 年新英格兰医学杂志中提出，用以表明慢性尿毒症患者伴有的甲状旁腺腺瘤具有自主的功能）。这种持续性甲状旁腺功能亢进症的代谢与临床后果可能作用于不同方面而获得不同结果。

● **低磷血症**。由于其高磷酸盐尿效应，PTH 和 FGF-23 水平升高是严重的低磷血症导致的肠吸收下降与类固醇结合的主要原因，这是移植后早期的短暂阶段的规律（发生率高达 90%）。移植后持续性低磷血症的主要后果是骨质逐渐地、显著地流失，这将增加移植患者多因素骨折的风险。肌无力也有被报道。

● **高钙血症**。这是持续性或三发性甲状旁腺功能亢进症最显著的代谢表现，即使其他因素也起着作用，诸如对软组织钙化与固定的溶解、高剂量的类固醇治疗与低磷血症。最常见的临床表现包括：腹部疼痛、肾结石形成、包括抑郁在内的精神异常、心律

失常、钙化防御和神经症状。

- **急性胰腺炎**。这是一种有着 3% 发生率的严重并发症，存在高死亡率。三发性甲状旁腺功能亢进症是此危及生命的并发症诱发因素之一，尽管目前尚未明确胰腺细胞损伤是由高水平的 PTH 造成，还是与高血钙伴发。

- **移植肾功能延迟恢复**。20%～35% 的死亡患者供体的肾脏移植导致肾功能延迟恢复，主要由急性肾小管坏死导致。缺血性再灌注损伤、药物毒性、供体的年龄和冷缺血与热缺血的时间通常是导致这种并发症病理发生的因素。一些研究者日前将注意力放在了严重甲状旁腺功能亢进症作为额外因素的可能作用 [44]。PTH，通过其在特定细胞膜受体上的作用，可以通过细胞膜增加不同组织中的钙流量。细胞内钙浓度与区室化的改变已经表明与细胞缺血性损伤有关 [45]。

- **移植后骨疾病**。在许多患者中，移植功能的良好恢复引起代谢内分泌重置的多数改善情况并不包括对此前已经存在的骨疾病的改善。7%～10% 的肾脏移植患者有骨折，主要发生在骨松质上，不过也有发生在椎骨上的，在女性与糖尿病患者的受体上发生概率更高。此外，接近 60% 的患者存在骨质内矿物质的显著下降。

肾脏移植后骨重塑的主要变化包含骨生成的减少与在持续骨吸收下矿物化的延长。在不同研究中，全身性与局部病灶的软骨病和无力型骨病 [47]，以及显著的高转化型骨病 [48] 也有报道。

此类多形式病理形态的发病明显是多因素的，但移植后 GFR、给予的皮质激素剂量与移植后甲状旁腺功能亢进症的程度可能对骨有着最严重的影响。

如何针对对药物治疗效果不明显的持续性或三发性甲状旁腺功能亢进症进行治疗是一个值得讨论的问题。

据报道，甲状旁腺切除术有着 1.3%～20% 的诱发概率，并且是高钙血症与 PTH 引发严重骨病的最常见诱因。一些研究者 [49] 将甲状旁腺几乎全部切除作为治疗的选择，因为若不考虑终身用拟钙药物的经济因素的话，这种做法可永久解决问题。做出甲状旁腺切除的决定，一定要将常见的术后发生肾脏功能恶化的情况考虑在内。两者间关系的准确原因目前尚不明确，有待进一步研究解决。

- **拟钙剂（西那卡塞）**。总体来说，拟钙剂的使用是对甲状旁腺功能亢进症治疗的主要突破，同时对于移植后患者的恢复也安全、有效，通常作为甲状旁腺切除术的替代选择。

有一些关于不良反应的报道：肠胃不耐受，以恶心、呕吐、腹部不适及腹泻最为常见。只有在少数患者中有报道低钙血症 [50]。

以拟钙剂治疗的劣势也在透析患者中体现，PTH 在持续性或三发性甲状旁腺功能亢进症的情况下可能会因非连续用药恢复到治疗前的水平。

然而对此仍缺乏长期的临床评估与更大样本量的观察研究，需要随机对照试验来对这种治疗方法做确切的验证。

参考文献

[1] Moe S, Druecke T, Cunningham J et al (2006) Definition, evaluation and classification of renal osteodystrophy: a position statement from Kidney Disease: Improving Global Outcome (KDIGO). Kidney Int 69: 1945.

[2] Isakova T, Wahl P, Vargas GS et al (2011) Fibroblast grow factor 23 is elevated before parathyroid hormone and phosphate

in chronic kidney disease. Kidney Int 79: 1370−1378.

[3] Slatopolsky E, Robson AM, Elkan I et al (1968) Control of phosphate excretion in uremic man. J Clin Invest 47: 1865.

[4] Wolf M (2010) Forging forward with 10 burning questions on FGF 23 in kidney disease J Am Soc Nephrol 21: 1427−1435.

[5] Cunningham J, Locatelli F, Rodriguez M (2011) Secondary hyperparathyroidism: pathogenesis, disease progression, and therapeutic options. Clin Am Soc Nephrol 6: 913−921.

[6] Tentori F, Blayney MJ, Albert JM et al (2008) Mortality risk for dialysis patients with different levels of serum calcium, phosphorus, and PTH: the Dialysis Outcomes and Practice Patterns Study (DOPPS). Am J Kidney Dis 52: 519−530.

[7] Alvarez-Ude F, Feest TG, Ward MK et al (1978) Hemodialysis bone disease: correlation between clinical, histological and other findings. Kidney Int 14: 68.

[8] Andress DL (2008) Adynamic bone in patients with chronic kidney disease. Kidney Int 73: 1345−1354.

[9] Malluche HH, Mawad HW, Monier-Faugere MC (2011) Renal osteodystrophy in the first decade of new millennium: analysis of 630 bone biopsies in black and white patients. J Bone Miner Res 26: 1368−1376.

[10] Ketteler M, Biggar PH, Liangos O (2013) FGF23 antagonism: the thin line between adaptation and maladaptation in chronic kidney disease. Nephrol Dial Transplant 28: 821−825.

[11] Faul C, Amaral AP, Oskouei B et al (2011) FGF23 induces left ventricular hypertrophy. J Clin Invest 121: 4393−4408.

[12] Raggi P, Boulay A, Chasan-Taber S et al (2002) Cardiac calcification in adult hemodialysis patients. A link between end-stage renal disease and cardiovascular disease? J Am Coll Cardiol 39: 695−701.

[13] Floege J, Ketteler M (2004) Vascular calcification in patients with end stage renal disease. Nephrol Dial Transplant 19 (Suppl 5): V59−V66.

[14] Cunningham J, Locatelli F, Rodriguez M (2011) Secondary hyperparathyroidism: pathogenesis, disease progression, and therapeutic options. Clin J Am Soc Nephrol 6: 913−921.

[15] Liabeuf S, Okazaki H, Desjardins L et al (2014) Vascular calcification in chronic kidney disease: are biomarkers useful for probing the pathobiology and the health risks of this process in the clinical scenario? Nephrol Dial Transplant 29: 1275−1284.

[16] Tantisattamo E, Han KH, O'Neill WC (2015) Increased vascular calcification in patients receiving warfarin. Arterioscler Thromb Vasc Biol 35: 237−242.

[17] Yerram P, Chaudhary K (2014) Calcific uremic arteriolopathy in end stage renal disease: pathophysiology and management. The Ochsner Journal 14: 380−385.

[18] Nigwekar SU, Brunelli SM, Meade D et al (2013) Sodium thiosulfate therapy for calcific uremic arteriolopathy. Clin J Am Soc Nephrol 8: 1162−1170.

[19] Baldwin C, Farah M, Leung M et al (2011). Multi-intervention management of calciphylaxis: a report of 7 cases. Am J Kidney Dis 58: 988−991.

[20] National Kidney Foundation (2003) K/DOQI clinical practice guidelines for bone metabolism and disease in chronic kidney disease. Am J Kidney Dis 42(Suppl 3): S1−S201.

[21] KDIGO (2009) Treatment of CKD−MBD targeted at lowering high serum phosphorus and maintaining serum calcium. Kidney Int 76(Suppl 113): S50−S69.

[22] Fouque D, Horne R, Cozzolino M et al (2014) Balancing nutrition and serum phosphorus in maintenance dialysis. Am J Kidney Dis 64: 143−150.

[23] Goto S, Nakai K, Kono K et al (2014) Dietary phosphorus restriction by a standard low-protein diet decreased serum fibroblast growth factor 23 levels in patients with early and advanced stage chronic kidney disease. Clin Exp Nephrol 18: 925−931.

[24] Cianciaruso B, Pota A, Bellizzi V et al (2009) Effect of a low- versus moderate-protein diet on progression of CKD: follow-up of a randomized controlled trial. Am J Kidney Dis 54: 1052−1061.

[25] Aparicio M, Bellizzi V, Chauveau P et al (2012) Protein-restricted diets plus keto/amino acids — a valid therapeutic approach for chronic kidney disease patients J Ren Nutr 22(2 Suppl): S1−S21.

[26] Jeffery EH, Abreo K, Burgess E et al (1996) Systemic aluminum toxicity: effects on bone, hematopoietic tissue, and kidney. J Toxicol Environ Health 48: 649−665.

[27] Russo D, Miranda I, Ruocco C et al (2007) The progression of coronary artery calcification in predialysis patients on calcium carbonate or sevelamer. Kidney Int 72: 1255−1261.

[28] Chertow GM, Burke SK, Raggi P (2002) Sevelamer attenuates the progression of coronary and aortic calcification in hemodialysis patients. Kidney Int 62: 245−252.

[29] Block GA, Spiegel DM, Ehrlich J et al (2005) Effects of sevelamer and calcium on coronary artery calcification in patients new to hemodialysis. Kidney Int 68: 1815−1824.

[30] Qunibi W, Moustafa M, Muenz LR et al (2008) A 1-year randomized trial of calcium acetate versus sevelamer on progression of coronary artery calcification in hemodialysis patients with comparable lipid control: the Calcium Acetate Renagel Evaluation-2 (CARE-2) study. Am J Kidney Dis 51: 952−965.

[31] Barreto DV, Barreto Fde C, de Carvalho AB et al (2008) Phosphate binder impact on bone remodeling and coronary calcification−results from the BRiC study. Nephron Clin Pract 110: c273−c283.

[32] Di Iorio B, Molony D, Bell C et al (2013) Sevelamer versus calcium carbonate in incident hemodialysis patients: results of an open-label 24-month randomized clinical trial. Am J Kidney Dis 62: 771−778.

[33] Galassi A, Bellasi A, Auricchio S et al (2013) Which vitamin D in CKD-BD? The time of burning questions. Biomed Res Int 2013: 864012. doi: 10.1155/2013/864012.

[34] Cheng J, Zhang W, Zhang X et al (2012) Efficacy and safety of paricalcitol therapy for chronic kidney disease: a meta-analysis. Clin J Am Soc Nephrol 7: 391−400.

[35] Brown EM, Gamba G, Riccardi D et al (1993) Cloning and characterization of an extracellular Ca(2+)-sensing receptor

from bovine parathyroid. Nature 366: 575–580.

[36] Block GA, Martin KJ, de Francisco AL et al (2004) Cinacalcet for secondary hyperparathyroidism in patients receiving hemodialysis. N Engl J Med 350: 1516–1525.

[37] Lindberg JS, Culleton B, Wong G et al (2005) Cinacalcet HCl, an oral calcimimetic agent for the treatment of secondary hyperparathyroidism in hemodialysis and peritoneal dialysis: a randomized, double-blind, multicenter study. J Am Soc Nephrol 16: 800–807.

[38] Moe SM, Chertow GM, Coburn JW et al (2005) Achieving NKF-K/DOQI bone metabolism and disease treatment goals with cinacalcet HCl. Kidney Int 67: 760–771.

[39] Fukuda N, Tanaka H, Tominaga Y et al (1993) Decreased 1,25 dihydroxyvitamin D3 receptor density is associated with a more severe form of pathyroid hyperplasia in chronic uremic patients J Clin Invest 92: 1436–1439.

[40] Yano S, Sugimoto T, Tsukamoto T et al (2000) Association of decreased calcium-sensing receptor expression with proliferation of parathyroid cells in secondary hyperparathyroidism Kidney Int 58: 1980–1986.

[41] Komaba H, Fukagawa M (2010) FGF23-parathyroid interaction: implication in chronic kidney disease. Kidney Int 77: 292–298.

[42] Messa P, Sindici C, Cannella G et al (1998) Persistent hyperparathyroidism after renal transplantation. Kidney Int 54: 1704–1713.

[43] Bertoni E, Rosati A, Larti A et al (2006) Chronic kidney disease is still present after renal transplantation with excellent function. Transplant Proc 38: 1024–1025.

[44] Gioviale MC, Bellavia M, Damiano G et al (2012) Post transplantation tertiary hyperparathyroidism. Ann Tranplant 17: 111–119.

[45] Li MH, Inoue K, Si HF et al (2011) Calcium-permeable ion channels involved in glutamate receptor-independent ischemic brain injury. Acta Pharmacol Sin 32: 734–740.

[46] Rix M, Levin E, Olgaard K (2003) Posttransplant bone disease. Transplant Rev 17: 176–186.

[47] Monier-Faugere MC, Mawad H, Qi Q et al (2000) High prevalence of low bone turnover and occurence of osteomalacia aftere kideny transplantation. J Am Soc Nephrol 11: 1093–1099.

[48] Parker CR, Freemont AJ, Blackwell PJ et al (1999) Cross-sectional analysis of renal transplantation osteoporosis. Bone Miner Res 14: 1943–1951.

[49] Lewin E, Olgaard K (2006) Parathyroidectomy vs calcimimetics for treatment of persistent hyperparathyroidism after kidney transplantation. Nephrol Dial Transplant 21: 1766–1769.

[50] Cohen JB, Gordon CE, Balk EM et al (2012) Cinacalcet for the treatment of hyperparathyroidism in kidney transplant recipients: a systematic review and meta-analysis. Transplantation 94: 1041–1048.

译者评述

　　作者在本章介绍了继发性甲状旁腺功能亢进症的发病机制、临床特点及药物治疗的目前应用方法，还介绍了有关肾移植后的甲状旁腺功能亢进症的临床诊治，虽然目前在国内有关肾移植后的继发性甲状旁腺功能亢进症及其治疗方面的资料尚不多，但随着我国肾功能不全患者的增多和肾移植工作的进一步开展，有关此类问题也必将有所增加，学习有关此方面的知识也将为处理这类疾病打好坚实、有益的理论及临床基础。

第18章
终末期肾病和肾移植后甲状旁腺切除术的手术指征

Indications for Parathyroidectomy in End-Stage Renal Disease and After Renal Transplantation

Guido Gasparri, Michele Camandona, Michele Giaccone, Mario Pio Capozzi, Nicola Palestini

鲁 瑶 译

难治性甲状旁腺功能亢进症的发病机制

大多数慢性肾衰竭患者将发生继发性甲状旁腺功能亢进症（sHPT）。基于骨活检诊断的继发性甲状旁腺功能亢进症患者的发病率约67%，然而，目前尚无确切发病率的资料。只有5%的患者需要进行甲状旁腺切除术（PTx），因为大多数患者都可以通过口服或静脉注射钙和维生素D进行药物治疗，并且可以通过拟钙剂等药物维持透析生涯中的钙离子浓度。通过合理饮食和应用磷螯合剂可以控制高磷血症[1]。

一些专家认为几乎所有的慢性肾衰竭患者都会发生sHPT[2]。在过去的20年里，sHPT的内科治疗方法层出不穷。从笔者的研究来看，1994～1998年和2002～2006年两个时期，甲状旁腺切除手术量明显降低，但从2007年开始，又开始增加（图18-1）[3]。然而，根据笔者的经验，在过去几年里，三发性甲状旁腺功能亢进症（tHPT）患者的手术并没有增加（图18-2），这可能与患者有了肾移植这一更好的治疗方法有关。

透析持续时间会影响患者对甲状旁腺切除术的需求：对于那些透析时间超过10年的患者来说，他们对手术干预的需求是透析时间少于5年患者的10倍多。肾移植后再次出现甲状旁腺功能亢进症（三发性甲状旁腺功能亢进症）的发生率为6%～7%[3]。

难治性继发性甲状旁腺功能亢进症的发病机制包括很多因素，尤其是治疗延误和（或）不当、持续的高磷血症、甲状旁腺细胞多克隆增生（弥漫性增生）所致的甲状旁腺弥漫性增大、单克隆增生所致的腺瘤样组织（结节样增生）[4]。事实上，肾功能不全将使血清 $1, 25-(OH)_2-D_3$ 浓度降低，而

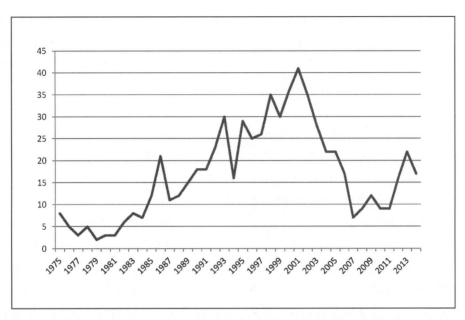

图 18-1 继发性甲状旁腺功能亢进症患者行甲状旁腺切除术的数量（普通外科和食管外科三部，San Giovanni Battista 医院，意大利都灵大学，1975～2014 年）

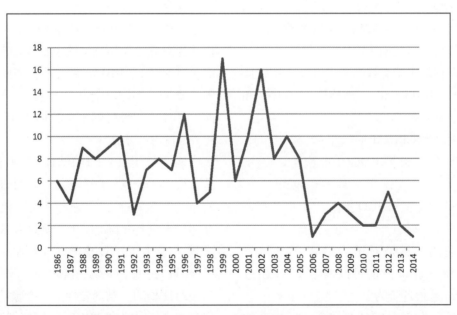

图 18-2 三发性甲状旁腺功能亢进症患者行甲状旁腺切除术的数量（普通外科和食管外科三部，San Giovanni Battista 医院，意大利都灵大学，1986～2014 年）

使血磷浓度升高。这两种情况将导致低钙血症和促使甲状旁腺素（PTH）分泌增加。血清 $1, 25-(OH)_2-D_3$ 浓度低也会导致维生素 D 受体数量和钙敏感受体数量减少，而使血磷浓度增加，这些都会直接刺激甲状旁腺素的分泌增加[5]。

继发性甲状旁腺功能亢进症行甲状旁腺切除术的手术指征

随着骨化三醇和维生素 D 类似物（如钙模拟类药物）等新型药物的应用，甲状旁腺切除术的患者较前减少。然而，Schneider 和 Bartsch 最新的研究发现经过数月或几年昂贵药物治疗后，大约 32% 的患者选择甲状旁腺切除术 [2, 6]。像西那卡塞这种钙模拟类药物的花费根据剂量不同为 240~1 300 欧元 / 月。相比之下，甲状旁腺切除手术的花费大约为 4 000 欧元，并且甲状旁腺切除术是一种有确定疗效的治疗方法，当然，对于任何继发性甲状旁腺功能亢进症的患者来说，成功的肾移植仍是最佳的治疗方法。

根据 2003 年"改善全球肾脏病预后组织（KDOQI）"对于慢性肾脏病骨代谢疾病的临床指南，慢性肾脏病行甲状旁腺切除术的手术指征为（指南 14）：

• 严重的甲状旁腺功能亢进症（持续血清 iPTH > 800 pg/ml），难治性高钙血症和（或）高磷血症。

• 钙过敏并 PTH 水平升高（> 500 pg/ml）。

2009 年，根据 KDOQI 指南 [7]，透析患者推荐 PTH 控制指标从 150 pg/ml 升至 300 pg/ml，这是 KDIGO 指南 [8-9] 推荐正常上限值的 2~9 倍。

问题的关键是对透析患者 PTH 值目前尚无统一标准，但可以假定 PTH 超过 600 pg/ml 是很危险的 [10]。

为了去除不同 PTH 测定方法所导致的偏倚，KDIGO 工作组根据正常血清 PTH 值的上限确定的目标值范围是很实用的 [9]。除此之外，笔者必须强调，到现在为止，甲状旁腺切除术的手术指征还没有完全明确，并且，临床上也很难预测药物治疗是否有效。对某些患者，根据甲状旁腺腺体的重量，应用超声或放射性核素技术可能预测药物治疗的疗效，但目前尚无证据证明其是否有效。

对继发性和三发性甲状旁腺功能亢进症患者行影像学检查并不十分可靠。为了明确有无异位甲状旁腺，二次手术前应对甲状旁腺进行 ^{99m}Tc - 甲氧基异丁基异腈（MIBI）扫描、超声、CT 或 MRI 检查。对继发性和三发性甲状旁腺功能亢进症患者，甲状旁腺的重量与 MIBI 扫描的摄取量相关。高摄取量与低摄取量和无摄取量的甲状旁腺相比，它们的重量具有显著差异，但有摄取和无摄取的腺体，在组织学（分布或结节增生）上无明显差异。所以，MIBI 显像不能帮助外科医师区分腺体是原位遗留的、移植的还是低温保存后移植的 [11, 12]。

这些结论与其他一些研究结果相似，他们认为对继发性和三发性甲状旁腺功能亢进症患者来说，MIBI 显像与甲状旁腺腺体的肿瘤类型、细胞功能和分布有关 [13-17]。然而，另外一些研究则不推荐应用 MIBI 显像检查，除非二次手术 [12, 18-20]。

笔者术中 PTH（ioPTH）检测的经验是：从 1995 年到 2007 年，笔者对进行手术的 464 例继发性和三发性甲状旁腺功能亢进症患者进行了随访，187 例患者术前没有 MIBI 扫描和 ioPTH 检测，209 例患者进行了 ioPTH 检测，68 例患者术前有 MIBI 扫描和 ioPTH 检测。对继发性甲状旁腺功能亢进症患者来说，没有 MIBI 扫描和 ioPTH 检测的，术后甲状旁腺功能亢进症持续存在率约 6.2%，复发率为 11%；进行 ioPTH 检测而没有 MIBI 扫描的患者，术后甲状旁腺功能亢进症持续存在率和复发率都是 4.9%；48 例进行 MIBI 和 ioPTH 检测的患者，术后只有 1 例甲状旁腺功能亢进症仍持续存在，复发率为 4.1%。分析这些结果，笔者发现只有在两项都没检查和两项都检查的患者中才有差别。对三发性甲状旁腺功能亢进症患者，笔者得到了相同的实验结果。单独分析复发率，笔者发现，两项都没检查的患者和仅 ioPTH 检测或两项都检查的患者之间有差异，但仅 ioPTH 检测和两项都检查的患者之间没有差异。当手术只切除 3 枚甲状旁腺时，患者的预后也是很好的，没有甲状旁腺功能亢进症仍存在或复发的患者，这可能是因为甲状旁腺增生是不对称的或者三发性甲状旁腺功能亢进症患者的第 4 枚甲状旁腺是正常的（ioPTH 没有假阳性也证明了这点）。

联合 ioPTH 检测和术前 MIBI 扫描检查对减少术后甲状旁腺功能亢进症状态仍持续存在的情况有所帮助，但与单独应用 ioPTH 检测相比并没有明显的优势。

如表 18-1 所示，对继发性甲状旁腺功能亢进症患者来说，常用 PTH 下降初始值的 81%～82% 为 cut-off 值。根据这些患者不同 PTH 值曲线，可以预测术后甲状旁腺功能亢进症的持续状态。对于三发性甲状旁腺功能亢进症患者来说，二次手术的 cut-off 值为 50%，而那些疑难病例应为 68%[11]。通常采集两次血标本，第一次在麻醉前，第二次在甲状旁腺次全切除或全切除并自体移植后 10 分钟。如果有不确定因素，可以在甲状旁腺切除术后 20 分钟再采集一次血标本[11, 21-24]。根据笔者的经验，快速 ioPTH 不仅在原发性甲状旁腺功能亢进症中有效，在继发性和三发性甲状旁腺功能亢进症中也有效，因为 ioPTH 改善了近期效果，并能预测疾病持续状态，对二次手术来说，

表 18-1　继发性甲状旁腺功能亢进症（sHPT）和三发性甲状旁腺功能亢进症（tHPT）中快速术中 PTH 检测（ioPTH）的实用性 *

			敏感度%	特异度%	TP	TN	FP	FN
sHPT	$t_0 \sim t_{10}$	cut-off 值 50%	96.2	66.7	151	4	2	6
		cut-off 值 75%	68.8	83.3	108	5	1	49
		cut-off 值 81%	42.0	100.0	66	6	0	91
	更多样本	cut-off 值 50%	99.4	50.0	156	3	3	1
		cut-off 值 75%	77.1	83.3	121	5	1	36
		cut-off 值 82%	43.9	100.0	69	6	0	88
tHPT	$t_0 \sim t_{10}$	cut-off 值 50%	85.5	100.0	34	2	0	6
		cut-off 值 68%	70.0	100.0	28	2	0	12
	更多样本	cut-off 值 50%	90.0	50.0	37	1	1	3
		cut-off 值 68%	83.0	100.0	33	2	0	7

注：* 数据采集于 277 例来自意大利都灵大学 San Giovanni Battista 医院普通外科和食管外科三部的手术患者（1999～2003 年）。TP，真阳性；TN，真阴性；FP，假阳性；FN，假阴性。

ioPTH 是十分必要的。当然，在长期随访中也要考虑其他影响因素。

不仅要牢记 Mount Sina 医院此方面的最新研究结果，也要牢记 Jensen 医师的格言："追求完美的外科医师应有选择手术患者的原则。在外科医师手术前他应明确手术是最好的治愈方法。"所以，手术的指征是因患者透析期间顺从性差而导致的药物治疗失败、逐渐加重的尿毒症性骨发育不全。常见症状有四肢指骨骨膜下病变、肩峰锁骨骨折、骨盆分离、颅骨病变或血管异位钙化、瘙痒等。最重要的生物指标是与症状有关的 iPTH > 800 pg/ml。对于无症状型患者，PTH 高于多少进行甲状旁腺切除术是不明确的。一些作者推荐 PTH > 1 000 pg/ml 需进行甲状旁腺切除术，但 2009 年 KDIGO 指南中并没有把 PTH 浓度作为甲状旁腺切除的手术指征[8, 25, 26]。

高钙血症的程度并不重要：只有当血钙浓度超过 10.5 mg/dl 时才提示一枚或多枚甲状旁腺腺体的自主分泌功能。当然，低钙血症的患者必须补充钙和维生素 D，但很多患者甲状旁腺素却很高。如果钙磷乘积超过 70，为了预防血管异位钙化也应该行甲状旁腺切除术。

新的研究认为，根据患者的临床特点，具备以下条件时应行甲状旁腺切除术[27]：

• 尽管应用最佳药物治疗后，平均 iPTH > 800 pg/ml

• 尽管应用最佳药物治疗后，平均 iPTH > 500 pg/ml，并且：

■ 血清钙 > 9.5 mg/dl，或者

■ 血清磷 > 5.5 mg/dl，或者

■ 钙磷乘积 > 55，或者

■ 最佳治疗后骨质疏松患者的髋骨和腰椎骨密度持续降低

无症状或体征但 PTH 显著升高、难治性的患者是否行甲状旁腺切除是有争议的。尤其是对于等待肾移植的患者来说情况更加复杂：如果 iPTH 超过 800 pg/ml，不管有无适当的药物治疗，肾移植前，他们应该毫不犹豫地选择甲状旁腺切除以避免其对移植肾的损害。

肾移植后甲状旁腺切除术的手术指征

肾移植后，即使肾功能正常，仍有大约 40% 的患者甲状旁腺功能亢进状态持续存在。肾移植后 3%～5% 的患者需要行甲状旁腺切除术，这部分甲状旁腺功能亢进症称为三发性甲状旁腺功能亢进症（tHPT）或自主分泌性甲状旁腺功能亢进症。这些患者行甲状旁腺切除术前应仔细评估，因为手术有可能导致肾功能下降甚至移植肾功能丧失。如果术后甲状旁腺功能亢进症没有得到纠正，有可能是免疫抑制等其他病变存在，可能需要激素治疗。如果甲状旁腺功能亢进症持续存在，可能导致韧带和肌腱断裂、迁移性钙化和钙过敏[11, 28, 29]。这些患者的钙离子浓度是升高的。细胞分裂 S 期细胞比例增多以及其他组织学参数（如细胞实质量、结节状增生、脂肪细胞缺失、有丝分裂指数增高）均可作为预示甲状旁腺功能控制较差的标志物[1, 30-33]。在最近的一项甲状旁腺肿瘤（腺瘤和癌）的研究中，笔者提出高增殖活性（比如监测到的 Ki-67 抗原表达）可以帮助甲状旁腺病变的组织病理学诊断，以在临床上区分患者疾病的进展快慢[34]。总之，肾移植 6 个月后，高钙血症和甲状旁腺素升高是行甲状旁腺切除术的明确手术指征。

手 术 入 路

术前必须对患者行两次彻底的透析以保证血钾在正常范围内，避免高钾血症导致的麻醉意外及术后紧急透析事件。

严重的继发性甲状旁腺功能亢进症的有效手术方式包括甲状旁腺次全切除术和甲状旁腺全切除术加甲状旁腺组织自体移植。如果实施甲状旁腺全切除加移植，笔者建议低温保存后二次移植。根据笔者的经验，甲状旁腺次全切除术是更好的选择，因为此术式手术时间短，不需要低温保存甲状旁腺组织。甲状旁腺全切除加移植和低温保存适用于异位甲状旁腺或因血管条件较差而很难保留或甲状旁腺很大时，也适用于甲状旁腺功能亢进症持续存在或复发患者。根据笔者的经验，甲状旁腺全切除术仅适用于 70 岁以上没有肾移植可能的患者，因为术后甲状旁腺功能低下会导致一系列相关疾病。

这限制了甲状旁腺全切除术仅适用于很少的没有肾移植可能的高龄患者。

继发性甲状旁腺功能亢进症的外科手术技术与原发性甲状旁腺功能亢进症时切除 1 枚增生的甲状旁腺的手术一样。如果患者近年来接受过拟钙剂药物治疗后再手术，有些腺体是萎缩的，有些则没有，所以，从所谓的不均匀增生的腺体辨别出正常腺体是很难的。根据笔者的经验，除血管钙化外，所有的患者术后骨发育不全、瘙痒、异位钙化等均得到缓解。

根据笔者的经验，甲状旁腺切除术后复发率是 5%～8%，不同手术方式之间无明显差别。然而，甲状旁腺全切除术后很多患者出现永久性低钙血症。不完全的甲状旁腺切除术并没有得到更好的结果。当 1 枚甲状旁腺未找到时，术后复发率为 34%，这不

包括由于第 5 枚甲状旁腺导致的复发，后者共有 32 例。

三发性甲状旁腺功能亢进症（肾移植后出现的甲状旁腺功能亢进症）患者不管是甲状旁腺次全切除术还是甲状旁腺全切除加自体移植，术后骨发育不全和异位钙化都得到明显缓解，术后无复发和出现低钙血症的患者。

再次手术时建议行甲状旁腺全切除术而非甲状旁腺全切除加自体移植，但常同时进行低温保存甲状旁腺组织：这可避免第 3 次颈部手术，并且如果出现低钙血症后可再行自体移植。低温保存 3 个月后笔者为 3 例患者进行了自体移植，效果都很好。笔者为 1 例低温保存 1 年的患者进行移植，组织标本是正常的，但移植后甲状旁腺组织并没有激素分泌功能。笔者的结论是，低温保存的甲状旁腺组织移植后可能会失去功能，尤其是保存数个月后再移植，所以笔者建议保存时间不要超过 3～6 个月。

仅切除 3 枚甲状旁腺但术后早期行肾移植的患者，术后复发率低至 20%。所以，甲状旁腺切除术后肾移植是关键。甲状旁腺切除术后高复发风险的患者应尽早行肾移植[35]。

原位保留或移植甲状旁腺组织是很重要的。宏观来说，原位保留或移植的甲状旁腺应该是最小的 1 枚并且周围有脂肪组织包绕。对原位保留或移植的甲状旁腺的一部分进行形态学和免疫组化的组织形态学研究。在没有准确的标准判断术后复发率高低时，笔者认为某些形态学方面（如弥漫性增大相对于结节性增大，同时具有高增殖细胞活性）可以用来辨别出复发率高的患者。文献报道，结节性增大的甲状旁腺较弥漫性增大的甲状旁腺更容易术后复发[32, 36, 37]。笔者的研究也证实了这点，复发的患者中 95%

为结节性增大，而未复发的 74% 为结节性增大。通过 Ki-67 指标推测的平均增殖指数，与未复发组（0.81%）相比，复发组明显增高（1.9%）。从细胞的组织形态特征来看，透明细胞的增殖指数活性明显高于主细胞。显而易见，额外没有被切除的甲状旁腺是手术复发的原因：这些病例中，很多都是剩余的甲状旁腺组织经过一段时间后导致的复发。

现在认为经颈切口切除胸腺组织是最好的避免这类手术失败的关键。仔细寻找手术区域有无额外的甲状旁腺也是很有必要的 [1, 38-40]。

从笔者自己和其他的研究结果来看，笔者认为结节性增大比弥漫性增大的甲状旁腺术后更易复发（95.6% vs. 74%）；复发组的细胞增殖活性高于未复发组；结节性增大同时高增殖指数（1.5%～2%）提示复发率高；原位保留或移植最小的、外形正常的甲状旁腺是最佳的。高复发风险的患者应尽早肾移植。事实上，这些高复发的患者，肾移植后的复发率是很低的，尽管术中有 1 枚甲状旁腺未找到。肾移植可以影响细胞增殖，即使对那些形态学和增殖特征符合高复发的患者也有益。当然，手术方式并不影响术后复发率。基于笔者的经验，甲状旁腺次全切除术是最安全也是最值得推荐的手术方式。甲状旁腺全切除术对复发患者是最好的手术方式，但我们应牢记术后甲状旁腺功能减退症发生率高，尤其是将来有可能行肾移植的患者 [1, 41-47]。

此外，对透析的患者来说，代谢性酸中毒可以很好地代偿低钙血症，即使血钙浓度低于 7 mg/dl，笔者也很少见到严重的抽搐发作。当然，肾移植术后情况就截然不同了。

笔者认为外科医师的经验对继发性和三发性甲状旁腺功能亢进症患者的手术成功与否至关重要。术前 MIBI 扫描（可能辨认出异位增生的 1 枚甲状旁腺）和 ioPTH 检测对手术虽然有帮助，但不是必需的，除非再次手术时。

更多的研究还有待进行，包括前瞻性的对继发性和三发性甲状旁腺功能亢进症患者进行 MIBI 扫描和 ioPTH 检测对手术是否真的有帮助。

继发性和三发性甲状旁腺功能亢进症患者手术治疗的亮点和盲点

尽管手术技术与原发性甲状旁腺功能亢进症的手术类似，有些建议还是很有用的。首先，术中应对左、右两侧颈部都探查，首先探查哪侧是不重要的，但常常先探查右颈部。术中应仔细操作以避免出血，因为出血会增加寻找甲状旁腺的难度。手术时应牢记透析患者的组织很脆，更容易出血。

根据笔者的经验，首先找到甲状腺下动脉并将其游离，这样更容易辨认喉返神经，并如前所述将手术区域分为两部分。通过钝性分离，探查甲状旁腺可能存在的区域，时刻牢记，不同大小和重量的甲状旁腺常藏于纵隔的前面和后面。一旦找到 2 枚甲状旁腺，在切除之前应探查对侧颈部以找到所有 4 枚甲状旁腺，根据笔者前面所述，寻找哪枚腺体是最适合原位保留或移植和低温保存的。如果探查一侧时上位或下位甲状旁腺未找到，我们需要沿着食管探查后纵隔和前纵隔直到胸腺角。最好不要在一侧探查太长时间，尽早探查另一侧，因为两侧甲状旁腺常常是对称的。事实上，如果在一侧找到 2 枚甲状旁腺，根据对称的特点，应在对侧再仔细寻找。为了避免甲状旁腺功能亢进症持续存在或术后复发，通过颈部切口切除胸腺是很有必要的，但应仔细处理 Keines 静脉，因为此静脉在纵隔内出血时是很难处理的。

毋庸置疑，MIBI 扫描可以帮助外科医师辨认异位甲状旁腺或切除体积最大和功能亢进最严重的甲状旁腺。

如果实施甲状旁腺次全切除术，最好原位保留下位甲状旁腺的碎片，因为下位甲状旁腺离喉返神经远：应用夹子原位保留 60 mg 的甲状旁腺碎片，用 4－0 Prolene 线将其固定在甲状腺腺叶上，这样在复发时可以很容易将其找到。应用同样的技术可以原位保留上位甲状旁腺的碎片，尽量使其远离喉返神经。由于解剖因素（甲状旁腺位置不好，很难切）或者需要同时行甲状腺全切除时，应和前述的原发性甲状旁腺功能亢进症一样，甲状旁腺全切除加移植和低温保存将是很好的选择。在行甲状旁腺次全切除术时，当不确定原位保留的甲状旁腺是否有活力时，建议低温保存甲状旁腺组织。毋庸置疑，低温保存甲状旁腺组织是有益的，但对甲状旁腺次全切除术和全切除术后即刻移植是不推荐的。

近年来，很多继发性和三发性甲状旁腺功能亢进症患者手术前已经用了拟钙剂很长时间。应用拟钙剂治疗的患者切除的甲状旁腺的平均重量要重于未用此类药物的患者，并且常出现不对称的增生：1 枚或 2 枚小的或正常的甲状旁腺，剩下的甲状旁腺增生明显并且很大，这常提示有自主功能亢进存在。此时，手术将变得复杂，因为外科医师需要决定原位保留的甲状旁腺组织的量。

使用前述的 ioPTH 的 cut-off 值可能对确定手术是否成功有帮助。

手术结束时应仔细止血，因为术后早期透析有可能导致出血。最后讨论手术切口：很多年来都使用颈部长切口，近来，随着经验的积累以及微创技术的发展，通过颈部 3～4 cm 的切口即可完成此手术。内镜技术虽然可行，但根据笔者的经验，它并不是此类疾病的最佳手术方式。

手术效果、甲状旁腺功能亢进持续存在以及复发、致残率和死亡率

甲状旁腺切除术后 48 小时内应每 8 小时测 1 次钙离子浓度，同时检测血钾浓度，如果是肾移植后的患者，应检测肌酐水平及每小时尿量。以后每天测 2 次直到病情稳定。如果血钙离子浓度低于正常，应静脉输注葡萄糖酸钙，保持血钙浓度在正常范围。当可以口服时，应每天口服碳酸钙 3 次，每次 1～2 g，骨化三醇应每天 2 g，根据血钙离子浓度调整用量以保证血钙离子浓度在正常范围。如果患者术前应用磷酸盐螯合物，术后应根据血磷浓度继续服用或减量。

甲状旁腺切除可以有效治疗甲状旁腺功能亢进症所致的高钙血症、高磷血症、骨痛、瘙痒和肌病[48]，但对钙过敏无效，尽管很多报道认为钙过敏患者行甲状旁腺切除术后生活质量会改善[49]。

手术也可以改善远期生存，因为手术可以降低心血管疾病的发生、更好地控制血压、减少治疗甲状旁腺功能亢进症和高磷血症的药物、增加骨密度、降低骨折发生率[50－53]。PTH ＞ 600 pg/ml 常提示有很高的心血管疾病死亡率，如同其他因心血管疾病住院的患者一样。甲状旁腺切除可以改善营养状况和体液及细胞免疫[54]。最近的一

项研究认为继发性甲状旁腺功能亢进症的患者的症状使他们的生活质量变得很差，甲状旁腺切除术可以显著改善患者的症状和生活质量，但我们仍需要更多的研究以明确这些患者能否从手术或拟钙剂药物治疗中获得更多的益处[48]。

尽管致残率和死亡率都很低，但继发性和三发性甲状旁腺功能亢进症的麻醉管理却很困难，因为麻醉时常出现心律不齐、室性早搏以及麻醉诱导时的低血压[55]。致残率与原发性甲状旁腺功能亢进症手术一样，都是由于喉返神经损伤、低钙血症和（或）术后出血引起。高钾血症常需要进行紧急透析。死亡率是很低的：笔者手术的921例继发性和三发性甲状旁腺功能亢进症患者仅有2例术后死亡。甲状旁腺次全切除术后复发率为5%～8%，甲状旁腺全切除加移植、不完全的甲状旁腺切除术后复发率高达34%。近来有文献报道相似的结果，甲状旁腺次全切除和全切除加移植术后30天内致残率和死亡率无差别，术后总致残率和死亡率都在可接受范围；甲状旁腺次全切除术后并发症率为5.6%，而甲状旁腺全切除术后则为6.4%；术后出血率为0.45%；术后30天内死亡率极低，898例患者中仅2例死亡，并且两种手术方式的死亡率无统计学差异。作者认为最佳的手术方式应是术后甲状旁腺功能亢进持续存在率低和复发率低，同时术后并发症率（包括术后低钙血症发生率）也低[56]。

甲状旁腺全切除加移植后复发是很容易处理的，因为我们可以通过检测双上肢血中PTH水平来确定复发来自颈部还是上肢。切除自体移植的甲状旁腺组织并不容易，但比起在颈部手术还是相对容易的。

总之，成功的甲状旁腺切除术后，血钙浓度会迅速下降（24小时内），PTH在100～150 pg/ml的"正常范围"，异位钙化在1年内消失，血管钙化没有改变，骨痛症状很快消失，骨发育不全在术后6个月到1年恢复，瘙痒症状很快消失，但几个月后会再次出现（图18-3、图18-4）。

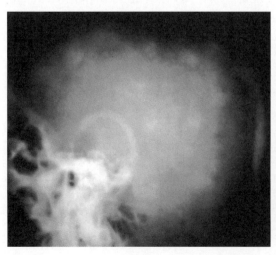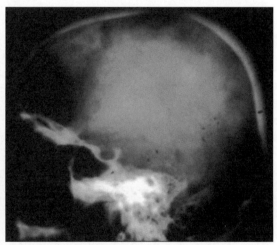

图18-3　甲状旁腺切除术前"盐和胡椒粉"样颅骨（左图）和甲状旁腺切除术后6个月（右图）

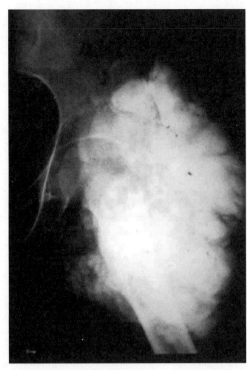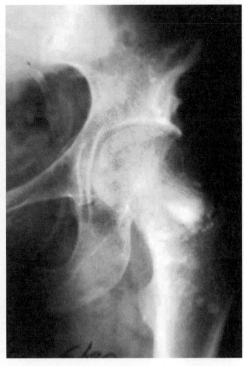

图 18-4　甲状旁腺切除术前大量的异位钙化（左图）和甲状旁腺切除术后 6 个月（右图）

参考文献

[1] Gasparri G, Camandona M, Abbona GC et al (2001) Secondary and tertiary hyperparathyroidism: causes of recurrent disease after 446 parathyroidectomies. Annals of Surgery 233: 65–69.

[2] Schneider R, Bartsch DK (2015) Role of surgery in the treatment of renal secondary hyperparathyroidism. Br J Surg 102: 289–290.

[3] Foley RN, Li S, Liu J et al (2005) The fall and rise of parathyroidectomy in U.S. hemodialysis patients, 1992 to 2002. J Am Soc Nephrol 16: 210–218.

[4] Krause MW, Hedinger CE (1985) Pathologic study of parathyroid glands in tertiary hyperparathyroidism. Hum Pathol 16: 772–784.

[5] Jamal SA, Miller PD (2013) Secondary and tertiary hyperparathyroidism. J Clin Densitom 16: 64–68.

[6] Schneider R, Kolios G, Koch BM et al (2010) An economic comparison of surgical and medical therapy in patients with secondary hyperparathyroidism — the German perspective. Surgery 148: 1091–1099.

[7] National Kidney Foundation (2003) KDOQI clinical practice guidelines for bone metabolism and disease in chronic kidney disease. Am J Kidney Dis 42(Suppl 3): S1–S201.

[8] Kidney Disease: Improving Global Outcomes (KDIGO) CKD-MBD Work Group (2009) KDIGO clinical practice guideline for the diagnosis, evaluation, prevention and treatment of chronic kidney disease-mineral and bone disorder (CKD-MBD). Kidney Int 76: S1–S130.

[9] Cavalier E, Delanaye P, Vranken L et al (2012) Interpretation of serum PTH concentrations with different kits in dialysis patients according to the KDIGO guidelines: importance of the reference (normal) values. Nephrol Dial Transplant 27: 1950–1956.

[10] Souberbielle JC, Cavalier E, Jean G (2010) Interpretation of serum parathyroid hormone concentrations in dialysis patients: what do the KDIGO guidelines change for the clinical laboratory? Clin Chem Lab Med 48: 769–774.

[11] Gasparri G, Camandona M, Bertoldo U et al (2009) The usefulness of preoperative dual-phase 99mTc MIBI-scintigraphy and IO-PTH assay in the treatment of secondary and tertiary hyperparathyroidism. Ann Surg 250: 868–871.

[12] Alkhalili E, Tasci Y, Aksoy E et al (2015) The utility of neck ultrasound and sestamibi scans in patients with secondary and tertiary hyperparathyroidism. World J Surg 39: 701–705.

[13] Fuster D, Ybarra J, Ortin J et al (2006) Role of pre-operative imaging using 99mTc-MIBI and neck ultrasound in patients with secondary hyperparathyroidism who are candidates for subtotal parathyroidectomy. Eur J Nucl Med Mol Imaging 33: 467–473.

[14] Custodio MR, Montenegro F, Costa AF et al (2005) MIBI scintigraphy, indicators of cell proliferation and histology of parathyroid glands in uraemic patients. Nephrol Dial Transplant 20: 1898–1903.

[15] Perie S, Fessi H, Tassart M et al (2005) Usefulness of combination of high-resolution ultrasonography and dual-phase dual-isotope iodine 123/technetium Tc 99m sestamibi scintigraphy for the preoperative localization of hyperplastic parathyroid glands in renal hyperparathyroidism. Am J Kidney Dis 45: 344–352.

[16] Chesser AM, Carroll MC, Lightowler C et al (1997) Technetium-99m methoxy isobutyl isonitrile (MIBI) imaging of the parathyroid glands in patients with renal failure. Nephrol Dial Transplant 12: 97–100.

[17] Loftus KA, Anderson S, Mulloy AL et al (2007) Value of sestamibi scans in tertiary hyperparathyroidism. Laryngoscope 117: 2135–2138.

[18] Pham TH, Stierioff S, Mullan BP et al (2006) Sensitivity and utility of parathyroid scintigraphy in patients with primary versus secondary and tertiary hyperparathyroidism. World J Surg 30: 327–332.

[19] Carnaille B, Oudar C, Combemale F et al (1998) Limits of parathyroid scintigraphy before surgery for hyperparathyroidism of renal origin. Ann Chir 52: 374–378.

[20] Olaizola I, Zingraff J, Heuguerot C et al (2000) (99m)Tc-sestamibi parathyroid scintigraphy in chronic haemodialysis patients: static and dynamic explorations. Nephrol Dial Transplant 15: 1201–1206.

[21] Lorenz K, Ukkat J, Sekulla C et al (2006) Total parathyroidectomy without autotransplantation for renal hyperparathyroidism: experience with a qPTH controlled protocol. World J Surg 30: 743–751.

[22] Lokey J, Pattou F, Mondragon-Sanchez A et al (2000) Intraoperative decay profile of intact (1–84) parathyroid hormone in surgery for renal hyperparathyroidism — a consecutive series of 80 patients. Surgery 128: 1029–1034.

[23] Kaczirek K, Riss P, Wunderer G et al (2005) Quick PTH assay cannot predict incomplete parathyroidectomy in patients with renal hyperparathyroidism. Surgery 137: 431–435.

[24] Clary BM, Garner SC, Leight GS Jr (1997) Intraoperative parathyroid hormone monitoring during parathyroidectomy for secondary hyperparathyroidism. Surgery 122: 1034–1038.

[25] Moorthi RN, Moe SM (2011) CKD-mineral and bone disorder: core curriculum 2011. Am J Kidney Dis 58: 1022–1036.

[26] Tentori F, Wang M, Bieber BA et al (2015) Recent changes in therapeutic approaches and association with outcomes among patients with secondary hyperparathyroidism on chronic hemodialysis: The DOPPS Study. Clin J Am Soc Nephrol 7: 98–109.

[27] Elder GJ (2005) Parathyrodectomy in the calcimimetic era. Nephrology 10: 511–515.

[28] Duh QY, Lim RC, Clark OH (1991) Calciphylaxis in secondary hyperparathyroidism. Diagnosis and parathyroidectomy. Arch Surg 126: 1213–1219.

[29] Zhou Q, Neubauer J, Kern JS et al (2014) Calciphylaxis.

[30] Black WC, Slatopolsky E, Elkan I et al (1976) Parathyroid morphology in suppressible and non suppressible renal hyperparathyroidism. Lab Invest 23: 497–509.

[31] Hasleton PS, Ali HH (1980) The parathyroid in chronic renal failure: a light and electron microscopical study. J Pathol 132: 307–323.

[32] Niederle B, Horandner H, Roka R et al (1989) Morphologic and functional studies to prevent graft dependent recurrence in renal osteodistrophy. Surgery 106: 1043–1048.

[33] Ellis HA (1988) Fate of long-term parathyroid autografts in patients with chronic renal failure treated by parathyroidectomy: a histopathological study of autografts, parathyroid glands and bone. Histopathology 13: 289–309.

[34] Abbona GC, Papotti M, Gasparri G et al (1995) Proliferative activity in parathyroid tumors as detected by Ki-67 immunostaining. Hum Pathol 26: 135–138.

[35] Gasparri G, Camandona M, Jeantet A et al (1996) Surgical treatment of tertiary hyperparathyroidism. Acta Chir Austriaca 28(suppl 124): 48–50.

[36] Mihai R, Farndon JR (1997) Parathyroids: primary and secondary disease. In: Farndon JR (ed) Breast and endocrine surgery. Saunders Co. Ltd, London, pp 1–35.

[37] Tominaga Y, Kohara S, Namii Y et al (1996) Clonal analysis of nodular parathyroid hyperplasia in renal hyperparathyroidism. World J Surg 20: 744–752.

[38] Proye C, Bizard JP, Carnaille B et al (1992) La cinquieme glande en chirurgie parathyroidienne. Lyon Chir 88: 112–116.

[39] Numano M, Tominaga Y, Uchida K et al (1998) Surgical significance of supernumerary parathyroid glands in renal hyperparathyroidism. World J Surg 22: 1098–1103.

[40] Pattou FN, Pellissier LC, Noël C et al (2000) Supernumerary parathyroid glands: frequency and surgical significance in treatment of renal hyperparathyroidism. World J Surg 24: 1330–1334.

[41] Dubost C, Kracht M, Assens P et al (1986) Reoperation for secondary hyperparathyroidism in hemodialysis patients. World J Surg 10: 654–660.

[42] Gagne ER, Urena P, Leite-Silva S et al (1992) Short- and long-term efficacy of total parathyroidectomy with immediate autografting compared with subtotal parathyroidectomy in hemodialysis patients. J Am Soc Nephrol 3: 1008–1017.

[43] Packman KS, Demeure MJ (1995) Indications for parathyroidectomy and extent of treatment for patients with secondary hyperparathyroidism. Surg Clin North Am 75: 465–482.

[44] Rothmund M, Wagner PK, Schark C (1991) Subtotal parathyroidectomy versus total parathyroidectomy and autotransplantation in secondary hyperparathyroidism: a randomized trial. World J Surg 15: 745–750.

[45] Tagaki H, Tominaga Y, Uchida K et al (1984) Subtotal versus total parathyroidectomy with forearm autograft for secondary hyperparathyroidism in chronic renal failure. Ann Surg 200: 18–23.

[46] Visset J (1992) Parathyroidectomie subtotale pour hyperparathyroidie

Lancet 383: 1067.

secondaire. Lyon Chir 88: 126–128.

[47] Neonakis E, Wheeler MH, Krishnan H et al (1995) Results of surgical treatment of renal hyperparathyroidism. Arch Surg 130: 643–648.

[48] Cheng SP, Lee JJ, Liu TP et al (2014) Parathyroidectomy improves symptomatology and quality of life in patients with secondary hyperparathyroidism. Surgery 155: 320–328.

[49] Hafner J, Keusch G, Wahl C et al (1995) Uremic small-artery disease with medial calcification and intimal hyperplasia (so-called calciphylaxis): a complication of chronic renal failure and benefit from parathyroidectomy. J Am Acad Dermatol 33: 954–962.

[50] Abdelhadi M, Nordenström J (1998) Bone mineral recovery after parathyroidectomy in patients with primary and renal hyperparathyroidism. J Clin Endocrinol Metab 83: 3845–3851.

[51] Chou FF, Chen JB, Lee CH et al (2001) Parathyroidectomy can improve bone mineral density in patients with symptomatic secondary hyperparathyroidism. Arch Surg 136: 1064–1068.

[52] Yano S, Sugimoto T, Tsukamoto T et al (2003) Effect of parathyroidectomy on bone mineral density in hemodialysis patients with secondary hyperparathyroidism: possible usefulness of preoperative determination of parathyroid hormone level for prediction of bone regain. Horm Metab Res 35: 259–264.

[53] Rudser KD, de Boer IH, Dooley A et al (2007) Fracture risk after parathyroidectomy among chronic hemodialysis patients. J Am Soc Nephrol 18: 2401–2407.

[54] Yasunaga C, Nakamoto M, Matsuo K et al (1999) Effects of a parathyroidectomy on the immune system and nutritional condition in chronic dialysis patients with secondary hyperparathyroidism. Am J Surg 178: 332–336.

[55] Corneci M, Stanescu B, Trifanescu R et al (2012) Perioperative management difficulties in parathyroidectomy for primary versus secondary and tertiary hyperparathyroidism. Maedica (Buchar) 7: 117–124.

[56] Kuo LE, Wachtel H, Karakousis G et al (2014) Parathyroidectomy in dialysis patients. J Surg Res 190: 554–558.

译者评述

sHPT 是慢性肾衰竭最常见的并发症之一，高转运骨病致骨矿物质丢失、骨骼畸形、心血管钙化造成患者高致残率、高死亡率。尽管积极地应用活性维生素 D 等药物预防和治疗，但仍然有相当多数量的患者因为长期透析对药物产生抵抗发展为难治性 sHPT。

目前 sHPT 治疗方法有保守的药物治疗和手术治疗。临床上应用比较多的药物是拟钙剂西那卡塞，它可以有效地降低血钙、血磷和甲状旁腺素，能有效地治疗 sHPT，曾一度被业界认为是甲状旁腺切除术后的中介者。但随着使用经验的积累，近期研究成果发现，其尽管能治疗 sHPT，但并未延长患者生命，同时随着治疗时间的延长，需要加大治疗剂量，并产生高额医疗费用，使得西那卡塞等药物目前也受到专家质疑。本文作者认为：很多患者经过数月或数年昂贵药物治疗后都要求做甲状旁腺切除术。我们的经验也证实此观点：虽然拟钙剂西那卡塞药物治疗有效，但甲状旁腺切除术仍然有必要，有学者建议药物治疗效果不佳情况下才选择手术。我们的经验是：甲状旁腺 B 超提示 1 枚甲状旁腺组织体积大于 500 mm³，说明甲状旁腺组织已经为结节性增生，用药物治疗效果不佳，此时需要行甲状旁腺切除术（PTx）。

目前甲状旁腺切除术式有以下几种方式：甲状旁腺次全切除术、甲状旁腺全切除术以及甲状旁腺全切除术加甲状旁腺自体移植。手术效果与术者经验、患者身体密切相关。

本文作者认为：sHPT 术前甲状旁腺素（iPTH）高于 600 pg/ml 可能是危险的，严重的 sHPT 甲状旁腺素大于 800 pg/ml，药物很难控制，手术切除甲状旁腺是必要的。甲状旁腺切除对缓解 sHPT 患者症状、纠正生化指标、降低死亡率有积极意义，是治疗 sHPT 最有效的方法。我们经验也是如此，同时，如果 sHPT 患者临床症状非常明显，例如骨骼变形、全身骨痛、皮肤瘙痒、贫血等，即使患者 iPTH 不高，也需要手术切除甲状旁腺。

但是，不管选择哪种手术方式切除甲状旁腺，术后甲状旁腺功能持续亢进和复发是术后存在的主要问题。其原因主要是甲状旁腺组织小、解剖变异多、术中难以找到全部甲状旁腺。所谓持续性甲状旁腺功能亢进症是指甲状旁腺切除术第 1 天或第 2 天测得 iPTH 仍然大于 60 pg/ml，其原因是手术中无法辨认类似脂肪样的甲状旁腺组织、异位甲状旁腺（如胸骨后、纵隔或甲状腺实体内）。当持续性甲状旁腺功能亢进症发展到术后 iPTH 大于 500 pg/ml 时，再次手术不可避免。复发性甲状旁腺功能亢进症是指行甲状旁腺切除术后 iPTH 降至小于或等于 60 pg/ml，在以后的病程中随访再次出现 iPTH 升高大于 60 pg/ml。术后复发的原因有：sHPT 发病因素持续存在，如术后仍要长期透析、尿毒症状态；钙、磷代谢异常；活性维生素 D 缺乏；术中切除甲状旁腺时有少许甲状旁腺细胞播散；残余的甲状旁腺组织生理功能异常，如缺乏维生素 D 受体和钙敏感受体；药物依从性差，术后难以控制在正常钙、磷水平。

本文作者认为：行甲状旁腺全切除时需要进行非内瘘侧前臂肌肉移植，并称这种手术方式为"金标准"操作，当然也有移植在胸锁乳突肌处，此术式能缓解 sHPT 症状，避免术后顽固性低血钙，且复发时容易取出。同时作者指出 sHPT 患者可以通过甲状旁腺部分切除或全部切除来实现，甲状旁腺全部切除可以采用低温冷冻保存甲状旁腺。

我们的经验认为：甲状旁腺全切除不做移植是可行的，这种手术方式远期效果好，复发率低，但近期低血钙明显，需要较长时间给患者静脉补钙，根据中国国情，切除的甲状旁腺进行低温保存难以实现。另外，甲状旁腺部分切除这种手术方式不可取，因为手术后很容易复发。目前我们主要采取近全甲状旁腺切除术方式治疗甲状旁腺功能亢进症，效果非常好。

我们的经验认为：预防 sHPT 虽然要注意饮食，如低磷饮食，但最重要的还是充分透析，长时间或频繁的血流透析治疗才能达到患者身体溶质充分清除的目的，并发症少且轻，目前业界常规使用透析最多能达到正常肾功能的 20%，故平时能做到这一点并不容易。

第19章

原发性及继发性甲状旁腺功能亢进症手术患者须知

Patient Information for Surgery in Primary and Secondary Hyperparathyroidism

Pier Giorgio Nasi, Lodovico Rosato

姜可伟 译

甲状旁腺手术亦有其并发症，主要为：喉返神经的损伤、永久性低钙血症和持续性或复发性甲状旁腺功能亢进症。

外科医师有责任充分告知患者的内容是：手术指征；其他可选治疗方案；外科干预的优势；可能的风险（一般及特异并发症）；如果发生了永久术后损伤的临床应对方式；治疗和康复期间的注意事项；育龄女性怀孕时可能造成的后果。

这些信息应提前提供，而且要简单、清晰、完整、易理解[1]。只有在提供了最完整信息并将所有分歧都纳入考虑（无论是对程序的还是对可能造成的后果的分歧）之后，外科医师才会在患者的同意下实施手术。

强烈建议这种知情同意应该以书面形式表现——这是很有用的。而且，在有分歧或有所保留、给予特殊的治疗方案（甲状旁腺部分或全部切除）和患者全身状况可能引起后果的情况下更应如此。同时还要保留一份知情同意书在患者的医疗档案中。

意大利内分泌外科联合协会（U.E.C. CLUB）为原发性（示例1）和继发性甲状旁腺功能亢进症（示例2）提供了2份知情同意书，均必须由患者和医师本人签字[2]。

示例 1　原发性甲状旁腺功能亢进症知情同意书

原发性甲状旁腺功能亢进症知情同意书

本人，下方已签名的，........................ 声明已被 .... 医师于门诊及住院部明确告知并表示理解：本人被诊断为原发性甲状旁腺功能亢进症，要求外科干预。

手术范围、收益（同样涉及其他可选的治疗方案）、可能风险和（或）可预见的损伤已向本人解释清楚。本人已被告知并表示理解：如果术中超声和（或）核素显像有明确发现，原定手术将包含切除1枚或多枚病变腺体，或者在全部腺体病变的情况下部分或全部切除甲状旁腺。

本人被告知治疗流程可能涉及以下内容：

• 持续性或复发性甲状旁腺功能亢进症：无法进行术中探查受累腺体、1枚及以上的额外和（或）异位甲状旁腺未被探查到。

• 支配声带的喉返神经暂时性或永久性损伤。双侧喉返神经损伤时，会出现呼吸困难，需要进行气管切开术，后者通常都是临时的。声音变化包括嗓音沙哑，气声，复音（双音），音调高亢以及音色、音调、音域、音强的改变，发音后疲劳和歌唱困难。可能伴随有一过性液体吞咽困难。

• 对暴露的甲状旁腺或残余腺体（甲状旁腺部分切除术中）的暂时性或永久性损伤，以及由此引发的血钙、磷紊乱需要补充钙剂和维生素D，有可能需终身服用。

• 如果外科医师怀疑甲状旁腺位于甲状腺内，此时如果可疑恶性或合并甲状腺疾病，必须切除甲状旁腺时，有必要一并切除单侧或双侧甲状腺。如果切除了双侧甲状腺，需要终身甲状腺激素替代治疗。

• 有可能部分或全部切除胸腺。

• 如果发生术后出血，有可能为了止血再次手术。

• 伤口感染。

医师已充分告知本人这些并发症的发生率［同时提到他（她）的自身经验］，并向本人说明了外科手术——尤其是甲状旁腺手术——即使技术严密，也无法完全避免风险；喉返神经和甲状旁腺可能由于以下原因造成暂时性或永久性损伤：神经暴露、激惹、冷或热刺激导致神经受损、血管损伤或其他未知原因，这些损伤是即使手术流程完全正确也可能无法避免的。本人还被告知颈部会留有1个外科瘢痕。

总之，本人已了解，如发生可能导致本人严重人身损害的紧急或无法避免的危险，或者如果手术期间遇到与原计划不符的困难，手术团队有必要为了避免或减轻损害而挽救本人，并且可以在最安全的范围内改变手术流程。

因此，本人在此声明，已认真阅读该确实反映了告知内容的知情同意书。本人在此声明，已理解告知内容，无需进一步澄清，以下为本人亲笔写的上一句话：

....

....

....

因此，本人自愿同意 / 不同意进行手术。

本人已知晓可以通过告知主治医师而随时废除该知情同意书。

　　患者亲笔签名：

　　医师亲笔签名：

　　另外：本人在此授权/不授权主治医师以尽最大的知识和信念治疗术中遇到的术前未诊断出的疾病，对于紧急或危及生命的情况不可延期治疗，本人知晓最初提出的手术流程可能会有所调整。

　　患者亲笔签名：

　　医师亲笔签名：

　　日期与时间：

示例 2　继发性甲状旁腺功能亢进症知情同意书

继发性甲状旁腺功能亢进症知情同意书

　　本人，下方已签名的，...................... 声明已被 .... 医师于门诊及住院部明确告知并表示理解：本人被诊断为继发性甲状旁腺功能亢进症，要求外科干预。

　　手术范围、收益（同样涉及其他可选的治疗方案）、可能风险和（或）可预见的损伤已向本人解释清楚。本人已被告知并表示理解：如果术中超声和（或）核素显像有明确发现，原定手术将包含甲状旁腺部分切除（仅留下 1 枚腺体的部分）或甲状旁腺全切除及腺体碎片移植的可能。

　　本人被告知治疗流程可能涉及以下内容：

　　• 持续性或复发性甲状旁腺功能亢进症：无法进行术中探查受累腺体、1 枚及以上的额外和（或）异位甲状旁腺未被探查到。

　　• 残余或移植甲状旁腺功能暂时性或永久性受损，以及由此引发的血钙、磷紊乱需要补充钙剂和维生素 D，有可能需终身服用。

　　• 如果外科医师怀疑甲状旁腺位于甲状腺内，此时如果可疑恶性或合并甲状腺疾病，必须切除甲状旁腺时，有必要一并切除单侧或双侧甲状腺。如果切除了双侧甲状腺，需要终身甲状腺激素替代治疗。

　　• 支配声带的喉返神经暂时性或永久性损伤。双侧喉返神经损伤时，会出现呼吸困难，需要进行气管切开术，后者通常都是临时的。声音变化包括嗓音沙哑，气声，复音（双音），音调高亢以及音色、音调、音域、音强的改变，发音后疲劳和歌唱困难。可能伴随有一过性液体吞咽困难。

　　• 有可能部分或全部切除胸腺。

- 如果发生术后出血，有可能为了止血再次手术。
- 伤口感染。

医师已充分告知本人这些并发症的发生率［同时提到他（她）的自身经验］，并向本人说明了外科手术——尤其是甲状旁腺手术——即使技术严密，也无法完全避免风险；喉返神经和甲状旁腺可能由于以下原因造成暂时性或永久性损伤：神经暴露、激惹、冷或热刺激导致神经受损、血管损伤或其他未知原因，这些损伤是即使手术流程完全正确也可能无法避免的。本人还被告知颈部会留有1个外科瘢痕。

总之，本人已了解，如发生可能导致本人严重人身损害的紧急或无法避免的危险，或者如果手术期间遇到与原计划不符的困难，手术团队有必要为了避免或减轻损害而挽救本人，并且可以在最安全的范围内改变手术流程。

因此，本人在此声明，已认真阅读该确实反映了告知内容的知情同意书。本人在此声明，已理解告知内容，无需进一步澄清，以下为本人亲笔写的上一句话：

....

....

....

因此，本人自愿同意／不同意进行手术。

本人已知晓可以通过告知主治医师而随时废除该知情同意书。

患者亲笔签名：

医师亲笔签名：

另外：本人在此授权／不授权主治医师以尽最大的知识和信念治疗术中遇到的术前未诊断出的疾病，对于紧急或危及生命的情况不可延期治疗，本人知晓最初提出的手术流程可能会有所调整。

患者亲笔签名：

医师亲笔签名：

日期与时间：

最好在治疗初期，甚至是第1次就诊时，就将以上信息告知患者并获得认可，不过住院期间也应在术前重复强调。必须给予患者机会和充足的时间在主治医师或他们信任的人的帮助下来仔细检查提供的信息，如果患者需要，也要提供就诊机构和手术团队的信息。在信息充分的情况下做决定，这是医师和患者之间建立医疗关系的基础。

参考文献

[1] Federazione Nazionale degli Ordini dei Medici Chirurghi e degli Odontoiatri. Codice di Deontologia Medica, 18 Maggio 2014; Titolo IV – Informazione e comunicazione, consenso e dissenso: artt. 33 – 38.

[2] Rosato L, Raffaelli M, Bellantone R et al (2014) Diagnostic, therapeutic and healthcare management protocols in parathyroid surgery: 2nd Consensus Conference of the Italian Association of Endocrine Surgery Units (U.E.C. CLUB). J Endocrinol Invest 37: 149 – 165.

译者评述

　　意大利内分泌外科联合协会为原发性（示例 1）和继发性 HPT（示例 2）提供了两份知情同意书，均必须由患者和医师本人签字。外科医师有责任充分告知患者：手术指征；其他可选治疗方案；外科干预的优势；可能的风险（一般及特异并发症，如具体多样的嗓音变化、切除胸腺、无法找到甲状旁腺）；发生了永久术后损伤的临床应对方式；治疗和康复期间的注意事项；育龄女性怀孕时可能造成的后果。这些信息应提前提供，而且要简单、清晰、完整、易理解，值得我们参考借鉴。基于我个人经验，在门诊就进行预谈话，告之手术获益和流程，特别是手术风险，对减少纠纷、提高患者依从性有重要作用，可收到事半功倍的效果。